姑息疗护循证实践指导
An Evidence-Based Palliative Care Guide for Nurses

生命终期的温暖照护

——“以人为本”富有同情心的临终护理

Compassionate Person-Centered Care for the Dying

U0879159

原　　著　Bonnie Freeman
主　　译　陆宇晗
组织翻译　北京护理学会肿瘤专业委员会
译　　者　（按姓名汉语拼音排序）
冯丽芳（北京和睦家医院）
谷友惠（北京大学肿瘤医院）
顾怡蓉（北京世纪坛医院）
郭欣颖（北京协和医院）
国仁秀（北京大学肿瘤医院）
何瑞仙（中国医学科学院肿瘤医院）
侯晓婷（北京大学肿瘤医院）
陆宇晗（北京大学肿瘤医院）
马晓晓（北京大学护理学院）
赵艺媛（北京大学肿瘤医院）

北京大学医学出版社

SHENGMING ZHONGQI DE WENNUAN ZHAOHU
——"YIRENWEIBEN" FUYOU TONGQINGXIN DE LINZHONG HULI

图书在版编目（CIP）数据

生命终期的温暖照护："以人为本"富有同情心的临终护理/（美）邦尼·弗里曼（Bonnie Freeman）原著；陆宇晗主译. —北京：北京大学医学出版社，2019.8

书名原文：Compassionate Person-Centered Care for the Dying

ISBN 978-7-5659-2040-0

Ⅰ. ①生… Ⅱ. ①邦… ②陆… Ⅲ. ①临终关怀—护理 Ⅳ. ①R473

中国版本图书馆 CIP 数据核字（2019）第 169512 号

北京市版权局著作权合同登记号：图字：01-2018-4386

The original English language work：
Compassionate Person-Centered Care for the Dying
ISBN：978-0-8261-2247-6
By Bonnie Freemen RN，DNP，ANP，ACHPN
Has been published by：
Springer Publishing Company
New York，NY，USA

生命终期的温暖照护——"以人为本"富有同情心的临终护理

主　　译：陆宇晗
出版发行：北京大学医学出版社
地　　址：（100191）北京市海淀区学院路 38 号 北京大学医学部院内
电　　话：发行部 010-82802230；图书邮购 010-82802495
网　　址：http://www.pumpress.com.cn
E - mail：booksale@bjmu.edu.cn
印　　刷：中煤（北京）印务有限公司
经　　销：新华书店
责任编辑：赵　欣　　**责任校对**：靳新强　　**责任印制**：李　啸
开　　本：710 mm×1000 mm　1/16　　**印张**：17.5　　**字数**：284 千字
版　　次：2019 年 8 月第 1 版　2019 年 8 月第 1 次印刷
书　　号：ISBN 978-7-5659-2040-0
定　　价：89.00 元

原著主编简介

Bonnie Freeman，临床型护理博士，高级开业护士，注册护士，临终关怀与姑息疗护高级实践护士。她是加利福尼亚州杜瓦迪希望之城国家医疗中心（City of Hope National Medical Center）支持性照护部门的一名成人开业护士。她参与了许多慢性病和癌症等终末期疾病患者的症状管理。Freeman 博士曾在加利福尼亚州的圣地亚哥临终关怀院的住院部、姑息医学研究所以及肯塔基州欧文斯伯勒市的居家安宁照护等著名机构和组织接受过培训。在肯塔基州期间，她在田纳西州纳什维尔的范德比尔特大学完成了成人开业护士的高级实践临床培训，专攻姑息照护领域。Freeman 博士在 30 余年的重症护理中积累了丰富的临终护理经验，这个项目提升了她原本就卓越的照护能力，同时也使其进一步了解了目前的临终照护理念。Freeman 博士于印第安纳卫斯理大学获得理学硕士学位，并于加利福尼亚州阿祖瑟市的阿祖瑟太平洋大学获得临床型护理博士学位。

原著编者简介

Tracey Das Gupta，护理学硕士，注册护士，临床肿瘤专业护士。她是加拿大安大略省多伦多市 Sunnybrook 医学中心跨专业实践指导者。她与 Jeff Myers 博士是“优逝倡议项目”的共同负责人。自 1991 年成为护士以来，Tracey 一直对医疗健康、生活质量和领导力充满热情。她做护士的决定受到了患有肌肉萎缩症的父亲的影响。Das Gupta 女士在延续护理中扮演了多种护理岗位角色，并有机会继续在教育者、专科实践领导者和实践护理总监等领导角色中成长。目前，在 Sunnybrook 医学中心的跨专业护理项目的制订实施与发展中她也担任领导者。

Margaret Fitch，哲学博士，护理学硕士，护理研究员，就职于多伦多大学布隆伯格护理学院和研究生院。她作为专家带领癌症幸存者和患者体验加拿大抗癌联盟举办的“从不同视角体验以人为本”的项目。她也是《加拿大肿瘤护理杂志》（*Canadian Oncology Nursing Journal*）的主编，多年来在患者视角、疾病适应与应对、社会心理痛苦筛查等研究领域发表了许多著作。她的专长领域是测量和评估、质性研究方法及知识整合等。她担任过临床和行政职位，并在本科生、研究生以及临床卫生专业人员的教育中持续发挥着重要作用。

我想把这本书献给 Chatchada Karanes 博士，感谢她对我的激励和信任；献给 Betty Ferrell，感谢她对我的支持和肯定；献给我的丈夫 Allen，感谢他的理解和爱；献给我的女儿 Anna，感谢她的温馨陪伴；献给希望之城国家医疗中心的护理部和支持性照护部门的管理者，以及阿祖瑟太平洋大学的教师们，感谢他们在推广 CARES 工具过程中坚定不移的信念和鼓励。

原著前言

CARES 工具是用首字母组合设计的精炼的教育指引，为护士在从事临终护理时提供提示性语言和建议。它基于从文献综述和分析中提取出的临终护理中常见的 5 种症状管理需求发展而来，此后经 2012 年全国会议上的壁报展示和 2013 年 5 月发表在《临终关怀与姑息护理杂志》（*Journal of Hospice and Palliative Nursing*）上的文章 *CARES：An Acronym Organized Tool for the Care of the Dying* 介绍给医护人员。

关于 CARES 工具的这篇文章是 2013 年 5 月 MedScape 中下载量最大的文章。大家对 CARES 工具的反响一直非常积极，我也连续举办讲座，提供临终护理方面的护士培训。在美国和加拿大，有许多人请求使用 CARES 工具进行临终教育和培训，该工具为加拿大多伦多 Sunnybrook 医学中心发展的家庭临终关怀项目提供了要点，相关内容见第 22 章和第 23 章。

照顾临终者及其家人是护士所能提供的最富有情感、最个性化、最富有爱心的行为之一。正如 Timothy Quill 博士（1996）所说，临终照护可能不是高端的科学技术，但绝对需要深度的心灵接触。临终护理可以让作为护士、作为人的我们发生许多改变。护士会慢慢了解到在生命中什么才是最重要的，并且会被那些我们目睹却无力改变的爱和失去所感动。对他人同理和同情的能力最终也会渗透到我们的生活中，护士开始以不同的方式看待自己的同事、家人，甚至偶尔生气的汽车司机，这些改变是很常见的，他们最终学会拥抱真正重要的东西。

我希望向这本书的读者传达一种重要性和紧迫感——为临终患者及其家属提供高质量的循证护理需要学习很多内容。关于 CARES 工具的这本书在这方面是独一无二的，因为它以简明易行的形式向临床护士传达如何提供有效的临终护理这一基本信息。本书中应用了许多故事和案例，是为了强调这个不断增长的庞大人群所接受的护理的重要性，而目前他们得到的护理还很不足。

循证临终护理是一种特殊技能，这种技能可以通过不断学习知识、积累经验得以提升。此外，护士需要互相支持，并且接受老龄化社会带来的巨大挑战。死亡必须作为生命的事实被接受和尊重，我希望 CARES 工具能在这方面为临终护理提供一些指导。

本书的章节有助于剖析 CARES 工具的内容，并详细展示其发展基础和应用情况。每一章都有一个关于史蒂文的例子，这是一名积极面对死亡的 20 岁的淋巴细胞白血病患者，他的治疗由于骨髓移植后肺部发生移植物抗宿主病而变得非常复杂。各章节的基本内容如下：

- 第 1～5 章介绍临终照护的背景和 CARES 工具的发展过程。
- 第 6～11 章从舒适照护、气道管理、躁动和谵妄照护、情感和灵性照护、自我照护五个方面展开详细介绍。
- 第 12 章介绍 CARES 工具的理论基础。
- 第 13～14 章重点强调加强患者支持和沟通能力的重要性。
- 第 15～16 章探讨如何促进患者平静死亡，并提供个案分享。
- 第 17～18 章论述了文化变革和专业型护理博士的新角色。
- 第 19～21 章评价 CARES 工具产生的影响，包括如何鼓励其他卫生保健人员参与临终照护以及如何为临终患者提供希望。
- 第 22～23 章深入剖析了 CARES 工具在加拿大多伦多 Sunnybrook 医学中心应用的策略。
- 第 24 章分享了史蒂文走完生命最后旅程的案例，以及为了实现平静死亡对患者及其家属所实施的个体化护理。
- 第 25 章推荐了一些网站、阅读和参考资料，为读者提供循证临终护理的相关继续教育。

安宁疗护、姑息疗护或终末期护理是复杂的医学专业。CARES 工具没有给出临终患者及其家属可能出现的所有症状管理需求，只是尝试解决患者临终期间最常遇到的问题。因此，CARES 工具被完全理解和接受并成为标准的护理实践还需要额外的临终护理相关知识和学习。最后，希望 CARES 工具能够使医护人员成为患者强有力的支持者，通过改善沟通，提供个性化的以家庭为中心的护理，为临终患者及其家属献上最伟大的礼物——他们的陪伴和人性关怀（Puchalski&Ferrell,

2010）。

为了提高“CARES”工具内容的可及性，本书的电子版可以从Springer出版公司（Springer Publishing Company）购买并下载，网址为：https://www.springerpub.com/compassionate-person-supplemental-materials。

最终，开发CARES工具的初衷旨在提供一些方法帮助医护人员减少（即使不能消除）死亡过程中给临终患者带来痛苦的诸多可纠正的因素。我结束了跟随Ira Byock（2012）博士难以忘怀的观摩和学习生活，正是这段学习经历促使我开发了CARES工具。

> 比失去亲人更糟糕的是亲人不得善终，家人也因此感到痛苦，而更糟糕的是过后才发现其所遭受的痛苦原本可以避免。

Bonnie Freeman

参考文献

Byock, I. (2012). *The best care possible: A physician's quest to transform care through end of life*. New York, NY: Avery.

Freeman, B. (2013). CARES: An acronym organized tool for the care of the dying. *Journal of Hospice and Palliative Nursing, 15*(3), 147–153.

Puchalski, C. M., & Ferrell, B. R. (2010). *Making healthcare whole: Integrating spirituality into patient care*. West Conshohocken, PA: Templeton Press.

Quill, T. E. (1996). *A midwife through the dying process: Stories of healing & hard choices at the end of life*. Baltimore, MD: Johns Hopkins University Press.

译者前言

第一次读到这本书，就被书中的内容深深地吸引和触动。姑息疗护领域的领军人物 Bonnie Freeman 博士结合她丰富的临床经验阐述了临终照护的精髓，并带给我们循证护理实践指导——CARES 工具。我对自己说，这正是我们需要的“以人为本”富有同情心的临终护理！是的，临终照护可能不需要高端的医学技术，但绝对需要深度的心灵接触！我决心要将它翻译成中文，分享给满腔热情投入到临终照护事业中的医护同仁们。

人生是一段有始有终的旅程，死亡是人类不可避免的归宿。在生命终期，患者不仅承受着躯体上的痛苦，而且承受着巨大的心理和精神压力。而我们医护人员何其有幸，能够以独特的身份拥有特权，陪伴他们走过生命中最艰难的时光！

然而，当前医护人员关于临终照护的教育和经验存在普遍不足的现象，导致了生命终期的照护质量并不满意。面对临终者的疼痛、呼吸困难、谵妄等痛苦症状无能为力，面对他们对死亡的恐惧和担忧不知如何作答，面对悲伤的家属不知如何抚慰……医护人员与临终者及他们的家人同样都感受着被抛弃、失去价值和无助感。

“比失去更糟糕的是亲人不得善终，家人因此而感到痛苦，而更糟糕的是过后才发现亲人所遭受的痛苦原本是可以避免的”。这句话不仅适用于丧亲家属，同样适用于医护人员。每位临终者及其家人的死亡经历都是独特的，理应得到尊重和支持。当死亡已在预料之中时，如何有效控制症状，如何提供情感和灵性支持，如何让家属专注于亲人的需求，免除其身体、心理、社会、灵性之痛苦，用有限的时间创造尽可能多的爱的记忆……这些都需要每一位医护人员深入思考、学习并付诸实践。

本书系统概述了临终照护的现状和目标，重点阐述了CARES工具的发展基础、内涵及应用。该工具基于大量的循证依据发展而来，以首字母缩写的形式为护士提供了清晰、便捷的临终护理实践指导，并呼吁将临终照护作为紧急事件来对待，以促进优逝的真正实现。本书在详述每一部分内涵的同时结合丰富的案例介绍了CARES工具的应用，让我们看到了专业知识、沟通技巧及人文关怀与护理实践的完美融合；看到了护士作为支持者给临终者及其家人这一段特殊的生命旅程带来的非凡影响；也看到了临终照护经历给护士个人带来的成长和收获，“以人为本”富有同情心的护理让他们“学会了拥抱真正重要的东西”。

医护人员从事的是接触死亡的职业，我们要给予临终者及其家人的正是本书所述的最人性化的关怀和照护。多年以后，他们的家人可能不记得医护人员提供的具体诊疗操作，但一定会记得我们是如何尊重和关爱他的亲人，这份记忆也将伴随着他们在今后的生活中笃定前行！因此，本书适用于所有医护人员。

在此感谢参与本书翻译工作的专家团队的辛勤付出！感谢北京大学医学出版社的支持！这是一本临终护理的工具书，更是一份有关善良、关怀和爱的心灵鸡汤，值得我们每一个人细细品读。让我们携手用同情和爱陪伴临终者书写生命终期的温暖记忆，让每一个生命都能圆满、有尊严地谢幕！

陆宇晗

于北京大学肿瘤医院

2019年3月28日

原著序

临终护理秉承全人照护的理念，为终末期患者提供身体、心理、社会、灵性的全方位照护，是护理工作中最重要、最神圣的内容之一，这也是弗洛伦斯·南丁格尔所说的护理的艺术。

有关CARES工具的这本书对姑息照护领域的不断发展起到了重要的推动作用。本书由该领域的领军人物Bonnie Freeman（DNP，ANP，RN，ACHP）所著，它为临床带来了Bonnie的实践经验——循证临床专业护理。我有幸在Bonnie的Capstone委员会任职，并在希望之城国家医疗中心的护理实践中不断观摩、向她学习，重要的是，CARES工具不仅仅是她博士研究的成果，更是她几十年护理实践及她对患者和家属深切同情的结晶。很高兴看到各国出色的护理专家彼此联络，正是由于Bonnie、Margaret Fitch（PhD，MScN）、Tracey Das Gupta（MN，RN，CON）之间的相互合作才使如此优秀的书籍得以面世。

CARES工具中一个非常重要的方面是它认可我们在临终护理中拥有的特权以及护士会因这项工作而产生同情疲劳。

CARES工具是我们长期需要的资源，非常感谢作者将热情化作文字，这些文字将影响患者、家属及护理人员对生命与死亡的认识。

Betty Ferrell，PhD，RN，MA，FAAN，FCPN，CHPN
加利福尼亚州杜瓦迪市希望之城国家医疗中心
护理研究与教育部教授，主任

目　录

第四部分 障碍与挑战

第五部分 附加应用

第六部分 引领变革——来自 Sunnybrook 医学中心的故事和观点

第七部分 结论和资源

绪 言

临终照护之反思

我护理生涯的大部分时间都在危重症病房中度过，死亡是非常常见的事情。以前我并未想到自己想要安慰临终患者和他们家属的这种渴望将来会发展成为一种专业的和特殊的护理形式。我相信在情感上抚慰我的患者和他们的家属是我护理职责的一部分，我花时间倾听他们内心的声音，静静地坐在那里握着他们的手，允许他们说出自己心灵深处的恐惧，对我来说这件事与其他的任何工作或技术任务一样重要。我只是简简单单地被照顾患者和他们的家人这件事情所吸引，同时为拥有帮助他们的机会而感到荣幸。

我认为我受到的关于照顾临终者最好的培训，是在母亲去世时我从照顾父母和家人期间的经历中所得出的个人观点。那是在 1986 年，48 岁的母亲患有淋巴瘤，在照顾期间，我敏锐地意识到了护士该如何与患者互动。当时我 26 岁，还是一名新护士，当谈到照顾临终患者时，我完全不懂，在护理学校也从来没有讨论过这个问题，自己也没有学过这些特殊的技巧。不幸的是，我先学会了哪些事情是我做不到的，并且第一次体验到了被抛弃、被视为无关紧要、被贬低、被忽视的感受。

我母亲被安置在离护士站最远的病房里，以免临终前的这种氛围影响其他人。任何打电话到护士站求助的人最终得到的回应都是令人愤怒的叹息和沉默。母亲临死前的那种似乎要将自己吞没的无助、悲伤和失落的经历一直让我无法忘记。我记得有一位易怒的呼吸治疗师告诉我和我的家人，进行口腔血性分泌物的抽吸只会“让她死得更快”，让我们“不要再不停地呼叫他，因为有其他状况好的人更需要他的帮助”。

我仍记得那位肿瘤科医生坚持说他可以“治愈”我母亲——虽然肿瘤已经转移至脑、骨、肝、肾和肺，并且出现瞳孔散大、反应迟钝的表现，甚至出现了潮式呼吸；我仍记得他如何恳请我和我父亲不要“放弃”我母亲；记得我们签署拒绝心肺复苏（do not resuscitate，DNR）同意书并且拒绝将她转到重症监护室时他的愤怒。这位医生愤怒地告诉我和父亲我们正在“杀害她”，并拒绝参与对我母亲的进一步治疗。

我和我的家人只希望母亲能平静安详地离开。如果当时能有一位护士抽出时间陪我们，那将是多么令人欣慰的事情。我知道我无能为力，但是我意识到我有一种强烈的需要，那就是要知道有人在关心我们。我们需要有人坐下来倾听，认同我们的恐惧和痛苦，并且有一些表示同情的小小举动，这样我们就不会有如此强烈的孤独感和被遗弃感。我们需要有人认同我们的痛苦，也需要以某种方式证明自己真正失去了什么。

缺少同情和悲悯之心的照护让我觉得自己一无是处，母亲一无是处，我们都不重要。我将永远记得那使我哭泣不止的悲痛和恐惧。我记得当时在想，护士们怎么可以忽视我们的痛苦！她们似乎根本不在乎，这是从我开始作为护士的短暂职业生涯中第一次为自己的职业感到羞愧。

这段个人经历促使我发誓，绝不允许一位临终患者和他的家属再次经历我所承受的一切，我相信只要做出一点点努力就会有所改变。经历至爱之人比自己先离开人世的痛苦更难以用语言来形容，母亲去世前几个小时我体验到的被抛弃的感觉将永远镌刻在我的记忆中。

这段个人经历激励我成为在母亲去世时我曾期待自己能遇到的那种护士。如今，每一次安慰临终患者和他们家属的过程，其实也是自己进行自我疗愈的过程。

CARES 工具的开发是我誓言的延续。我开始意识到护士在照顾临终患者时并非故意疏远或麻木不仁，他们只是不知道该如何去做。为了提供必要的信息以及激发大家学习临终护理的兴趣，CARES 工具以一种简明易懂的形式呈现。并且我不断鼓励护士和任何加入临终照护的人员参与“临终护理教育联盟”（end-of-life nursing education consortium，ELNEC）这类的培训项目。

我为能有机会改变临终者家属的生活而感到十分荣幸，现在又在帮助护士提升临终护理能力的过程中发现了更多的快乐。

Bonnie Freeman

我很高兴因自己在加拿大安大略省多伦多市 Sunnybrook 医学中心(SHSC)担任"优逝倡议"(quality dying initiative，QDI)的共同领导者而被介绍给 Bonnie，我们决定当务之急是密切关注整个医院所有临终患者的临终体验。通过 QDI 项目，我们开始了积极改变临终照护现状的旅程。我们采取的第一项具体行动是在全院范围内设计和实施"舒适护理策略"(comfort measures strategy)，在为变革寻找循证依据的时候，我们接触到了 CARES 工具，并且有幸与 Bonnie 合作。

从专业上讲，我是一名肿瘤专科护士，从事肿瘤护理已有 20 多年，扮演了包括一线护士和领导者在内的各种角色，比如教育者、学科带头人、高级实践护士、现任主任等。这些角色使我能够在医院、门诊和社区等不同的环境中工作，进一步加深了我对临终照护、患者和家庭需求的多样性以及对我们面临的体制障碍的理解。我非常感激自己是一名护士，有护士的权利与热情。与患者和他们的家属共同走过健康之旅使我发生了许多改变，让我不断地反思自己的认知和信仰。它使我挑战自己，以不同的方式生活，并努力从我们所照顾的患者的角度去寻找改善就医体验的方法。

生命终期是我们作为人类不可避免的生命旅程，即便如此，它仍然是一个充满挑战、难以捉摸并且我们经常避而不谈的话题。我敏锐地意识到，我把过去已逝者临终护理的经历和自己的个人故事都带到了护理角色中。在我的生命中，我所爱的人——我的父亲、叔叔、公婆的死亡给我带来了巨大的影响，他们的生命旅程各不相同，每一段都揭示出新的知识和领悟，这些感悟都融入了我的生活中，鞭策着我不断引领变革、砥砺前行。

作为一个女儿，我静静地坐在重症监护病房里父亲身边，在取下呼吸机后，看着他那不稳定的呼吸，等待着，不知道哪一次呼吸就是他的最后一口气。我知道等待、痛苦和悲伤的感觉，我知道不知死亡何时降临的未知感，我知道期待却又抗拒死亡到来的撕扯感，各种情绪一时间涌上心头。我知道，当我们说"无能为力"时，我们限制了照护的意义，其实还有许许多多的事情可以做。我们必须认识到，照护本身便提供了安慰和希望，而最伟大的礼物往往是长久以来人们记忆中最简单的姿态。

Tracey Das Gupta

在 20 世纪 70 年代中期，我第一次作为一名新的临床护理专家照顾临终患者和他们的家人。当时肿瘤学刚刚成为一个新的学科，有效的止吐和其他支持性治疗方法尚未问世，大多数被诊断为癌症的患者在经历了伴随着各种副作用的艰难的治疗后死亡。在我们的工作环境中，公开讨论死亡话题并不常见，姑息疗护的理念还没有进入临床实践领域。

我应肿瘤学小组的邀请担任护理实践顾问，以帮助护理人员应对他们在自己病房护理临终患者时所面临的挑战。护士们谈到了许多方面的挑战，如沟通中的问题、实现量化的护理目标与改善患者生活质量之间的矛盾关系、处理临终患者正在经历的各种不良反应、应对参与其中的每一个人的愿望等。他们发现，当临终患者及其家属在具体的行动方案或护理计划上没有达成一致时，情况变得更加棘手。这时，最大的困难之一是就签署 DNR 文件进行公开谈话——没有进行这类谈话的先例，或者作为一个团队还没有对“应该做什么”达成共识。通常情况下，患者都没有被明确告知疾病诊断，更别提疾病预后了，医护人员真正询问患者的意愿更是不可能的。重新审视，这是一个充满挑战的时代。

但对我来说，这是个开始，从那时起，我便开始了一段漫长而有益的旅程。多年来，我有机会了解姑息疗护和临终关怀的理念和方法，并看到该领域的证据不断丰富。我有机会与加拿大该领域的领导人密切合作，推动政策和计划的改变，并对护士提供临终护理的教育。多年来，我参与这个领域的理念、知识和技能的推广并看到它不断发展，这是一件非常美好的事情。最近我还高兴地看到姑息疗护成为加拿大的一门临床学科，并且姑息疗护服务的介入成为优质护理的标准和高绩效卫生系统的标志。

当我父亲死于癌症时，我明白这个领域已经成熟了。医务人员告知他疾病诊断和预后，并给出了可供他选择的决策。医护人员允许他在家里度过生活质量较高的时光，他们这种做法是非常有意义的。治疗的副作用是根据他自己的愿望以及目前对这些副作用的认识来处理的。我的母亲和其他家庭成员均同他一起参与了讨论和决策。这段经历也让我清楚地认识到作为在这个领域掌握主动权的专业人员和作为一个正面对失去亲人现实的儿女的不同情境。毫无疑问，医务人员与我们这些家属的谈话，他们坦诚布公的支持，以及我观察到的他们照顾父亲的方式都改变了我当时的经历，也改变了我对那段艰难时光的记忆。

Margaret Fitch

第一部分

临终照护

第1章

CARES 工具简介

2012年，一位技术高超且受人尊敬的肿瘤学家、医学博士——Chatchada Karanes 医生，邀请我作为姑息疗护的开业护士（nurse practitioner，NP）帮助一名20岁的男性患者和他的家人度过生命终期。在我工作的拥有300张床位的癌症研究机构，这并不常见，因为大多数姑息疗护会诊都是为了缓解患者的疼痛而提出的。临床对姑息疗护会诊的需求尚处于起步阶段，很多人还不知道它的价值，生命终末期（end-of-life，EOL）照护的咨询或会诊还极为少见。在美国，由于盛行传统的治疗方式，人们仍拒绝将姑息疗护纳入文化变革中，不仅是在我们医院，在其他地方也是如此。

死亡是一个悲剧，它代表着救治的失败，是一个不被人们所接受的结果。近些年，当治疗不能治愈疾病，也不能延长生命时，少数医生开始意识到死亡是伴随着疾病而来的一个结果，这个过程中，患者需要得到他人的支持并且平静地度过。肿瘤专科医疗机构的医务人员开始接受一个观点：死亡并不意味着治疗的失败，而是生命的一部分。

由于 Karanes 医生在业内赫赫有名，她的邀请让我受宠若惊，她居然可以接受经她治疗的这个年轻人死亡不可避免的事实，并且希望他的离世尽可能平静安详，这给我留下了深刻的印象。她诚挚邀请我帮助患者度过生命的最后阶段，她也认为生命终末期护理与其他急诊护理一样重要。她请我为患者和家庭特定的症状管理需求提供帮助，为此我充满了感激。

史蒂文的故事

我去会诊的那个年轻人被诊断为急性淋巴细胞白血病，3个月前接受了骨髓移植，现在出现了一种常见的被称为“移植物抗宿主病”的并发症。这种移植物经常攻击宿主本身，现在出现了肺部的病变。虽然他的白血病在缓解，但付出的代价是呼吸功能出现了渐进的、不可逆转的损伤。这个原本健康的年轻人现在逐渐出现呼吸衰竭。Karanes 医生请我尽可能帮助这个即将离世的年轻人和他的家人舒适，不让他们过于痛苦。

在姑息疗护小组中，由疼痛及姑息疗护开业护士为患者及其家庭提供生命终末期护理是姑息疗护服务的重要内容，但不能因为护士是小组中的主要医务人员，就把全部工作交给他们。姑息疗护工作能够对临终者的生活和悲伤的家庭产生巨大影响，而且仅需要很少的技能，但也正是因为所需技能比较简单，往往会被人们忽视或被认为不重要。试想，护理人员只是在场陪伴和倾听，给家属端上一杯茶，或者在濒死者的额头上敷一条温暖的毛巾，会产生怎样不同的效果？我希望，这本书的读者能够发现护士提供的同情和人性关怀将会给患者和他的家庭产生巨大影响。虽然家庭成员可能会忘记护士当时具体的行为，但护理背后所产生的意义将是永久的。是的，一条毛巾或一杯茶看似微不足道，但它们背后代表了尊重、安慰及对个人价值的肯定，代表了护士对家属的悲伤感同身受，并主动关心和帮助他们。如果因为有了护士的同情和关爱，家属关于亲人离世的记忆是充满爱、平静和得到支持的，那么他们就会顺利度过悲伤的历程。在家庭成员努力寻求平静、接受亲人离世的现实时，护士提供的额外帮助在今后几年对他们来说都将是非常宝贵的记忆。如果家属对亲人离世的记忆充满了情感上的痛苦、被抛弃和疑惑，他们的情感创伤则会加剧。这种情感创伤是经历亲人孤单离世的家庭成员出现创伤后应激的一个因素，每三名家庭成员中就会有一人出现(Ferrell & Coyle，2010)。这种情感创伤将会影响他的余生，并可能导致多种精神和社会功能失调行为。

许多临终患者及其家属都很关注离世的过程。对痛苦和苦难过程的恐惧最让他们害怕。通常情况下，他们恐惧的并不是死亡本身，而是如何死去，最大的焦虑仍然来自于“如何死去”。家属担心亲人遭受痛苦，临终患者则担心家人能否得到支持，会不会有被抛弃的感觉，能否顺利度过悲伤期。Ira Byock（2012）提到，在这个技术和资源丰富的时代，医护人员必须掌握照顾终末期患者的循证知识，不能让他们再遭受痛苦。这是临终照护中最重要的理念，也是我帮助这位即将离世的年轻人和他的家人一起度过生命最后旅程的承诺。

这个年轻人的名字叫史蒂文。在提出会诊后不久，我去看望了史蒂文，评估了他的疾病进展情况。到了病房之后，我遇到了三名非常焦虑的护士，也见到一名非常有爱心和经验的社工——妮可，他们都在尝试帮助史蒂文。护士们告诉我，史蒂文濒临死亡。当我第一次见到史蒂文时，很心痛。这是一位面色苍白、瘦弱的年轻人，满身是汗，看起来比实际年龄大 5 倍。头发脱落很多，枯瘦的身体靠在一排枕头上。他的母亲坐在床旁的椅子上，戴着手套揉着他的胳膊。就像保护性隔离要求的那样，母亲穿着袍子、戴着手套，她的眼睛红肿，一直在流泪，泪水流入白色棉质面罩里。史蒂文有和母亲同样的绿色眼睛，他茫然地盯着天花板，眼睛睁得大大的。他呼吸的节律不规则，每次呼吸肩膀和胸上部都像在痉挛。加压氧气面罩系统让氧气进入纤维化的肺部时发出嘶嘶的声音。

一名穿着皱巴巴黄色隔离服的中年男子从角落的椅子上站起来走近医务人员，然后坐在史蒂文的床边。自我介绍后，我知道这位先生是史蒂文的父亲，他已经精疲力竭，虽然努力控制情绪，但说话时声音依然颤抖。他问我的第一个问题是：“你认为他在受苦吗？”

我发现许多护士对回答这个经常被患者家属问到的问题显得踌躇不前。学校里很少教护士如何与终末期患者及其家属互动，也不太强调有效沟通的必要性。我意识到护士们是多么想帮助临终患者及他们的家人，但是他们缺乏相关技巧。基于我观察到的情形以及与史蒂文相处的经验，我计划开发一个教学工具，用于形成一个快速参考的指南，以帮助护士为临终患者提供富有同情心的循证护理。

我邀请在姑息医疗领域经验丰富的专家一起设计一个工具。这些专家包括 Betty Ferrell 博士、Christine Puchalski 博士、Ira Byock 博士、Timothy Quill 博士、Nessa Coyle 博士和 Elaine Wittenberg-Lyle 博士。我希望通过使用首字母缩略简称的形式向大家灌输这个新的需要被重视的技能，从而有效地照顾终末期患者。这个首字母缩略简称形式可以建立与其他同样是首字母缩写的操作技能的联系，如基础心脏生命支持（basic cardiac life support，BCLS）和高级心脏生命支持（advanced cardiac life support，ACLS）。

我决定先进行文献回顾，确定最需要解决的终末期症状管理需求。文献表明，疼痛、呼吸困难、谵妄以及情绪和精神上的困扰是最常见的。同时，照顾终末期患者的人员需要自我照护。

我将终末期护理五个最常见的需求合并为一个参考指南，缩写为 CARES。

- “C”代表了对舒适（comfort，C）的需求，包括疼痛管理和综合舒适的护理措施。
- “A”代表气道（airway，A）管理的措施。包括了治疗呼吸困难、减少气道分泌物，并就临终患者常见的呼吸型态变化对家庭成员进行宣教和提出建议。
- “R”代表了濒死期常见的躁动（restlessness，R）行为，更准确地说是谵妄。
- “E”代表了终末期患者及其家属常见的情感（emotional，E）问题，通过灵性关怀，从整体考虑患者的需求。
- “S”代表了临终照护的最新关注重点——“自我照护”（self-care，S），即关注死亡对照顾者产生的影响。

CARES 工具旨在解决护士的终末期护理知识不足的问题，帮助他们更充分地了解死亡过程中患者及家属所需要的独特护理。它鼓励护士成为终末期患者及其家属的支持者，并根据他们的具体需要来调整护理计划（表 1.1～1.5）。

CARES 工具的设计是为了帮助护士解决类似于史蒂文这种情况中遇到的问题。如果护士没有经过系统培训和相关经验，他们就无法胜任帮助终末期患者解决痛苦及相关问题的工作，也无法帮助像史蒂文这样的患者舒适离世。

表 1.1　CARES 工具中的舒适护理部分（C）

舒适护理

你必须作为患者的支持者来帮助他控制痛苦，无痛是所有临终患者的基本需求。

- 止痛药物的给药途径决定了达到最大镇痛效果的时间：
  - 静脉给药达到峰值效果的时间为给药后 15 分钟。
  - 口服途径为给药后 60 分钟。
  - 皮下注射为给药后 30 分钟。
  - 经皮给药为给药后 6～8 小时。
- 濒死期的镇痛治疗应按时、有计划给药，或者持续输注阿片类药物（患者自控镇痛泵，PCA），并根据爆发疼痛的情况及时加量。
- 用于控制疼痛的阿片类药物没有最大使用剂量限制。
- 护士们常常担心阿片类药物会导致患者提前死亡。
  - 终末期患者的镇痛治疗中，用药总是会有一个终末剂量，要牢记用药与目的相关的伦理和法规概念。
  - 患者临近死亡是由于他的疾病进展所致，而不是因为阿片类药物。
- 当出现肾衰竭，以及止痛药不能有效控制疼痛时，可能需要调整阿片类药物的剂量或类型。
  - 如果患者肾衰竭，或者有轻微的癫痫发作样震颤（肌阵挛），考虑使用芬太尼。
  - 在肾衰竭的情况下，阿片类药物在体内停留的时间延长，因此使用剂量通常要小。
  - 如果仍然不能有效控制疼痛，考虑改变阿片类药物的类型。

临终护理的重点是保证患者的舒适，因此应先评估所有的诊疗程序、检查和监测是否有必要。此时最重要的是应为患者及其家人提供更多相处的时间。可以考虑获得到以下医嘱：

- 停止监测生命体征或改变监测生命体征的方式。
- 如果不能吞咽，停止口服药物和所有非必需给药。
- 停止或减少静脉给药。
- 停止或减少管饲。
- 关闭床旁监测和报警器。
- 停止或减少出于医生和家属的意愿而进行的实验室检查。
- 停止隔离。

你可以在没有医嘱的情况下提供以下舒适护理措施：

- 为了舒适，协助患者翻身或摆放合适的体位。
- 根据家属的要求调整患者的洗浴时间或停止洗浴。
- 加固敷料。
- 提供多次口腔护理。
- 如果家属提出要求，可提供经口腔吸引口咽分泌物。
- 提供降温的舒适护理措施，如凉毛巾和冰袋。
- 解释患者身体出现花斑和发绀是死亡过程的一部分，而不是因为身体发冷。

表 1.2　CARES 工具中的气道管理部分（A）

气道管理

在濒死过程中氧疗通常是无效的，但可以减少家属对即将离世的亲人遭受痛苦的担心。回顾以患者和家属为中心建立的供氧的护理目标，建议措施如下：

- 考虑使用风扇。
- 根据医嘱提供鼻导管吸氧。
- 按需为患者调整体位。

死亡过程中患者会出现呼吸节律不规则，分泌物常聚集在喉咙后部，导致出现较大的喉鸣音，患者可能会因此变得焦躁不安。以下医嘱可以缓解患者的这种状况：

- 使用格隆溴铵、东莨菪碱贴片或1% 阿托品滴眼液。
- 静脉或皮下注射吗啡。需要理解的是患者濒临死亡及停止呼吸，与他的疾病进展和死亡进程有关，而不是因为使用了吗啡。
- 可以考虑使用抗焦虑药物和（或）抗精神病药物。

根据需要为患者家属提供宣教，常见的问题包括：

- 离世时的呼吸模式。患者呼吸逐渐变浅、变缓并且不规则，呼吸暂停的时间延长，这些都是脑干活动造成的，患者意识不到，因此不会感到痛苦。
- 强调家属的抚触及与患者的交谈可以起到有效的安抚效果。

表 1.3　CARES 工具中的躁动和谵妄管理部分（R）

躁动和谵妄管理

在濒死过程中通常发生的躁动不安也称为终末期或易激惹谵妄。它也可能是由于疼痛、膀胱过度充盈或粪便嵌塞造成的。这时必须保护患者不受到伤害，并为家属提供支持。可考虑的护理措施如下：

- 给予一定剂量的阿片类药物，以除外疼痛的可能性。
- 评估膀胱充盈情况，必要时留置尿管。
- 评估是否存在粪便嵌塞。
- 考虑使用抗精神病药物：氟哌啶醇或氯丙嗪。
- 考虑使用苯二氮䓬类药物：劳拉西泮或咪达唑仑。
- 保持安静的环境。
- 灯光柔和，不宜过亮。
- 播放患者最喜爱的音乐。
- 与患者轻声交谈；陪伴在患者身边；抚触。
- 安慰患者说："你很安全，我们和你在一起，我们爱你。"
- 考虑使用芳香疗法。

未完成的事情可能会导致临终者躁动不安，与家属讨论可能产生焦虑的原因：

- 向家属说明与亲人告别的重要性，并表达允许他们停止与疾病抗争。
- 询问家属重要的家庭活动或周年纪念日。

对家属进行以下方面的宣教：

- 患者缺乏行为意识。
- 可能会平静地进入意识模糊/昏迷状态。

表 1.4　CARES 工具中的情感和灵性支持部分（E）

情感和灵性支持
为患者和家属提供情感、灵性、心理社会和文化支持，照顾到患者的心灵深处，这正是临终照护的基石。了解你所拥有的资源非常重要： • 向支持性姑息疗护小组成员寻求帮助。需明确资源是用于患者、工作人员还是用于两者。 • 始终努力保持患者的尊严和价值感。 • 记住每个家庭都是独一无二的，他们以不同的方式表达悲伤，因此，良好的沟通是必需的： – 确保家属与多学科成员之间保持连续沟通。 – 从家属那里得到明确的信息，不要想当然地认为你知道他们的想法或感受。 – 确认家属想了解的内容。 – 明确护理目标。 – 明确隐私需求。 • 只需要安静地陪伴在患者及其家属身边。 • 与家属一起提供患者喜爱的活动、气味、声音等。 • 支持临终者所需要的仪式，根据需求帮助他们找到神职人员或用物。 需要考虑的其他活动和支持方式： • 现在最需要的是你的人文关怀，并且一直都需要，你的陪伴会让家属放心。 • 对家属的照顾是护理的重要部分，当患者由于病情进展逐渐失去意识的时候，对家庭成员的护理成为了重点。 – 确保家属得到休息和小憩。 – 提供咖啡、水等。 – 继续回答家属的问题。 – 你不能带走他们的痛苦，但你可以认同他们的情绪反应，并陪伴在身边。 • 播放患者最喜爱的音乐。 • 将床放置在窗户边上，让患者可以看到窗外的风景。 • 鼓励家属提供患者最喜爱的帽子、衣服等。 • 调暗灯光。 • 可以考虑带来患者最喜欢的宠物。

表 1.5　CARES 工具中的自我照护部分（S）

自我照护
医务人员必须明确自己也是一个“人”，作为人就会对患者的死亡及家属的悲伤产生情绪反应。医疗机构应当向员工提供姑息疗护或支持性服务。通常情况下，可以通过以下方式进行回顾和总结汇报，从而帮助医务人员应对职业悲伤，促进情感健康。 • 承认压力事件，并感谢支持性团队的成员。 • 回顾临终照护过程成功的部分和需要应对的挑战。 • 分享居丧家属的评论。 • 解决与伦理道德困境有关的问题。 • 表达面对患者死亡时的焦虑并获得支持。 • 思考在协助临终者经历死亡的过程中遇到的挑战和拥有的特权。 • 承认目睹死亡带来的精神上的影响。 • 思考你的护理如何对悲伤的家属产生积极影响。 • 回顾有效的沟通技巧、可用的资源和支持。

史蒂文和他家人的需求有很多，包括让史蒂文的离世过程成为他本人、家属及护士的一个充满爱与平静的经历。培训和相关经验能够让护士更好地了解临终患者的需求，这对于他们能否提供这项独特的护理非常重要。CARES 工具尝试对这项护理工作进行总结，并鼓励护士成为临终者及家属的支持者，参与到终末期患者的照护中。通过倡导将循证的、富有同情心的临终护理纳入实践标准，护士在改善临终患者的护理质量方面处于独特的地位。

这本书尝试为在临终照护中承担重要角色的护士提供更多的信息和思考，它提供了有关 CARES 工具的建议，并进一步解释了其中的含义以便于大家理解。

CARES 工具强调：

1. 对临终患者的护理必须包含满足患者及其家属特殊需求的方法。
2. 所有临终患者及其家属都有独特的哀悼、沟通及表达其整体护理需求的方式。
3. 将临终患者及其家属作为一个整体提供连续照护。
4. 护士需要掌握良好的宣教技能和有效的沟通技巧，为患者及家属提供个体化、有同理心和同情心的整体护理。
5. 护士要作为临终患者的支持者，对共同建立的护理目标进行明确沟通，提前准备必要的药物、设备及调整治疗方案，提供全方位支持以促进患者平静离世。
6. 护士需要认识到他们的人文关怀、同情心、同理心及主动倾听的重要性，并为临终患者及家属提供治疗性陪伴。
7. 护士需要认识到职业悲伤及自我照护的重要性，承认和明确临终照护给我们作为普通人类带来的影响。

关于如何实现 CARES 工具所提到的目标，本书的各章节提供了依据和措施。

当主管护士只想知道下一步该怎么做的时候，却查询到大量循证信息，让人望而生畏。通过回顾大量关于临终护理的同行评议的文献，基于文献中确定的终末期患者及其家属最常见的需求，并以首字母缩略简称形式来归纳，CARES 工具由此发展而来。通过使用本工具，忙碌的护士可以迅速了解哪些需求仍待解决，以及他们可以在其实践范围内提出哪些要求和执行哪些措施。此外，临终护理的教育和培训是有效使用 CARES 工具的重要条件。

同样重要的是，从事临终照护的护士必须了解自己的文化、精神信仰以及对死亡的顾虑。如果护士对死亡过程存在某些方面的恐惧或担忧，通常就会在无意识的自我保护中退缩。护士必须意识到他们对死亡的感受和反应，不能把自己的不确定感或者文化偏见带到护理中，如果他们能够自己意识到这些，就会进行自我调节。

值得一提的是，许多护士和医务人员很喜欢参与临终照护这一具有挑战性的学科。从事临终照护的专业护士也一直呈现出较低的离职率，而且令人惊讶是他们很愿意分享每次护理经历中的收获。与临终者的相互交流，让他们比其他护士更有应对失落的意识，更有能力去平息麻烦事和愤怒情绪，他们对周围的美有敏锐的洞察力，更懂得欣赏生活。

护士们付出了很多，同时也从临终者及其家人身上学到了很多，当达到这种平衡时，他们就会出现深刻的精神上的互动。在快节奏的计算机化的医院环境中，护士们面临着一种挑战，就是要帮助临终患者感受到被尊重、被重视、被支持和被倾听。用这种富有同情心和人性化的方式来实施护理将有助于护士专注于真正重要的事情，让护理实践落到实处。他们将意识到，能够为临终患者和家属提供的最大礼物，就是愿意去倾听、宣教、安慰、进行有同理心和同情心的沟通。提供人文关怀始终是最重要的事情。

满足临终患者的需求是许多人选择做护士的原因，正是这些患者所需要的独特的护理让护士有别于其他医务人员。在临终护理中，护士需要接受他们作为临终者的支持者的角色，并为只有护士才能够提供的独特照护感到骄傲。护士要实现成为临终患者和家属的支持者的角色，接受整体护理的培训至关重要。

参考文献

Byock, I. (2012). *The best care possible: A physician's quest to transform care through end of life*. New York, NY: Avery.

Ferrell, B. R., & Coyle, N. (Eds.). (2010). *Oxford textbook of palliative nursing* (3rd ed.). New York, NY: Oxford University Press.

第 2 章

临终照护的历史

DeSpelder 和 Strickland（2015）在他们的书籍《最后的舞蹈：邂逅死亡》（*The Last Dance：Encountering Death and Dying*）中提到，意大利哲学家 Giambattista Vico 发现，人性（humanity）的拉丁词根是 *humare*，意为埋葬。而我们在临终照护中缺乏的往往就是人文关怀。临终患者及其家人需要我们用善良和同情帮助他们一起度过患者生命的最后旅程，这种善良和同情也正是我们人性关怀的终极体现。

就像许多文化一样，人性要求我们要尊重和敬畏死亡。死亡被视为生命向更高层次功能过渡的一个阶段，就像出生一样，它又是一个开始，就像日出和日落一样难以辨别。人们纪念死亡是为了感谢上天赐予他们与逝者共度的时光，而我们的人性就在庆祝拥有的幸福生活和对逝者深深的怀念中得以体现。

在 20 世纪初，死亡仍然是生活中再正常不过的一个部分。当时人们的预期寿命只有 47 岁，80%的人在生病或受伤后很快就在家中死去，而家属是主要的照顾者（DeSpelder & Strickland，2015；Ferrell & Coyle，2010）。而到了 2011 年，只有 20%的美国人在家中死亡，30%死在护理院中，50% 死于医院（Byock，2012）。

第一次世界大战（1914—1918）带来了新技术，也带来了死亡的医学化（DeSpelder & Strickland，2015），更多的人开始在医院里离世。当死亡离开社区，就变成了逝者个人的事情，医院的专业人员承担了家属和好友的角色，给逝者进行遗体料理，而这也暗示着家属和亲友没有能力满足临终患者的需要。由陌生人来给临终患者进行被当地文化认为“专业”的标准化管理，向社会隐瞒所有死亡和临终迹象的决定，这些标志着在我们的文化中开始出现所谓的“看不见的死亡”（DeSpelder &

Strickland，2015）。

随着技术的进步，死亡演变成为没有人愿意承认的神秘的黑暗之地。在治愈性治疗为主的文化中，临终照护已跟不上新技术的进步，它的发展停滞不前。死亡成了一种需要被征服和管理的疾病，它被认为与失败、错误、来自上帝的惩罚，以及一些需要忽视或不起眼的东西有关（DeSpelder & Strickland，2015）。

很快，人们不能接受在家中的客厅里为亲人举行葬礼。客厅被重新命名为起居室（living room）以否认死亡（death）进入家中。人们需要将死者与活着的人分开。当爷爷死在床上时，尸体需要立即被转移到当地殡仪馆这个唯一允许死亡存在的地方。殡仪馆的工作人员尽量让尸体还像活着一样，这样家人们就可以用爷爷只是在睡觉的假象来安慰自己。

即使是死亡和临终这样的词语也很少被大声说出来。在许多情况下，人们使用了替代短语来缓和或掩盖死亡已经发生的事实。类似的说法一直持续到今天，比如“他（她）离开了”“成仙了”“安息了”“赶上了末班车”，或者“不再和我们在一起了”。在我们的文化中很少去讨论所有关于死亡的话题，但随着社会人口的不断老龄化，我们必须得接受每个人都会死亡这样的现实，随着年龄的增长，任何人最终都无法回避死亡。

改善临终照护的必要性逐渐被人们所认识，Dame Cicely Saunders 的著作也由此被大家所接受，并且她本人也在 1963 年访问了耶鲁大学护理学院。1966 年，耶鲁大学研究生护理项目主任 Florence Wald 组织 Saunders、Elisabeth Kübler-Ross 和 Colin Murray Parkes 等召开了一次关于临终关怀的会议，这在美国推动临终关怀运动方面发挥了重要作用。1974 年，美国成立了第一家安宁疗护机构，位于康涅狄格州的纽黑文。

很快，许多医院发现有必要在院内建立类似临终关怀的项目。1974 年，纽约市圣卢克医院成立了第一个基于医院资源的姑息疗护小组。姑息疗护用于满足慢性病患者的整体症状管理需求，这种支持性诊疗护理不仅限于符合临终关怀条件（预期生存时间 6 个月或更短）的人。它强调关注患者的生活质量，并相信即使没有有效的治疗手段，我们仍然可以为临终患者做很多事情。如定义所述，我们应当为生命终期患者提供他们所需要的帮助，协助其度过完整的一生直至死亡（DeSpelder &

Strickland，2015）。这种护理必须连续帮助临终患者及其家属解决心理、社会、情感和精神方面的全方位需求，而不仅仅是身体上的需求。

20世纪90年代，随着对死亡率和家庭临终关怀有效性认识的不断提高，人们对姑息疗护的需求逐渐增加，就像许多婴儿潮一代出生的人们认为的，他们不应当像父辈那样遭受痛苦并死在黑暗中。在这个医疗技术盛行却忽略了人文关怀的时代，人们正在努力将移情护理和整体护理重新引入到医疗行为中。医生的决策者的角色正在让位给患者，给患者对自己的诊疗护理发表意见的权利。临终者及其家属希望参与决策过程，根据可能出现的生活质量的变化决定他们将接受何种治疗，并得到有尊严的对待。

临终关怀运动就是一个充满温情的例子，它说明了死亡可以是什么样的，并支持启动基于医院的姑息疗护项目，从而为临终者提供同等质量的护理（Ferrell & Coyle，2010）。姑息疗护小组成员和医务人员得到相关培训，包括认同个人和家庭成员的痛苦，并通过同理心、主动倾听、尊严疗法、表达尊重等方式帮助他们减轻情感负担。这种专门的教育和培训目前还不是医务人员常规的继续教育内容。由于当前姑息疗护的资源尚未得到充分认可或少有人咨询，如果医护人员还得不到相关的教育和经验，就不能为临终患者及其家属提供必要的精神和心理社会支持，在满足他们的需要时就会出现问题（Puchalski & Ferrell，2010）。

许多医务人员没有接受过有效的疼痛管理方面的教育和培训，导致如今仍有很多患者在疼痛的折磨中死去（Bookbinder，2005；Brajtman，2005）。由于担心加速死亡过程、对成瘾以及安乐死的恐惧，医务人员在给临终者治疗疼痛时仍然表现得犹豫不决。实际上，减轻疼痛或消除痛苦是可以延长生命的，提高生活质量始终是临终护理的首要任务。医务人员对这些概念的理解只能从教育培训和实践积累的经验中获得（Thurston，Wilson，& Hewitt，2011）。

对临终者的护理不仅仅是对他们身体上的照顾，这个观念逐渐被人们所认可。为了帮助患者平静离世，医务人员还必须学会关心他们的心灵（Puchalski & Ferrell，2010）。这就需要与临终者及其家人培养建立一种温暖和相互信任的关系，具备娴熟的倾听和沟通技能，并努力帮助他们消除被抛弃和丧失价值感的恐惧（Puchalski & Ferrell，2010）。关注心灵意味着“……认识到人文关怀可在改变他人生活方面产生巨大影响，要像重视专业技能一样高度重视它”（2010）。

Dickinson（2007）提到，在医疗和护理教育中，临终照护相关的内容平均为 15 小时。医务人员在有效解决临终者的需求时一直存在焦虑和困难。Mutto、Cantoni、Rabhanansi 和 Villar（2011）指出，医务人员认为他们接受的有关临终照护的基础教育严重不足。目前，可以说许多从事临终照护的医务人员是在没有接受过任何相关培训的情况下工作的（Sanchez-Reilly & Ross，2012）。

对濒临死亡的住院患者的照护质量存在很大差异，主要源于护理人员的专业知识、姑息疗护小组的参与程度、提供舒适护理的及时性、有无提前进行有效沟通、有无支持个人及其家庭的明确的护理目标（Wittenberg-Lyles，Goldsmith，& Ragan，2011）。Becker 等（2007）的一项调查显示，舒适护理计划的平均启动时间发生在死亡前 9 天，仍有1/3 的临终患者还在接受积极的维持生命的治疗直至死亡；而即将离世的诊断是在死亡前 3.8 天才作出的。在临终患者中，50%的患者死于疼痛，80%的患者出现的呼吸困难和终末躁动或谵妄在死亡前没有得到最佳治疗（LeGrand & Walsh，2011；Ong，Yee，& Lee，2012）。

参考文献

Becker, G., Sarhatlic, R., Olschewski, M., Xander, C., Momm, F., & Blum, H. E. (2007). End-of-life care in hospital: Current practice and potentials for improvement. *Journal of Pain and Symptom Management*, *33*(6), 711–719.

Bookbinder, M., Blank, A. E., Arney, E., Wollner, D., Lesage., P., McHugh, M., Portenoy, R. K. (2005). Improving end of life care: Development and pilot-test of a clinical pathway. *Journal of Pain and Symptom Management*, *29*(6), 529–543.

Brajtman, S. (2005). Helping the family through the experience of terminal restlessness. *Journal of Hospice and Palliative Nursing*, *7*(2), 73–81.

Byock, I. (2012). *The best care possible: A physician's quest to transform care through end of life*. New York, NY: Avery.

DeSpelder, L. A., & Strickland, A. L. (2015). *The last dance: Encountering death and dying* (10th ed.). New York, NY: McGraw-Hill.

Dickinson, G. (2007). End-of-life and palliative care issues in medical and nursing schools in the United States. *Death Studies*, *31*(8), 713–726.

Ferrell, B. R., & Coyle, N. (Eds.). (2010). *Oxford textbook of palliative nursing* (3rd ed.). New York, NY: Oxford University Press.

LeGrand, S. B., & Walsh, D. (2011). Comfort measures: Practical care of the dying cancer patient. *American Journal of Hospice and Palliative Medicine, 27*(7), 488–493.

Mutto, E. M., Cantoni, M. N., Rabhanansi, M. M., & Villar, M. J. (2011). A perspective of end-of-life education in undergraduate medical and nursing students in Buenos Aires, Argentina. *Journal of Palliative Medicine, 15*(1), 93–98.

Ong, W., Yee, C. M., & Lee, A. (2012). Ethical dilemmas in the care of cancer patients near the end of life. *Singapore Medical Journal, 53*(1), 11–14.

Puchalski, C. M., & Ferrell, B. R. (2010). *Making health care whole: Integrating spiritually into practice* [Electronic Edition]. West Conshohocken, PA: Templeton Press.

Sanchez-Reilly, S., & Ross, J. S. (2012). Hospice and palliative medicine: Curriculum evaluation and learner assessment in medical education. *Journal of Palliative Medicine, 15*(1), 116–122.

Thurston, A. J., Wilson, D. M., & Hewitt, J. A. (2011). Current end-of-life care needs and care practices in acute care hospitals. *Nursing Research and Practice*, Article ID 869302, http://dx.doi.org/10.1155/2011/869302

Wittenberg-Lyles, E., Goldsmith, J., & Ragan, S. (2011). The shift to early palliative care: A typology of illness journeys and the role of nursing. *Clinical Journal of Oncology Nursing, 15*(3), 304–319.

第 3 章

临终照护的最终目标和具体目标

临终照护应始终根据个人和家庭的意愿制订护理目标。临终患者及其家属已经失去了对疾病过程的所有控制，因此任何有可能给予他们一定控制感的机会都要提供给他们，无论他们有无决定患者抢救级别或者继续抽血的能力。医务人员无法预测或理解这些人正在经历的严重的失控感，在死亡过程的最后阶段，每个家庭的优先事项都变得很独特。临终患者及其家属最常见的需求是免除痛苦、保持良好的沟通以及家庭仪式得到尊重和支持。每一个人的死亡经历都是独特的，当事人的需求和愿望应当得到尊重，而医护人员只有与他们保持清晰的沟通并建立融洽的关系才能做到。

目标设定及家庭动态

设定护理目标时要让患者能够自然地表达自己的感受，尽量不要让他们有被评判的感觉。护士不能干预他们的个人优先事项或愿望，应把重点放在对于临终患者个人及其家庭来说最重要的事情上，这一点非常重要。通常情况下，我们自己认为的优先事件、偏见或习惯会阻碍这些家庭的需求。当亲人去世时，家属不希望在场，或者要求不要通知他们，大多数护士都很难理解他们为什么会这样做。然而，我们必须牢记，每个家庭的成员之间的关系及互动都是独特的，如果一个家庭出现功能紊乱，当压力增大时，这种紊乱可能变得更加严重。这一说法并不意味着所有不愿意出现在亲人去世现场的家庭成员的功能角色都是紊乱的。家庭成员做出这一决定的原因有很多，比如希望记住亲人曾经的样子，或者觉得无法在公共场合中应对这件事情带给他们的巨大创伤。作为护士，我们应为实现患者及其家属的最佳利益来提供护理，尊重他们的意愿。当我们不认可个人或家庭成员的决定时，工作就很难进行，而我们的义务始终是确保他们在充分知情的情况下做出决定，并支持他们的决定。

通过主动倾听设定目标

护士要主动倾听和鼓励家属说出亲人的价值观和优先事项，也要经常询问患者的兴趣和喜欢做什么放松及娱乐活动，这样才能获得制订目标所需要的信息。这些信息可以帮助我们明确界定对临终者来说“生活”意味着什么，也为家庭成员提供了纪念自己亲人的机会，而不是沉浸在他们即将到来的离别中。明确一个人的需要和愿望，还可以让患者或家属有机会把自己的需要与亲人的需要区分开来。目标设定往往可以确定谁是真正需要被照顾的，而事实上通常可能不是临终者。一位家庭成员曾经分享“父亲希望完成一切事情，他不想永远离开我们”，经过仔细分析，我们发现放不下的其实是家属。因此，家属的目标通常需要做出轻微调整，确定到底是谁的需求要得到满足。一位护士分享了一个案例来帮助理解这一概念。她提出，一个人做或同意去做的最有爱心的事，往往是最让他自己心碎的事。例如，希望即将离世的亲人不要再担心自己，则允许他停止与疾病抗争，并告诉他自己会没事的，而与此同时你知道你说的不是真的。当家属意识到自己的行为或不作为可能导致一些负面结果时，他们希望自己的亲人不要再为了他们痛苦和挣扎地活着，这时家属的需求目标变成了让他所爱的人在平静中离世。

通过关注临终者的需求和愿望设定目标

在设定目标时，重要的是要关注临终者的需求和愿望，这些比他的疾病更重要。他们已无法再照顾家人的需求了，现在是家人照顾他们的时候了。同时，他们的生命故事也应该得到赞颂。

S 先生 42 岁，离异，有 3 个孩子，在为 S 先生召开的讨论护理目标的大型家庭会议上，有12名家庭成员出席了会议。主治医生宣布会议开始，并讨论了S先生进展期肾癌和广泛性心肌梗死的状况，化疗后出现肝衰竭的并发症。家人显然都对亲人的预期死亡感到不安。而医生却与临终患者一样，对即将失去亲人的家属可能发生的情况感到担忧。医生提到使S先生苦恼的事情："一想到要离开孩子就痛苦不堪"。这句话说完后，房间里的泪水和抽泣戛然而止，家庭成员们突然意识到，他们正在为这个了不起的父亲即将离世而感到悲痛，却从未考虑过他可能的感受或需要。于是护理目标开始转移，转向了肯定S先生的生命价值以及讨论制订如何为他提供支持的计划，包括带来他最喜欢的球帽和蓝色牛仔裤。家人们表示，他们会珍惜并专注于与他在一起的时间。

家属的目标往往需要做出轻微调整，因为他们的个人需求常常被解释为临终者的需求。如果把重点放在对临终者来说最重要的事情上，护士可以帮助家庭成员制订现实可及的护理目标。通常情况下，医护人员需要帮助家属理解什么是舒适和生活质量，而不是徒劳地延长患者的死亡。

临终过程中需要解决的常见问题包括：

1. 将临终患者视为一个人而不是一个诊断。
2. 保持人的尊严，维持价值感和舒适的感觉。
3. 用平静及充满爱的告别方式获得圆满。
4. 避免疼痛和痛苦。
5. 设定护理目标。

护理目标可以很容易地从患者和家庭的需求中提炼出来，解读如下：

1. 始终以独特和尊重的态度对待被照顾者。
2. 提供以人为本的个性化护理。
3. 鼓励坦诚沟通以促进临终告别。
4. 提供循证的症状管理措施。

现在可以通过制订具体的目标，以实现已确定的护理最终目标。所有目标都必须以患者和家庭为中心，并纳入到既定的总体目标中。具体目标包括：

1. 促进和保持对患者及家属的尊重。可以通过以下方式实现：进入病室前先敲门，称呼他希望听到的名字，主动听取患者及其家属的意见。
2. 就所需的护理、时间安排以及希望达到的预期目标，征求患者及家属的意见，例如更换体位、选择衣服、更换敷料、测量生命体征等。
3. 通过家庭会议保证家庭成员充分理解当前状况，促进和保持坦诚沟通，并确保一直有护士在现场解答他们的问题或顾虑。
4. 通过宣教让家属了解死亡过程，帮助他们区分正常的死亡过程和痛苦的死亡过程，通过家属的复述来判断他们是否理解。
5. 制订个体化的护理计划。

个体化的护理计划必不可少。临终患者及其家属应该有一个共同的计划来实现护理目标。当治疗不再起效时，这变得更具有挑战性。例如，当你照顾的患者或家属表达了一个从身体上和（或）伦理上都实现不了的不现实的目标时，我们就要进行治疗性沟通，围绕风险和受益提供足够的信息，让患者在充分知情的情况下对照护需求目标做出决定。

在所有治疗措施都无效时，就需要特殊的护理技能来解决生命中最后几天到几个小时的问题，其中舒适护理是公认有效的护理措施。有时，家属和一些临终患者为了争取更多的时间，会要求再做最后一次治疗、手术或者检查。护理目标绝不是阻挠或取消任何治疗，而是通过沟通强调我们能够提供的措施，让他们意识到我们正在尽一切努力为他们的亲人提供舒适和支持。举一个可能发生的例子，临终患者要求再进行一次化疗，因为所要求的化疗已经被证明是无效的，医生知道风险将远远超过受益。这时候不要轻易拒绝患者的要求，而是应该进一步了解，明确患者希望通过再接受一次化疗来实现什么目标。如果患者承认他只是想争取更多的时间，就可以与他进行沟通，采取这种治疗方案会出现的风险和对生活质量的影响。如果医患进行了有效沟通，患者及其家属则会了解这个方案无益，并认同医生的结论。在患者充分了解接受最后一次化疗的风险后，护士应提供新的舒适护理方案，如果方向正确，患者和家属就会感受到替代方案可以为他们提供最好的支持，并最终接纳这个方案。

沟通、同情心及医治无效

在医治无效的时候，沟通和同情心就成为解决问题的两种最基本的技能。临终患者及其家属需要感到他们是被关心、被重视和被尊重的。通常来说，告知医治无效让医护人员感到困扰，因为它可能带给患者和家属被抛弃的感觉，让他们感到医护人员缺乏人性或者是资金和资源出现了问题；同时这种困扰还来自医护人员不愿意承认医治无效的事实却又无法回避，从而引发焦虑。其他影响患者和家属接受的因素可通过主动倾听和有效沟通来了解。临终患者及其家属通常要经历最后一次试图逃离死亡的挣扎，如果家庭成员有尚未解决的问题，则可能会影响他们对不可避免的死亡的接受。例如家属可能希望补偿过去的错误，或者之前不曾参与照顾的家庭成员现在可能希望表现出控制或和解。这时我们要重新考虑什么最符合患者的利益，而非家庭成员的利益，并进行有效沟通，从而发现意见冲突的根本原因。

在最后几个小时的护理中，一名40岁男性患者因心力衰竭进入濒死期，他的哥哥开始慌张，坚持让弟弟戴上呼吸机帮助呼吸。一位医务人员坐在这位哥哥身边，和他一起讨论他的要求，医务人员充满同情地询问哥哥，给弟弟戴上呼吸机的目的是什么。哥哥说他认为这会让弟弟更舒服，并且也许能为他争取一些时间。医务人员向他解释戴上呼吸机并不会阻止死亡，只会延长死亡的过程。医务人员又花了些时间来解释随着死亡过程进展患者可能出现的呼吸型态变化，但他的弟弟不会觉得痛苦，可能发生的痛苦样的呼吸其实是身体在准备死亡时“关机”的方式。哥哥开始哭了起来，医务人员拉着他的手和他坐在一起时，哥哥由此得到了安慰，最后他表示理解，承认提这样的要求只是因为自己难以放手。

通常，如果患者的基本生理需求得到满足，医务人员表达出对患者不断增加的痛苦和不断降低的生活质量的关注，并以同情和理解的方式表达对患者及家属的尊重，那么医治无效造成的冲突也可能被解决。娴熟专业的沟通技巧至关重要，医务人员有必要尽早帮助患者和家属接受舒适护理，而不是专注于延长死亡过程的治疗和检查。

人们必须相信，医治无效是基于符合患者最大利益而做出的道德的、诚实的、富有同情心的评估，它不是基于对权力、控制、财务问题或有限资源的评估。做出医治无效的判断是一件具有挑战性的事情，不是每一个医护人员都可以轻易做到，它以同情为基础，对它的充分理解取决于有效沟通。我们必须重新界定对护理的解释，以反映对临终者的连续关注和尊重，减少他们得不到必需的照顾而产生的不适感觉，识别患者被抛弃的感受，重点强调对生活质量的关注。

第 4 章

将临终照护作为紧急事件

我们有意使用首字母缩写形式来表示“CARES”工具，希望临终护理能与其他采用首字母缩写形式的急症照护一样受到大家的重视。我们呼吁拥有具体项目的专业协会，例如拥有高级心脏生命支持（ACLS）和基础心脏生命支持（BCLS）的美国心脏协会，来帮助强调“CARES”工具的重要性以及提高医务人员对临终照护所需特殊技能的重视。

照顾临终患者可能不需要 ACLS 同等的护理技术，但高质量的临终照护所需要的独特的沟通技巧和支持性技能使它成为紧急的临床事件（Byock，2012；Quill，1996）。用 Timothy Quill 博士的话说，临终照护可能不是高科技，但绝对需要深度的心灵接触，因此有必要将其提到紧急事件的高度来进行管理。实现优质临终照护所需要的有效沟通和人文关怀特别强调了医护人员的同情心、同理心以及对个人的悲伤和需求的接受。

医疗卫生系统与临终照护

美国的医疗卫生系统在临终照护方面一直没有多大进展。正如 Lynn、Lynch Schuster、Wilkinson 和 Noyes Simon（2008）在他们的一本书《改善临终照护》（*Improving Care for the End of Life*）中所指出的，医疗技术的巨大进步（例如提供多种治疗方式、强调急救、改进手术）淹没了人们对于提升临终照护质量的关注。终末期疾病涉及的许多变数无法预测，医疗资源继续侧重于治愈而非舒适，因此成千上万的临终患者仍得不到充分的照顾，仍在遭受着痛苦和死亡过程的折磨。长期以来死亡被认为是医疗管理的失败，人们曾想当然地认为如果改进了治疗策略，死亡人数就会减少。然而，阻止死亡似乎是徒劳的，因为无论提供什么治疗，患者最终都会死去，因此西方医学文化试图继续通过回避来解决死亡的问题。

在提升死亡质量的过程中，医生协助自杀、安乐死和加速死亡等伦理问题成为人们关注的话题。通常情况下，在医院中离世的人在死亡前都会遭受痛苦，似乎这可以证实医务人员并没有加速或减缓死亡，而家属不得不眼睁睁地看着亲人在痛苦和冷漠中死去。

在婴儿潮一代开始步入 65 岁之前，这种情况曾经被人们接受。而如今美国有 8850 万人将在 2050 年达到 65 岁及以上，他们可能面临的死亡正成为人们关注的问题（American Medical Association，2012；Whitbourne & Whitbourne，2011）。其中一些了解可以通过安宁疗护实现优逝的人开始谴责目前医院对临终者照顾的不足。这种认识推动了一系列研究的开展，事实表明，当前住院临终患者所接受的照护质量确实不容乐观，这促使我们制订了姑息疗护的实施方案。

随着时间的推移，简单的同情心在改变临终照护方面发挥了作用。虽然大家已经开始对临终照护有了认识，但人力和其他资源问题一直拖延着变革的进行。随着老龄人口的不断增加，临终照护重新得到重视。研究发现，美国人 85%的死亡发生在 65 岁以上的年龄组，可以预见这一群体 80%～90%会发生死亡，而他们中将有 60%在医院去世（Byock，1997；Thurston，Wilson，& Hewitt，2011）。这一现状再次加速了临终照护的变革。全国各地的医院增加了临终关怀项目，并制订了姑息治疗方案。医疗卫生机构认证联合委员会（Joint Commission on Accreditation of Healthcare Organizations，JCAHO）现在开始发起医院姑息疗护项目的认证，许多人认为这是美国要求所有医院提供姑息疗护服务的前奏。

医院里的临终照护

改变当前医疗机构中临终患者的照护现状成为一种迫切需要。婴儿潮一代希望自己能够参与照护决策，他们希望自己的愿望能够得到尊重。为了提高临终患者的照护质量，医务人员必须通过培训和积累经验来提供富有同情心、有效的循证护理。然而，医疗和护理项目中，关于临终护理教育的平均时间只有15小时（Dickinson，2007）。医务人员在有效解决临终患者的需要方面仍然存在许多焦虑和困难，他们认为自己在照顾临终患者方面的基础教育是不够的。目前临床许多医务人员未接受过任何临终照护的培训（Mutto，Cantoni，Rabhansi，& Villar，2011；Sanchez-Reilly & Ross，2012）。

我们通过研究确定了80%的临终患者的症状管理需求，包括呼吸困难、疼痛和（或）躁动/谵妄（Walling，Ettner，Barry，Yamamoto，& Wenger，2011）。临终患者的家庭成员在目睹亲人死亡时，通常会经历严重的压力和焦虑；如果护士未接受适当培训或者缺乏支持性资源去照顾他们，就会出现伦理困扰、同情疲劳、焦虑和职业倦怠（Parish et al.，2006；Peterson et al.，2010）。

CARES工具认为，人们需要认识到为临终患者及家属提供有效护理需要专门的技能。与其他类似的基础治疗一样，CARES工具的目的在于提供循证护理，以减少或消除临终者死亡过程中可能出现的痛苦。

将临终照护作为紧急事件对待

CARES工具的使用不同于其他基于首字母缩写的类似ACLS这样的工具，因为那些工具只有在出现危机的时候才开始启动。只要有资源，照顾临终患者的护士可以根据需要，同时参照CARES工具的内容来改变实践。CARES工具中的许多建议都涵盖在护士的执业范围内，不需要医生开立医嘱。理想情况下，死亡应该是预料之中的，而且可以得到很好的支持，可以充满爱和平静。因此，我们不需要像实施ACLS一样作出类似声明。

在濒死期的最后几个小时，护士应陪伴在临终患者及家属身边并提供支持，这是一个充满爱心和灵性关怀的紧急事件，在这个过程中，取用物品时要沉着冷静，根据医嘱及时调整药物，尽量避免紧急呼叫救治。这时，所需要的技能包括抚触、温和的声音、陪伴、同理心和人文关怀。这个时候家属最需要护士在场，以确认所有可能的护理措施都已经应用。家属需要确认他们的亲人没有遭受痛苦，而护士应提供宣教，告诉他们如何区分痛苦的和正常的死亡过程。

充满同情地应用这些专业技能提供宣教、舒适及有效的症状管理正是 CARES 工具所强调的。为了让这种循证护理有效实施，护士必须全程陪伴临终患者和家属，而不是被拉走去做病房里的其他护理工作。每一个人生命的最后时刻都应该得到尊重，如果把临终照护看作一个紧急事件，就可以将护士分配给有需要的患者，也可以得到牧师和社会工作者等成员的支持，护士助理也可以重新确定工作的优先次序，给临终者的家属带来咖啡或水。也就是说，死亡应该被视为紧急事件。

只有医疗机构将死亡过程视为紧急事件，才会对人员配置及调整产生影响。从既往经验上看，通常很难做到 CARES 工具倡导的对患者提供一对一的护理，如今这种情况仍然没有改变。但如果病房的医护人员把临终照护视为紧急事件，就有可能愿意制订计划来应对人员配置方面的挑战。另一名护士会同意或者被指派去照顾本应由护理临终患者的护士照顾的患者，护士助理也可以优先照顾临终患者家属，包括为他们提供食物和饮料。其他护理人员也可以经常去看看他们是否需要帮助，重新安排自己的工作，协助家属打电话和做最后的安排。

将死亡视为紧急事件，护士可以改变优先事项，并与其他工作人员密切合作，确保提供优质护理。这种不需要高超的医疗技术但强调高度人文关怀的工作应得到与其他紧急情况同样的尊重和工作人员的支持（Quill，1996）。

有些护士觉得临终患者及其家属没有太多需求，或者他们的需求并不重要。护士常会被安排做其他的护理工作，结果是将临终患者和对治疗仍抱有一丝希望的家属留在黑暗的屋子里独自待着，有时甚至被遗忘，等护士来评估时，发现患者已经死亡。

这对于核心工作原则为同情心、同理心及整体护理的护士来说是一种很糟糕的经历。护士为临终患者提供的优质护理不应有别于其他护理。医护人员的人性会让他们思考自己如何照顾临终患者及其家属，他们的需求不仅是护士提供的接受过培训的护理技术。护士通常不愿意照顾临终患者，因为这会让他们想到自己也会死亡，或者不想看到家属的难过悲伤。面对他们，许多护士觉得自己没有什么可做的，而且为自己不能提供任何“有价值”的治疗或药物的行为感到沮丧。他们觉得自己必须去“做”些什么，而事实上他们只需要陪伴在临终者及家属身边，做主动的倾听者，饱含同情，最重要的是真诚和同理对方的感受。

护理对临终照护的影响

许多人成为护士，是因为他们想去帮助别人，希望有所作为。对于护士来说，还有什么能比支持一个人在家人的关爱中平静离世更重要呢？护士的支持可以给家属带来巨大影响，如果护上帮助他们做了一切想做和能做的事，让他们的亲人没有遭受痛苦，在舒适和关爱的氛围中尊严平静地离世，这样家属就能获得心灵上的安慰，并将带着这些记忆和感受回到家中，这样的经历帮助他们顺利度过悲伤期，也将影响他们如何管理未来生活中的失落感。许多年以后，家属可能不记得护士当时具体做了哪些操作，但他们始终会记得，护士是如何关心和尊敬他们的亲人的，这是最有意义的！

照顾临终患者及其家属是一种使命，但对一些有个人问题的护士来说这也许是不可能的。要把临终照护当做紧急事件，需要护士成为临终患者及其家属的坚定的支持者。不是只有成为主管护士一种方式，有很多方式能够支持临终者及家属。如果直接照顾临终者让护士感到不适，也可以通过其他方式提供护理，例如帮助家属打电话、处理医嘱、为家属提供咖啡或额外的枕头、应要求联系姑息疗护小组成员等。

提供临终护理时，保持真诚、开放和友好的态度是最重要的，要发自内心地想去帮助他们，而不是被动执行。临终照护的许多技能是可以学习的，但如果护士在照顾这一特定人群时感到不舒服，那就要把其照护的临终患者转交给另一个能够胜任的护士。所有的重点都应放在临终患者及其家属的需求上，正如前面所讨论的，护士可以通过其他方式提供支持和帮助，对自己坦诚是很重要的。

CARES 工具鼓励护士成为临终者及家属的支持者，并作为团队一员与其他成员密切协作。使医务人员意识到虽然任务繁重，但他们的参与意愿对于提升临终患者的照护质量非常重要，加深对临终患者需求的认识和理解，可以获得更多医务人员的支持。

本章将以在本书导言中提到的史蒂文及其家人为例，探讨按照 CARES 工具中提出的原则进行照护。

史蒂文的故事

因移植物抗宿主病（GVHD）对肺部的攻击，史蒂文进入了濒死阶段。病房的护士们充分接受他的死亡是一个紧急事件，并在一起讨论史蒂文需要的护理。一位护士主动提出去照顾原本分配给史蒂文主管护士的另一个患者，另一位护士主动提出与社会工作者和牧师联系来帮助家属，病区的助理护士准备好咖啡和果汁送到史蒂文的房间给他的家人。

史蒂文是一个护生，而且与大多数护士年龄相仿，该病房的护士努力不会因为这些而把自己过度代入角色。病房里的气氛充满悲伤但目标是明确的，对在场的护士来说，唯一的问题就是问自己还能为史蒂文做些什么。

史蒂文的病情继续恶化，护士依照 CARES 工具做出了以下可能用到的护理计划：

1. 由于口腔分泌物增加，每 2 小时静脉注射 0.4mg 格隆溴铵。
2. 进行口腔吸痰，如果家属想自己做，可以指导他们操作。
3. 停止隔离防护。
4. 为了减少躁动或谵妄，可静脉注射吗啡。
5. 停止所有采血检查。
6. 停止进行血氧饱和度监测和警报。
7. 每班次测量 1 次血压。
8. 只有在家人提出要求的情况下给予翻身，抬高床头以保持舒适。

史蒂文的母亲曾表示希望参与儿子的护理，并询问能否给儿子吸痰。口腔吸痰对于控制临终患者的分泌物是无效的，而且常会导致分泌物增加，但史蒂文的母亲希望自己是有用处的，在照顾亲人的过程中还能做一些事。这是一个如何在早期将护理对象快速转移到家属的例子，护士权衡了风险与益处后，认为让母亲找到价值感的益处超过了吸痰导致分泌物轻度增加的风险。

停止保护性隔离的请求也得到了批准，父母不需要穿上防护服，不用戴手套，可以与儿子直接接触。这是另一个将对临终患者的护理转移到家属身上的例子。

当患者出现躁动不安或者谵妄症状后，护士得到注射吗啡的医嘱。

该泵目前处于 5 mg/h 的速度，医护人员与史蒂文的父母一起进行了注射吗啡带来的益处和风险如呼吸功能下降的评估。父母认为自己是史蒂文疼痛是否加重的最佳评估者，并认为呼吸功能下降是死亡过程中不可避免的一部分，如果需要增加吗啡剂量，他们希望参与决策。护士意识到史蒂文的父母正在失去控制感，他们希望能够参与到史蒂文的护理中，护士满足了他们的要求。父母的首要目标是不让儿子痛苦。

护士减少了操作以及检测的频率，尽量不打扰父母与他们的孩子相处的时光。停止的项目包括采血、血氧饱和度监测和报警。

停止操作和检测的指导原则

临终照护中停止操作和检测的指导原则是护士在接到医嘱后应当评估哪些是必须要做的。如果护理的目标只是舒适，家人希望停止进一步的输液，不提供延长生命的紧急药物，也不进行吸氧治疗，那么护士就可以根据医院的规定每班测量一次血压，并且只有在家人提出要求的情况下，才给史蒂文翻身。护士和其他医疗辅助人员需要考虑到，翻身和洗澡等常规护理会干扰家属与临终患者相处的宝贵时间，必须认识到护理的优先事项，并且用同情心和人性关怀为临终患者提供护理。护士们常常觉得他们必须继续做“有用”的工作，而实际上更有同情心的行为应当是遵从家属的意愿，尽量减少不必要的干扰。

作为专业人员必须要思考的是，我们到底在照顾谁？通常情况下，对临终患者应有特别的对待，作为临终者及家属的支持者，我们所做的一切都要考虑他们的最大利益。

主管护士仍然陪在史蒂文和他的父母身边，一旦她了解父母想要跟儿子单独相处，她就暂时走开，但也会经常过来查看，让他们知道她随时都可以过来。

对史蒂文的情况进行了评估后，病房的护理主管决定不再派给史蒂文的主管护士其他工作。所有工作人员都表示支持，他们一直关注史蒂文、他的家人和他们的主管护士。

参考文献

American Medical Association. (2012). *The EPEC (Education in Palliative and End-of-Life Care) project*. Retrieved from http://www.epec.net

Byock, I. (1997). *Dying well: Peace and possibilities at the end of life*. New York, NY: Riverhead Books.

Byock, I. (2012). *The best care possible: A physician's quest to transform care through end of life*. New York, NY: Avery.

Dickinson, G. (2007). End-of-life and palliative care issues in medical and nursing schools in the United States. *Death Studies, 31*(8), 713–726.

Lynn, J., Lynch Schuster, J., Wilkinson, A., & Noyes Simon, L. (2008). *Improving care for the end of life: A sourcebook for health care managers and clinicians* (2nd ed.). New York, NY: Oxford University Press.

Mutto, E. M., Cantoni, M. N., Rabhansi, M. M., & Villar, M. J. (2011). A perspective of end-of-life education in undergraduate medical and nursing students in Buenos Aires, Argentina. *Journal of Palliative Medicine, 15*(1), 93–98.

Parish, K., Glaetzer, K., Grbich, C., Hammond, L., Hegarty, M., & McHugh, A. (2006). Dying for attention: Palliative care in the acute setting. *Australian Journal of Advanced Nursing, 24*(2), 21–25.

Peterson, J., Johnson, M., Halvorsen, B., Apmann, L., Chang, P-C., Kershek, S., Pincon, D. (2010). What is so stressful about caring for a dying patient? A qualitative study of nurses' experiences. *International Journal of Palliative Nursing, 16*(4), 181–187.

Quill, T. E. (1996). *A midwife through the dying process: Stories of healing & hard choices at the end of life*. Baltimore, MD: Johns Hopkins University Press.

Sanchez-Reilly, S., & Ross, J. S. (2012). Hospice and palliative medicine: Curriculum evaluation and learner assessment in medical education. *Journal of Palliative Medicine, 15*(1), 116–122.

Thurston, A. J., Wilson, D. M., & Hewitt, J. A. (2011). Current end-of-life care needs and care practices in acute care hospitals. *Nursing Research and Practice*, Article ID 869302, http://dx.doi.org/10.1155/2011/869302

Walling, A., Ettner, S. L., Barry, T., Yamamoto, M. C., & Wenger, N. S. (2011). Missed opportunities: Use of end-of-life symptom management order protocol among inpatients dying expected deaths. *Journal of Palliative Medicine, 14*(4), 407–412.

Whitbourne, S. K., & Whitbourne, S. (2011). *Adult development and aging: Biopsychosocial perspectives* (4th ed.). Hoboken, NJ: John Wiley & Sons.

第5章

识别终末期患者最常见的症状管理需求和临终需求

一篇综述探讨了以临终患者常见症状管理需求为重点的循证护理。文献提出：作为死亡过程的一部分，80%的临终患者会出现疼痛、呼吸困难和谵妄（Andershed，2006；Becker et al.，2007）。此外，对灵性和照顾者自我照护的关注在增加，这些都提示有效的临终护理需要一套完整的方案或策略。

查阅文献的纳入标准包括：用英语书写；经过同行评审；关于临终患者症状管理需求的研究；提供了可推广到医疗机构的结果或者结论。排除标准包括：未关注濒死期症状管理；非医疗机构的临终护理问题；写给编辑的信。

根据以上纳入标准和排除标准选取文献并进行综述。在获得的5 611篇文献中，根据文章标题或摘要初步选取了1 000篇，确定了92项可能相关的研究。这些研究的标题和摘要可以查得到，经作者严格的独立审查又排除了24项研究，其中12项不包含具体的症状管理，8项不能推广到医疗机构，4项未关注临终状态。最终确定了对68项研究进行进一步整理。这些研究中的28项涉及临终患者的躯体症状管理，25项侧重于临终患者的精神和情感需求，15项关注了医务人员的自我照护。

初步文献分析表明，临终患者的循证护理必须包括躯体症状管理、精神和情感支持，以及对医务人员的支持系统。这些初步调查结果均反映在CARES工具的框架中。作者对68个循证参考资料进行了深入分析，确定了临终照护共同关注的焦点或症状管理问题。

本研究的局限性在于主要信息从清晰而详细的摘要中获得，接受了综述，并有文章作者对于研究的解释以及建设性意见。如果摘要不够充分，那么一项重要的研究就可能被忽视，文献审查结果和结论就会有局限性。如果作者有偏见或受到心理、文化或宗教信仰的过度影响，也可能提出较保守的观点，而不能反映大众的观点。

收集临终照护相关的数据并不容易，因为与临终患者及其家属的直接互动可能涉及伦理问题，悲痛和隐私权极大地限制了各种数据的直接收集。查阅的文献主要使用了以生理学为基础的描述性研究，给定性研究提供了一个很好的典范；主要应用图表分析、访谈和问卷的形式对回顾性数据进行审查，采访仅限于医务人员，以避免给悲伤的家属带来情感困扰。

利用数据的频数和百分比进行分析。定性研究的主要特点包括：60％的研究有 3～6 名作者；63％的研究是在 2006—2013 年撰写的；所有研究都是从电子数据库检索到的期刊中获得的，均为非实验性、以护理为重点的并在诊所或医院进行的研究。采样的方式主要是目的性抽样（90％），有 10％采用的是滚雪球抽样。收集到的数据 40％来自自我报告的结构化访谈；40％来自自我报告的焦点式小组访谈或问卷；20％来自非结构化的参与者观察。只有 40％的研究提供了研究样本的年龄范围；大多数被研究者（60％）是成年人或老年人；90％的研究进行了男性/女性的抽样；20％的研究报告了种族；只有 20％的研究应用了护理或者非护理的理论来指导他们的研究。

70％的研究采用了个人和焦点式访谈的方法，证实了疼痛（86％）、呼吸困难（78％）和谵妄（60％）是核心的三种躯体症状管理的需求，其他躯体症状管理问题包括恶心和呕吐（25％）、焦虑（7％）、抑郁（10％）、吞咽困难、压疮、腹泻、疲乏、发热和肌阵挛（3％）。CARES 工具不包括文献中发生率低于 60％的躯体症状管理需求。

疼痛：症状管理的重中之重

临终过程中关注最多的症状是疼痛（Duffy，Payne，& Timmins，2011；Luhrs et al.，2005）。由于医务人员对临终患者疼痛管理知识的缺乏和顾虑，许多患者在临终阶段仍然遭受着疼痛的折磨（Brajtman，2005；Quill，1996；Radha Krishna，Poulose，& Goh，2012）。据估计，80％的临终患者在死亡前经历的呼吸困难和终末期谵妄没有得到最佳处理（Del Fabbro，Dalal，& Bruera，2006；Ellershaw & Wilkinson，2011）。通过对临床医生在患者临终过程中医嘱使用阿片类药物、巴比妥酸盐、抗精神病药物和镇静剂等药物的统计，我们得出了这个令人沮丧的结果（Byock，2012；Li，Yeh，Huang，Wang，& Su，2010）。

知识缺乏、误区和毫无根据的信念仍然是临终患者疼痛和症状管理的障碍（Goodnough，2013；LeGrand & Walsh，2011；Radha Krishna，Poulose，& Goh，2012）。医务人员担心对临终患者造成伤害，这常常造成镇痛治疗不足，反而增加了患者的痛苦（Hall，Schroderr，& Weaver，2002；Henkelman & Dalinis，1998）。文献证实，不必担心阿片类药物的镇静作用，为了减轻患者的疼痛和保持所需的呼吸功能，可以给予任何有效剂量的阿片类药物（Bookbinder & Romer，2002；Constantini，Ottonelli，Canavacci，Pellegrini，& Beccaro，2011；LeGrand & Walsh，2011）。

虽然人们尚不太理解，但用药目的和双重效应仍有助于指导医务人员应对在症状管理中的伦理和人道方面的顾虑（LeGrand & Walsh，2011；Quill，1998）。进行疼痛和症状控制的用药目的或预期结果是为了减轻临终者的痛苦，而不是提供安乐死（Byock，2012；Quill，1996）。双重效应可以定义为，医务人员为了减轻患者的痛苦，在确定了受益大于风险时，做出为患者使用有可能发生副作用或伤害的干预措施的决定（Kamal，Maguire，Weeler，Currow，& Abernathy，2012；Quill，1998）。如果为了减轻濒死期患者的疼痛而给他注射了一次吗啡，结果不久之后他去世了，那么他的死亡有可能是疾病发展的自然过程，也有可能是阿片类药物导致的（Byock，2012；Walling，Brown-Saltzman，Barry，Quan，& Wenger，2008）。采取的措施产生的双重效应，其益处在于减轻了患者的痛苦，这一益处超过了可能导致死亡稍稍提前的风险。医护人员应始终将减轻临终者的疼痛和消除折磨作为临终照护的重点（Walling et al.，2010）。

呼吸困难

在生命终期使用阿片类药物和镇静剂来管理呼吸困难的情况仍然很复杂，因为医护人员知识的缺乏和个人态度的差异常常导致对临终者实施的促进尊严的舒适照护措施不被接受（Giovanni，2012；Hall，Schroderr，

& Weaver，2002）。对于进展性呼吸衰竭的临终患者出现的窒息样感觉，吗啡仍然是金标准的预防药物（Del Fabbro，Dalal，& Bruera，2006；Li，Yeh，Huang，Wang，& Su，2010；Quill，1998）。Quill（1996）指出，窒息可能是临终患者不得不忍受的最可怕和最具毁灭性的症状之一，但医生和护士仍然犹豫能否为他们提供镇静剂和阿片类药物。双重效应和用药目的的概念也导致了他们在积极治疗呼吸困难时犹豫不决（Del Fabbro et al.，2006）。采取措施的目的是为了缓解呼吸困难和窒息的感觉，而不是加速死亡。Del Fabbro 等发现，医生经常低估呼吸困难的存在，他们认为如果没有反映在血氧饱和度的变化中，或者没有呼吸急促，呼吸困难就太主观了。其实与疼痛一样，患者的呼吸困难也是个人的感知，我们应该相信他们的主诉。呼吸困难也可能由焦虑引起，使用抗焦虑药物和分散注意力常常会改善，但绝不应因此忽视或怀疑呼吸困难的存在。

很多人认为使用风扇这种简单的方法无效，但研究已经证实，来自风扇的微风刺激沿着面部三叉神经分布的感受器，降低了大脑对呼吸困难强度的感知，从而可起到缓解呼吸困难的效果（Del Fabbro et al.，2006）。

谵　　妄

Brajtman（2005）指出，终末期躁动不安或谵妄的发生率在25%～85%。随着认知、注意力和意识方面的变化，这种躁动不安或谵妄通常在数小时内逐渐进展（Duffy，Payne，& Timmins，2011；Hall et al.，2002；Reinke et al.，2010）。终末期谵妄症状包括躁动不安、易激惹、意识错乱、梦魇和幻觉。使用抗精神病药物和巴比妥盐类镇静剂通常有效（Brajtman，2005；Walling，Ettner，Barry，Yamamoto，& Wenger，2011）。难以控制的疼痛，尤其是老年人的疼痛容易引起意识错乱和亢进型谵妄。事实上，有效的疼痛管理可以让临终者保持神志清楚（Byock，2012；Hall et al.，2002）。抗焦虑药劳拉西泮和咪达唑仑、抗精神病药物氯丙嗪和氟哌啶醇是最常用于治疗终末期躁动和谵妄的药物（Bookbinder & Romer，2002；Brajtman，2005；Del Fabbro et al.，2006）。

某些类型的谵妄患者会对常规治疗出现抵抗，症状加剧，因此需要进行更深度的镇静。这对家属来说是一段非常沮丧的时期，增加镇静剂可能会使得临终患者不能与他们进行最后的有意义的沟通（Brajtman，2005；Constantini et al.，2011）。患者易激惹或终末期谵妄可能表现为个性和行为上的各种变化，这让家属感到害怕和困惑，而医务人员与家属的有效沟通和支持可以帮助他们接受患者的认知变化（Del Fabbro et al.，2006）。

灵性和情感支持

在对 68 篇文章进行综述后，灵性和情感支持被确定为重要的终末期护理需求。共确定了 35 个具体的主题，以支持个人及其家庭的精神需求，其中宗教信仰和仪式占已确定需求的 6%（$n=2$）（表 5.1）。

表 5.1　临终患者和家属的灵性需求

有家一样的环境	发展弹性
感受关联	超越恐惧
支持家庭成员	知情
保留隐私	安心
保持价值感	促进幸福感
保持尊严	自尊
受人尊敬	被同情
被倾听	有价值感
帮助寻找意义	保持希望
免除痛苦	需要得到全面支持
将患者和家属作为一个整体来护理	帮助处理个人痛苦
以同理心被对待	免除精神痛苦
减少无助感	确定护理目标
保持生活质量	促进接受
减少对临终和死亡的恐惧	支持宗教信仰和仪式
减少丧亲相关痛苦	不担心成为负担
保持控制感	不担心来世
减少对疼痛、孤独及未知的恐惧	

超越与死亡伴行的痛苦所带来的恐惧，这一需求是灵性与情感支持的主题，涵盖了个人和家庭 94%（$n=33$）要求帮助的内容。

灵性和情感支持的最终目标是帮助临终患者及其家属超越他们的恐惧和痛苦，实现平静的死亡。这里的“超越”要求医务人员方面采取支持行动，包括促进患者和家属的情感联结、为死亡做准备、安心、获得尊严和尊重、保持价值感、幸福感、自我价值认同及自尊，减少对来世、死亡、疼痛及孤独的恐惧等（Boston，Bruce，& Schreiber，2011；Reinke et al.，2010）。医务人员通过运用娴熟的沟通技巧、主动倾听、支持性陪伴、同情心、同理心和人性关怀，就可以满足患者的灵性需求。只要陪伴和真诚倾听，表达尊重和同情，就能让患者和家属感到自己得到支持和被重视（Puchalski & Ferrell，2010）。

灵性对患者、家属和照顾者的整体健康都至关重要（Hutchinson，2011）。它强调了“人类的内在真实性”，并提供了对生活意义的更深层次的理解。灵性不仅指宗教信仰，而是明确存在于所有人的价值观和道德观念中（Dezutter et al.，2009）。灵性在患者护理中发挥重要作用，它影响着患者的信仰体系、生命意义以及对来世的思考（Rubinstein，Black，Doyle，Moss，& Moss，2011；Taylor，2002；Wink & Scott，2005）。它受到个人的文化、宗教及人生哲学的影响，可以被认为是一个人的灵魂（Coward & Reed，1996）。

Puchalski 和 Ferrell（2010）将灵性定义为“人性的一个方面，是个人寻求和表达生命意义和目的的一种方式，也是他们与当下、与自我、与他人、与自然及与重要事物的联结的体验”。

Pamela Reed 的自我超越理论为 CARES 工具提供了理论框架，并在文献综述的结果中得到了验证。自我超越是精神和情感的焦点需求，是极需要医务人员提供支持的需求。要超越与死亡相伴的恐惧和痛苦，就必须有一种被重视、有价值，以及获得平静的内在感觉（Edmondson，Park，Chaudoir，& Wortmann，2008；Kotter-Grühn，Kleinspehn-Ammerlahn，Gerstorf，& Smith，2009）。个人必须感受到自己生命的意义，而且相信自己是实现更高目标的关键（Cobb，Puchalski，& Rumbold，2012；Kotter-Grühn et al.，2009）。医务人员为临终患者提供灵性支持最好的工具是自己的人性关怀（Emanuel，Alpert，& Emanuel，2001；Lloyd-Williams，Kennedy，Sixsmith，& Sixsmith，2007）。

Lundberg、Olsson 和 Fürst（2013）明确提出医务人员花时间清楚地解释濒死过程中会出现的常见症状，可以让家属感到安心。这让家属在经历悲痛和丧亲时也会感到做好了准备并得到了支持。也许医务人员只是简单、坦诚地表达了关心，但家属却从这样的接触中汲取了内在的力量和勇气。患者及其家属需要被作为一个整体对待，他们需要医务人员的关注和支持（Hui，Thorney，Delgado-Guay，& Bruera，2011）。同情心和同理心非常重要，恰当应用有助于最大限度地减少家属在经历悲伤和失落时承受的心理创伤的风险（Delgado-Guay et al.，2011；Moss，2001；Wright et al.，2010）。

当家属经历悲伤和失落时，他们也在努力适应离开亲人的生活，这时通常会产生一种明显的脆弱感和被遗弃感。只要医务人员肯花时间陪伴、主动倾听、通过安慰或满足需求来表达同情和理解，即使这些痛苦不能完全消除，也可以得到缓解（Downey，Curtis，Lafferty，Herting，& Engelberg，2010）。

临终改变了个人的认知方式，同时意味着对家庭成员有了新的期望。Pamela Reed（1987）指出，正是在这样脆弱的时刻，如果患者及其家属的精神需求得到满足，他们的恐惧和焦虑由此得到缓解，那么他们就会实现自我超越。患者和家属需要被重视、拥有尊严和受到尊重的感觉（Edmondson et al.，2008；Hui et al.，2011；Nilmanat et al.，2010；Tamura et al.，2005）。灵性需求可以通过很简单的方式满足，例如在患者的额头上敷一块清凉的毛巾，或者为家属提供一把椅子或一块毯子。这些做法看起来不值得一提，但其实体现了医务人员对患者的尊重，并希望其感到舒适、被关心、被重视（Hayden，2010；McClain-Jacobson et al.，2004；Nazarko，2012）。

Williams、Lewis、Burgio 和 Goode（2012）确定了医务人员应具备的支持行为，这在美国护理学院协会（American Association of Colleges of Nursing，AACN）发表的刊物中提出，题为《平静的死亡：终末期护理应当具备的能力和课程指南》（*A Peaceful Death*：*Recommended Competencies and Curricular Guidelines for End-of-Life Nursing Care*）。这些支持行为包括帮助患者应对痛苦、悲伤、失落和丧亲之痛；富有同情地进行有效沟通；整体护理的能力；尊重患者的观点和愿望。

Moss（2001）进一步确认了医务人员提供优质临终护理时必要的支持行为，主要为以下五个方面：

1. 进行有效的疼痛和症状管理。
2. 避免不恰当地延长死亡。

3. 使患者和家属获得控制感。
4. 减轻家属的负担。
5. 加强患者与家属的联结。(p. 149)

在循证的症状管理中增加灵性和情感护理，可以让患者和家属得到整体照顾。这种身体、心理、社会、灵性的全面照护对于提高临终护理质量、帮助患者应对身心痛苦至关重要（Boston et al., 2011; Jacobsen, Holland, & Steensma, 2012）。

医务人员的自我照护

医务人员也可能经历痛苦。文献综述的最后一个重点就是确定医务人员自我照护的必要性。22%的综述文章都提到了这一重要需求。医务人员不仅包括专业护士，还包括为临终患者直接提供护理的所有人。

照顾临终患者和家属是充满压力的任务（Kearney, Weininger, Vachon, Harrison, & Mount, 2009; Murray-Frommelt, 1991）。这个任务对时间的要求通常很高，并且很少能像预期的那样彻底完成（Peterson et al., 2010; Sinclair, 2011）。当医务人员在调节濒死期护理的压力时，可能会出现许多伦理困境。

当人力、物力资源与临终护理的需求不匹配或缺乏管理层的支持时，当个人的核心价值观和既往深信不疑的观念被忽略或不被接纳时，医务人员就会出现伦理困境（Lange, Thom, & Kline, 2008; Mutto, Errazquin, Rabhansi, & Villar, 2010; Peterson et al., 2010）。在作为支持者不断为患者争取利益的过程中，不合理的生命支持和不必要的检查及治疗等问题不断地将医务人员带入伦理困境（Parish et al., 2006; Sinclair, 2011）。

当面对伦理困境时，医务人员的心理压力就会不断加重，且可表现为失去自我价值、焦虑、抑郁、无助、恐惧、痛苦和正直感丧失（Leung et al., 2011; Wakefield, 2000）。Ong、Yee 和 Lee（2012）指出情绪耗竭和职业倦怠感有直接关系。在急诊室、重症监护室和安宁疗护病房等高压力的工作环境中工作，自我照护尤为重要。

对于医务人员来说，照顾临终患者共同的挑战就是过度认同，这与工作人员经历类似的生活环境和家庭问题有关（Braun，Gordon，& Uziely，2010；Rhodes-Kropf，Meier，& Adelman，2003；Sinclair，2011）。过度认同可能导致进一步的同情疲劳、回避患者和家属，如果照顾者仍然没有意识到自己错误的应对机制，也不采取自我照护措施，则会疏远这些患者（Murray-Frommelt，1991；Parish et al.，2006；Sinclair，2011）。

文献综述总结了15篇强调自我照护的文章，确定了54个可能影响医务人员情绪健康的问题，如压力、失败感、找寻意义的需要、失去目标。这些问题可合并为促进自我照护的三个主要重点领域：①自我意识的必要性；②经验；③教育。

自我照护必须包括自我意识，即照顾者了解自己的文化、生活经历、态度和恐惧对所提供的护理的影响。医务人员必须将个人偏见和有关死亡的负面问题区分开，以便提供支持性的、专注的、富有同情心和同理心的终末期护理。自我意识的大部分发展来自于重点关注的两个领域：①教育需求；②经验需求。

临终护理的循证教育帮助医务人员理解什么是职业悲伤和职业界限，如何提供整体护理，如何抛开自己的偏见，如何理解失败感并重新审视问题，如何去证实和明确意义，以及接纳临终照护的重要性。

护士与临终患者接触最频繁，是进行药物输注、获取必需药物或医嘱以及为患者提供具有同情心的护理的主要决策人，因此他们作为患者的支持者的角色至关重要。伴随这一重要角色而来的就是责任，即保证那些促进平静死亡所有需要的组成部分必须到位，确保为临终患者和家庭的最后旅程提供支持（Jack，Gambles，Murphy，& Ellershaw，2003）。文献综述中，护士在姑息疗护中的责任被认为是有高度压力的，因为姑息疗护的理念也是护理价值观和理念的反映，而这正是护士一直努力要去实现的（McHugh，Arnold，& Buschman，2012）。通过自我反省、培训和积累经验，护士可以减轻压力，从而为临终患者提供优质的循证护理。

通过临终护理实践，护士积累了经验，并接受了相关的知识。一些技能也只有在实践中才能不断提升，包括沟通抚慰、支持性陪伴及主动倾听。实践积累的经验更强调善良的重要性及对患者和家属的整体支持。

自我照护鼓励个人进行反思，并不断确认积极的结果；通过公开讨论、案例回顾以及个人对专业角色和能力的思考，促进自我认知和信息共享；通过提供额外的教育，找到更有效的临终护理方法。此外，通过个性化的自我照护方式的应用，可以重新审视优先事项、灵性、意义、生活目标及减少死亡焦虑（Frommelt，2003；McHugh et al.，2012；Schwartz et al.，2005）。

富有同情心和爱心的态度能让护士在与同事的接触以及个人生活中自由展示他们人性的一面。认识到自己改变了临终患者及家属的生活并对此感到满意，这通常是非常有价值的，这使得许多医护人员能够在长期的临终照护职业生涯中坚持下去（Byock，2012；Puchalski & Ferrell，2010）。

医务人员的自我照护的活动还包括度假、做自己喜欢的事、参加能够让自己放松和提升自我的活动。从事临终照护的医务人员必须要成为自我照护的专家（Sinclair，2011）。

参考文献

Andershed, B. (2006). Relatives in end-of-life care-part I: A systematic review of the literature the last five years, January 1999–February 2004. *Journal of Clinical Nursing, 15*, 1158–1169.

Becker, G., Sarhatlic, R., Olschewski, M., Xander, C., Momm, F., & Blum, H. E. (2007). End-of-life care in hospital: Current practice and potentials for improvement. *Journal of Pain and Symptom Management, 33*(6), 711–719.

Bookbinder, M., & Romer, A. L. (2002). Raising the standard of care for imminently dying patients using quality improvement. *Journal of Palliative Medicine, 5*(4), 635–644.

Boston, P., Bruce, A., & Schreiber, R. (2011). Existential suffering in the palliative care setting: An integrated literature review. *Journal of Pain and Symptom Management, 41*, 604–618.

Brajtman, S. (2005). Helping the family through the experience of terminal restlessness. *Journal of Hospice and Palliative Nursing, 7*(2), 73–81.

Braun, M., Gordon, D., & Uziely, B. (2010). Associations between oncology nurses' attitudes toward death and caring for dying patients. *Oncology Nursing Forum, 37*(1), 43–49.

Byock, I. (2012). *The best care possible: A physician's quest to transform care through end of life*. New York, NY: Avery.

Cobb, M., Puchalski, C. M., & Rumbold, B. (Eds.). (2012). *Oxford textbook of spirituality in healthcare*. New York, NY: Oxford University Press.

Constantini, M., Ottonelli, S., Canavacci, L., Pellegrini, F., & Beccaro, M. (2011). The effectiveness of the Liverpool care pathway in improving end-of-life care for dying cancer patients in hospital. A cluster randomized trial. *Biomedical Central Health Services Research, 11*(13).

Coward, D. D., & Reed, P. G. (1996). Self-transcendence: A resource for healing at the end of life. *Issues in Mental Health Nursing, 17*, 275–288.

Del Fabbro, E., Dalal, S., & Bruera, E. (2006). Symptom control in palliative care-Part III: Dyspnea and delirium. *Journal of Palliative Medicine, 9*(2), 422–437.

Delgado-Guay, M., Hui, D., Parsons, H. A., Govan, K., De la Cruz, M., Thorney, S., & Bruera, E. (2011). Spirituality, religiosity, and spiritual pain in advanced cancer patients. *Journal of Pain and Symptom Management, 41*, 986–994.

Dezutter, J., Soenens, B., Luyckx, K., Bruyneel, S., Vansteenkiste, M., Duriez, B., & Hutsebaut, D. (2009). The role of religion in death attitudes: Distinguishing between religious belief and style of processing religious contents. *Death Studies, 33*, 73–92.

Downey, L., Curtis, J. R., Lafferty, W. E., Herting, J. R., & Engelberg, A. (2010). The quality of dying and death (QODD) questionnaire: Empirical domains and theoretical perspectives. *Journal of Pain and Symptom Management, 39*(1), 1–15.

Duffy, A., Payne, S., & Timmins, F. (2011). The Liverpool care pathway: Does it improve quality of dying? *British Journal of Nursing, 20*(15), 942–946.

Edmondson, D., Park, C. L., Chaudoir, S. R., & Wortmann, J. H. (2008). Death without God: Religious struggle, death concerns, and depression in the terminally ill. *Psychological Science, 19*, 754–758.

Ellershaw, J., & Wilkinson, S. (2011). *Care of the dying: A pathway to excellence* (2nd ed.). New York, NY: Oxford University Press.

Emanuel, L. L., Alpert, H. R., & Emanuel, E. E. (2001). Concise screening questions for clinical assessments of terminal care: The needs near the end-of-life care screening tool. *Journal of Palliative Medicine, 4*, 465–474.

Frommelt, K. H. (2003). Attitudes toward care of the terminally ill: An educational intervention. *American Journal of Hospice and Palliative Medicine, 20*(1), 13–22.

Giovanni, L. A. (2012). End-of-life care in the United States: Current reality and future promise—A policy review. *Nursing Economics, 30*(3), 127–135.

Goodnough, A. (2013, January 10). *As a nurse lay dying, offering herself as instruction in caring*. South Hadley, MA: The New York Times.

Hall, P., Schroderr, C., & Weaver, L. (2002). The last 48 hours of life in long term care: A focused chart audit. *Journal of the American Geriatrics Society, 50*(3), 501–506.

Hayden, D. (2010). Spirituality in end-of-life care. *British Journal of Community Nursing, 16*, 546–551.

Henkelman, W. J., & Dalinis, P. M. (1998). A protocol for palliative care measures. *Nursing Management, 29*(1), 40–46.

Hui, D., Thorrney, S., Delgado-Guay, M., & Bruera, E. (2011). The frequency and correlates of spiritual distress among patients with advanced cancer admitted to an acute palliative care unit. *American Journal of Hospice and Palliative Medicine, 28*(4), 264–270.

Hutchinson, T. A. (2011). *Whole person care: A new paradigm for the 21st century.* New York, NY: Springer Publishing.

Jack, B. A., Gambles, M., Murphy, D., & Ellershaw, J. E. (2003). Nurses' perceptions of the Liverpool Care Pathway for the dying patient in the acute hospital setting. *International Journal of Palliative Nursing, 9,* 375–381.

Jacobsen, P. B., Holland, J. C., & Steensma, D. P. (2012). Caring for the whole patient: The science of psychosocial care. *Journal of Clinical Psychology, 30,* 1151–1186.

Kamal, A. H., Maguire, J. M., Weeler, J. L., Currow, D. C., & Abernathy, A. P. (2012). Dyspnea review for palliative care professional: Treatment goals and therapeutic options. *Journal of Palliative Medicine, 15*(1), 106–114.

Kearney, M. K., Weininger, R. B., Vachon, M. L. S., Harrison, R. L., & Mount, B. M. (2009). Self-care of physicians caring for patients at the end-of-life. *Journal of American Medical Association, 301,* 1155–1164.

Kotter-Grühn, D., Kleinspehn-Ammerlahn, A., Gerstorf, D., & Smith, J. (2009). Self-perceptions of aging predict mortality and change with approaching death: 16-year longitudinal results from the Berlin aging study. *Psychology and Aging, 24,* 654–667.

Lange, M., Thom, B., & Kline, N. E. (2008). Assessing nurses' attitudes toward death and caring for dying patients in a comprehensive cancer center. *Oncology Nursing Forum, 35,* 955–959.

LeGrand, S. B., & Walsh, D. (2011). Comfort measures: Practical care of the dying cancer patient. *American Journal of Hospice and Palliative Medicine, 27,* 488–493.

Leung, D., Esplen, J., Peter, E., Howell, D., Rodin, G., & Fitch, M. (2011). How haematological cancer nurses experience the threat of patients' mortality. *Journal of Advanced Nursing, 68,* 2175–2184.

Li, M.-H., Yeh, E.-T., Huang, S. C., Wang, H.-M., & Su, W.-R. (2010). Clinical experience with strong opioids in pain control of terminally ill cancer patients in palliative care settings in Taiwan. *Journal of Experimental and Clinical Medicine, 2*(6), 292–296.

Lloyd-Williams, M., Kennedy, V., Sixsmith, A., & Sixsmith, J. (2007). The end of life: A qualitative study of the perceptions of people over age 80 on issues surrounding death and dying. *Journal of Pain and Symptom Management, 34*(1), 60–66.

Luhrs, C. A., Meghani, S., Homel, P., Drayton, M., O'Toole, E., Paccione, M., & Bookbinder, M. (2005). Pilot of a pathway to improve the care of imminently dying oncology inpatients in a veterans affairs medical center. *Journal of Pain and Symptom Management, 29*(6), 544–551.

Lundberg, T., Olsson, M., & Fürst, C. J. (2013). The perspectives of bereaved family members on their experiences of support in palliative care. *International Journal of Palliative Nursing, 19*(6), 282–288.

McClain-Jacobson, C., Rosenfeld, B., Kosinski, A., Pessin, H., Cimino, J. E., & Breitbart, W. (2004). Belief in an afterlife, spiritual well-being and end-of-life despair in patients with advanced cancer. *General Hospital Psychiatry, 26*, 484–486.

McHugh, M. E., Arnold, J., & Buschman, P. R. (2012). Nurses leading the response to the crisis of palliative care for vulnerable populations. *Nursing Economics, 30*(3), 140–147.

Moss, A. H. (2001). Measuring the quality of dying. *Journal of Palliative Medicine, 4*, 149–152.

Murray-Frommelt, K. H. (1991). The effects of death education on nurses' attitudes toward caring for terminally ill persons and their families. *American Journal of Hospice and Palliative Medicine, 8*(5), 37–43.

Mutto, E. M., Errazquin, A., Rabhansi, M. M., & Villar, M. J. (2010). Nursing education: The experience, attitudes, and impact of caring for dying patients by undergraduate Argentinian nursing students. *Journal of Palliative Medicine, 13*, 1445–1450.

Nazarko, L. (2012). Aspirations of immortality. *British Journal of Community Nursing, 17*(5), 205–206.

Nilmanat, K., Chailungka, P., Phungrassami, T., Promnoi, C., Tulathamkit, K., Noo-urai, P., & Phattaranavig, S. (2010). Living with suffering as voiced by Thai patients with terminal advanced cancer. *International Journal of Palliative Nursing, 16*, 393–399.

Ong, W., Yee, C. M., & Lee, A. (2012). Ethical dilemmas in the care of cancer patients near the end of life. *Singapore Medical Journal, 53*(1), 11–14.

Parish, K., Glaetzer, K., Grbich, C., Hammond, L., Hegarty, M., & McHugh, A. (2006). Dying for attention: Palliative care in the acute setting. *Australian Journal of Advanced Nursing, 24*(2), 21–25.

Peterson, J., Johnson, M., Halvorsen, B., Apmann, L., Chang, P.-C., Kershek, & S., Pincon, D. (2010). What is so stressful about caring for a dying patient? A qualitative study of nurses' experiences. *International Journal of Palliative Nursing, 16*(4), 181–187.

Puchalski, C. M., & Ferrell, B. R. (2010). *Making health care whole: Integrating spirituality into patient care.* West Conshohocken, PA: Templeton Press.

Quill, T. E. (1996). *A midwife through the dying process: Stories of healing & hard choices at the end of life.* Baltimore, MD: Johns Hopkins University Press.

Quill, T. E. (1998). Principal of double effect and end-of-life pain management: additional myths and a limited role. *Journal of Palliative Medicine, 1*(4), 333–336.

Radha Krishna, L. K., Poulose, V. J., & Goh, C. (2012). The use of midazolam and haloperidol in cancer patients at the end of life. *Singapore Medical Journal, 53*(1), 62–66.

Reed, P. G. (1987). Spirituality and well-being in terminally ill hospitalized adults. *Research in Nursing & Health, 10*, 335–344.

Reinke, L. F., Shannon, S. E., Engelberg, R., Dotolo, D., Silvestri, G. A., & Curtis, J. R. (2010). Nurses' identification of important yet under-utilized end-of-life care skills for patients with life-limiting or terminal illness. *Journal of Palliative Medicine, 13*, 753–759.

Rhodes-Kropf, J., Meier, D., & Adelman, R. (2003). Interns learning to care for dying patients. *Journal of Palliative Medicine, 6*, 865–872.

Rubinstein, R. L., Black, H. K., Doyle, P. J., Moss, M., & Moss, S. Z. (2011). Faith and end of life in nursing homes. *Journal of Aging Research*, vol. 2011, Article ID 390427, 1–7. doi: 104061/2011/390427

Schwartz, C. E., Clive, D. M., Mazor, K. M., Ma, Y., Reed, G., & Clay, M. (2005). Detecting attitudinal changes about death and dying as a result of end-of-life care curricula for medical undergraduates. *Journal of Palliative Medicine, 8*, 975–987.

Sinclair, S. (2011). Impact of death and dying on the personal lives and practices of palliative and hospice care professionals. *Canadian Medical Association Journal, 183*(2), 180–187.

Tamura, K., Ichihara, K., Maetaki, E., Takayama, K., Tanisawa, K., & Ikenaga, M. (2005). Development of a spiritual pain assessment sheet for terminal cancer patients: Targeting terminal cancer patients admitted to palliative care units in Japan. *Palliative and Supportive Care, 4*, 179–188.

Taylor, E. J. (2002). *Spiritual care: Nursing theory, research, and practice.* Upper Saddle River, NJ: Prentice Hall.

Wakefield, A. (2000). Nurses' response to death and dying: A need for relentless self-care. *International Journal of Palliative Care Nursing, 5*(6), 245–251.

Walling, A., Asch, S. M., Lorenz, K. A., Roth, C. P., Barry, T., Kahn, K. L, & Wenger, N. (2010). The quality of care provided to hospitalized patients at the end of life. *Arch International Medicine, 170*(12), 1–13.

Walling, A., Brown-Saltzman, K., Barry, T., Quan, R. J., & Wenger, N. S. (2008). Assessment of implementation of an order protocol for end-of-life symptom management. *Journal of Palliative Medicine, 11*, 857–865.

Walling, A., Ettner, S. L., Barry, T., Yamamoto, M. C., & Wenger, N. S. (2011). Missed opportunities: Use of end-of-life symptom management order protocol among inpatients dying expected deaths. *Journal of Palliative Medicine, 14*, 407–412.

Williams, B. R., Lewis, D. R., Burgio, K. L., & Goode, P. S. (2012). Next-of-kin's perceptions of how hospital nursing staff support family presence before, during, and after the death of a loved one. *Journal of Hospice and Palliative Nursing, 14*, 541–550.

Wink, P., & Scott, J. (2005). Does religiousness buffer against the fear of death and dying in late adulthood? Findings from a longitudinal study. *Psychological Sciences, 60B*(4), 207–214.

Wright, A. A., Keating, N. L., Balboni, T. A., Matulonis, U. A., Block, S. D., & Prigerson, H. G. (2010). Place of death: Correlations with quality of life of patients with cancer and predictors of bereaved caregivers' mental health. *Journal of Clinical Oncology*, 1–8.

第二部分

CARES 工具

第 6 章

CARES 工具：组织和考虑因素

CARES 工具除了帮助护士为临终患者提供循证护理，将临终护理视为一项紧急事件之外，还应具备简单明了且易于获取的特点。有关临终护理的研究和参考资料主要涉及最常见的症状管理需求，综述大量文献发现，临终患者最基本的共同需求包括疼痛管理和舒适护理、呼吸管理、谵妄控制、情感和灵性支持以及照顾者的自我照护。

下面的问题和关注点帮助我们组织和形成最终版本的 CARES 工具，后面章节将详细讨论。

1. 对于临终护理相关内容，护士接受的教育普遍不足。
2. 护士感觉自己缺乏时间参加在职教育，而且对学习新技能比较抵触。
3. 当未接受过教育的护士被安排去照顾临终患者时，通常会产生被遗弃和无助的感觉。
4. 沟通是临终护理的基础，它不是自然而然产生的，CARES 工具中的提示有助于促成临终阶段的重要对话。
5. 护士需要知道在他们工作范围内能够提供什么样的护理。
6. 因为人口老龄化，护士将会照护更多的临终患者；预计死亡人口中的 80％～90％将由护士来提供照护。
7. 临终患者生命最后时刻的护理可能给护士带来巨大的压力。CARES 工具中的建议和提示会让他们平静下来并专注于当前的工作。
8. 从护理临终患者所需要的技能可以看出，任何情境都需要一位专业且富有同情心的护士。

9. 当遇到患者有紧急的症状管理需求时，及时获取有关临终护理的基本原则对护士来说会有所帮助。
10. 护士为临终患者和他们的家属所提供的护理很大程度上会受到他们过去关于死亡的个人经历和专业经验的影响。

护士接受的临终护理教育不足

Dickinson（2007）估计护士在临终护理方面受到的教育平均只有15小时。一些姑息护理专家认为这个数据仍然高估了护士受教育的时间，而且对当前护理队伍中存在的教育缺陷表示担忧。相关教育项目可通过协会获取，例如美国临终关怀和姑息护理认证委员会（National Board of Certification for Hospice and Palliative Nursing，NBCHPN）、死亡教育和居丧咨询协会（Association for Death Education and Bereavement Counseling，ADEC）、美国护理学院协会（American Association of Colleges of Nursing，AACN）及其临终护理教育联盟（End-of-Life Nursing Education Consortium，ELNEC）项目、以医师为主的姑息治疗和临终照护教育（Education in Palliative and End-of-Life Care，EPEC）项目。

自主学习非常必要。在临终护理方面有大量的信息可供参考，护士对发展专业技能的渴望会推动个人主动学习。广泛的信息可通过网络、出版的教育类参考资料和经过同行评议的论文来获取。目前有很多包含高质量信息的网站和协会网站，例如慈心关怀联盟、同情和选择协会、美国退休人员协会，还有以关键词“终末期护理（end-of-life care)”“临终护理（care of the dying)”“姑息照护/姑息疗护/缓和疗护（palliative care)”和“安宁疗护/临终关怀（hospice)”进行搜索得到的其他网站。护士需要把学习放在首位，鼓励护士通过NBCHPN进行资格认证，包含高级、基础和行政管理的认证方向。

大学和护理教育项目正在逐步将临终护理纳入到它们的课程中，但是目前仍然存在较大的空白，只能通过个人的努力学习和与有相似兴趣的同行建立联系相互交流来弥补。参加ELNEC项目是一个很好的开始，关于这个项目的更多信息可以通过访问AACN网站（www. aacn. nche. edu/ELNEC）获取。

缺乏时间学习新的技能

医院的临床护士通常很难在自己的单位参加讲座和在职教育。当被要求参加校外研讨会时，他们会面临更大的挑战。护士自身的问题是他们无法参加继续教育的常见原因，通常，他们会把照顾家庭的责任和需求放在更加优先的位置，而对接受教育的重视程度不够。

当强调成人学习原则时，学习的重要性才会提高。护士必须意识到学习新技能的紧迫性或必要性。一项新的技能学习通常是由管理层强制执行的，强制一位成年人学习技能常会导致他们把学习当作完成任务，而忽视或不认可其重要性，然而对重要性的认可才是让护士喜欢并应用这项新技能的关键。

如果护士对学习一项新的技能有紧迫感，他们就会更加努力地付出时间参加学习。正如前面所讨论的，在线学习是一个更加便捷的选择。总之，护士必须把学习放在首位。

如果护士认识到以下几点，那么他们更有可能将学习放在优先位置：

- 能够主动识别临终护理方面的学习需求。
- 能够接受去发展或应用一项新技能。
- 得到支持和资源用以成功发展一套新的技能体系。
- 通过指导、教育和案例分享受到启发和鼓励，投入到改善临终护理的目标中。
- 通过教育者强调护士作为支持者在促进患者平静死亡中所起到的重要作用，使得护士在改善临终患者的护理方面充满激情。
- 对他们已经具备的个人和专业的知识和能力给予肯定，并向他们讲解如何将这些知识应用到新的技能体系中。

护士应坦诚、富有同情心和善解人意，这些品质和行为是必需的，而且就像新的技能一样，只有经过实践才能让它们成为标准化的行为。临终患者的家属非常敏感，他们能够识别出护士不情愿、呆板和不自然的行为。家属通常不愿意去呼叫一位表现出不舒服或不确定的护士，因为害怕给他们造成不便或惹恼他们。这种情况下，护士就失去了帮助临终患者平静死亡的机会。

CARES 工具可以帮助护士在护理临终患者时更加舒适，因为它强调坦诚和真诚。这个工具尝试去解决常见症状管理及情感和精神方面的循证需求和问题，且提醒医护人员了解任何可能影响护理质量的个人因素。它旨在解决患者和家庭的整体需求，并识别出医护人员的支持性需求。它促进所有参与临终护理的工作人员自我超越，同时鼓励充分发挥我们的人性关怀。

被遗弃和无助的感觉

无论是从事临终护理的护士，还是临终患者的家属，都会有被遗弃的感觉。被遗弃的感觉可发生在几个层面上。对护士而言，产生被遗弃的感觉原因主要在于：

- 缺少同事的帮助，因为他们认为照顾一位临终患者很简单，不需要额外的帮助。
- 对于照顾临终患者的感受，没有情感宣泄的渠道，因为他们觉得那样做可能会被认为不专业。
- 获取临终患者基本症状控制的医嘱可能比较困难，因为医生常常会避开这些患者的需求，或者不予理会，这是由于他们不会把临终患者的需求当作优先事项对待。
- 护士应了解自己并非临终患者及其家属的唯一支柱。只是目前人们对于通过指定的社工和牧师以及姑息治疗咨询来提供情感、精神和心理支持尚缺乏认识。
- 因为担心会被认为无能、缺乏经验、情绪化和（或）没有条理，所以在寻求其他护理人员的帮助时犹豫不决。

临终患者的家属经常会产生被遗弃的感觉，是因为：

- 挚爱的亲人即将死亡，在以后的生命里，所爱之人将不在身边。
- 他们的生活将因亲人的离去而永远发生改变。他们可能会被迫放弃自己在教育、旅游或个人身份方面的梦想。

- 护士经常不愿意进入临终患者的房间，因为他们认为没有什么可做的，或者在接近临终患者时会感到不适。护士因为不知道怎么做才能让家属感到舒适，因此回避与家属沟通。

CARES 工具认同这种被遗弃的感觉，并会在情感和灵性照护及自我照护两部分内容中提供建议和提示。以上两部分均强调沟通、同情和寻求支持性资源的必要性。护士需要接受自己也是人这样一个事实，职业悲伤是一个可以被接受的反应。CARES 工具中的提示并不是要求由某一个医护人员来完成，而是鼓励他们利用资源，并认识到任何人都不希望孤独地工作。就像其他同事愿意帮助不在自己直接管辖范围内的临终患者一样，寻求他人的帮助和指导也是主管护士的职责。通常情况下，我们对自己的孤立感负有主要责任，需要积极采取措施来解决。

恰当的沟通技巧

对于需要同情心、移情和循证的临终护理，沟通是其基础。这个内容在第 14 章有详细介绍。临终护理的重点在于：识别患者及其家属的需求并提供支持、应用治疗性倾听和陪伴、给予希望、庆祝生命、超越疾病。沟通建立在移情、促进超越和人性关怀的基础上。临终患者对他们的生命进程已别无选择，但是他们还可以选择如何度过他们剩余的时间。通过沟通，他们所需的护理目标可以得到尊重，拥有一段与家人在一起的安静的、亲密的时光并最终平静离世。通过治疗性的、开放的、富有同情心的沟通，这一切都可以实现。

实践范围

CARES 工具鼓励护士在制订护理决策时寻求患者和家属的参与，并通过沟通、主动倾听、作为他们的支持者实现。很多疾病和死亡过程已不受患者和家属的控制，因此任何由他们做出决定而重获控制感的机会都会让他们感到欣慰，无论这些决定有多么小。该工具建议患者和家属有权决定是否需要接受实验室检查、管饲、心电监测、血压测量和预约的转诊。临终患者及其家属有权守护他们剩余的宝贵时间，为离世和今后失去彼此的生活做准备。

很多（即使不是全部）措施是不需要医嘱的。这些常见的问题要求护士采取措施来支持帮助患者。确认并支持患者及其家属认可的护理目标，是护士作为他们利益的支持者的一个例子。CARES 工具鼓励护士承担起他们的责任，为极其脆弱的临终患者群体提供高质量的循证护理。

日益增长的老龄化人口

2014 年，68 岁以上的人口占到了 7800 万（Becker et al.，2007）。预计到 2050 年，地球上 65 岁及以上的人口数将超过 15 岁及以下的人口。这种年龄转变在人类历史上从未发生过。我们意识到，人口老龄化将继续以惊人的速度增长，这将对我们的医疗资源产生影响。

医护人员必须提高他们关于老年护理和姑息疗护方面的知识和服务，成为临终照护领域的专家。目前，护士所接受的教育与患者及家属不断增长的需求之间仍然有很大的差距。CARES 工具旨在为目前的教育提供协助，并为护士解决临终患者最常见的症状管理需求提供参考。

预期的医院内死亡

研究表明，在医院内发生的所有死亡中，有 80%～90%是预期死亡。该项研究结果提示需要探索以下问题：这些人群的护理目标是否实现？医院的资源是否得到充分利用？护士是否接受了足够的培训以满足这个重要的患者群体的需求？

医院内大部分死亡是可以预期的这一事实，进一步强调了护士对教育和培训的需求。目前护士需要不断提高沟通的技巧，获得和掌握疼痛管理和气道管理的技能，持续改进和应用谵妄、情绪和精神痛苦的治疗方法。

CARES 工具为护士提供所需要的信息，包括获得药物医嘱、鼓励与患者进行必要的沟通及解决常见的症状管理需求。应鼓励护士不断参加继续教育，以能够充分了解患者的需求。

临终过程最后几个小时及最后时刻的压力

CARES 工具让护士关注临终过程的最后几个小时甚至最后时刻，这段时间通常比较混乱。这个简单易记的缩写词可以作为护士盘点的清单，因为他不可避免地会面对“我已经做了我能做的一切吗?”这样的问题。这个问题经常会在患者死亡之后萦绕在护士的脑海中，让他对自己的护理产生怀疑，从而感到困扰。

护士受到的教育是如何帮助患者治愈疾病，而死亡却与我们所受的教育背道而驰。每个人都无法回避死亡，死亡应被视为生命的自然过程。当护士开始质疑他们的能力时，这种自我怀疑可能是毁灭性的，尤其是出现在临终护理的最后时刻会更加复杂。CARES 工具可以消除这种情感上的疑虑，让护士在回顾工具中的相关内容时重新评估和组织自己的想法。打破这种情感上的疑虑可以帮助一个家庭和护士消除在患者生命最后时刻出现的焦虑和悲痛，这种注意力的转移是非常有用的。

CARES 工具中的自我照护部分是一个重要的部分。这部分能解决护士和其他医护人员在临终护理过程中所产生的情感方面的影响。它也提醒我们，我们也是人，我们对死亡也会有情感反应，我们也经常需要一个途径来表达我们个人和职业的情感。再次强调，沟通是最重要的，护士必须用语言表达他们的需求，相信自己有权利寻求情感和精神上的安慰，并意识到对死亡作出情感反应并非是软弱无能的表现。

临终护理所需要的技能

CARES 工具鼓励护士要让临终患者和家属参与到护理决策中，所采取的方法包括交流、主动倾听以及认可他们的需求。很多疾病和死亡过程并不受患者和家属的控制，任何通过允许他们做出决定而重获控制感的机会，无论这些决定有多么小，都会让他们感到欣慰。该工具建议，患者和家属有权决定是否需要实验室检查、管饲、心电监测、血压测量和预定的转诊。生命终末期的宝贵时间属于临终患者及其家属，应给予他们更多的时间，为患者的离世做准备以及开启即将失去彼此的生活。

临终护理所需要的特定技能并不是什么高科技，但需要深度的心灵接触（Quill，1996）。它是一种能力，即能够传达给临终患者和他们的家人他们是受尊重的、有价值的、值得你照顾的。为努力帮助患者实现平静死亡，沟通技能是必不可少的，其次必须要富有同情心、有同理心、真诚和善良。

掌握临终过程中常见症状的控制方法很重要，例如如何控制疼痛、预防呼吸困难带来的焦虑和对窒息的恐惧感，以及控制或减轻谵妄。

护士必须做到主动陪伴、治疗性倾听并掌握基本的生理学知识，进而以通俗易懂的语言解释正常和痛苦的死亡过程之间的区别。CARES 工具能够给予护士相应的提示、在特殊情况下所需要的特定技能。临终护理所需要的技能最好通过正规的学术会议、课程教育以及自主学习来获取。

迅速识别症状管理需求

CARES 工具旨在通过综述目前的大量文献，对临终患者及其家属常见的症状管理需求做出基本的概括总结。它起到一个简单提醒的功能，帮助护士快速识别出临终患者及家属的需求和需要进行的对话。我们并不希望它替代从 ELNEC 项目或其他正规的临终护理课程中获取的知识，CARES 工具是基于对临终护理进行深入研究而获取的信息的精炼版本。它是一个快速参考工具，给护士以提示，并帮助他们记住他们所希望得到的更加深入的知识。CARES 工具旨在鼓励读者深入理解这些特定的需求和技能，从而为这一照顾不足的患者群体提供有效的护理。

护士过去的个人和职业经历的影响

护士的个人经历对临终护理产生影响，即使最专业的护士也不可避免地受到他过去亲眼目睹的痛苦所造成的影响，他们可能会因为害怕经历同样的情感痛苦和创伤而退缩，也可能会下定决心防止同样的事件再次发生。

护士必须意识到个人经历给工作带来的影响，并寻求可能的解决方法，例如：

- 寻求专业咨询，参加悲伤和丧亲支持小组，与灵性咨询师一起工作。
- 转向其他护理领域，在这个领域里死亡不常见或者不是护理的一部分。
- 有意识地获得经验，并安排与一位在临终护理方面更有经验的导师或同事一起工作。
- 当个人和工作处境很棘手的时候，请同事接手他们的工作。
- 在知道有其他人员例如社工、牧师、有经验的同事和心理专家可以为你提供帮助的时候再接受临终护理的任务；同时认识到一名护士只有经过教育和经验积累才能在护理临终患者时更加游刃有余。
- 接受这样的事实，即没有人天生就擅长护理临终患者，在孤立无援的情况下，护理工作不可能圆满完成。技能需要学习，经验需要积累，我们需要识别并利用可以提供支持的人员，从而为临终患者提供高质量的循证护理。

当护理临终患者的时候，会有一个惊奇的收获：护士可以自然而然地变得更加全面，即使护士并没有意识到他们的生活有所改变，但这种情况也会经常发生。护士可以学会真正的同情，会见证真正的爱和勇气，也会开始思考哪些事情才是生命中最重要的。许多有临终护理经历的护士会将他们的这份工作视为一项特权，并从照顾临终患者的过程中感受到生命的谦卑。

无论何时，只要护士有能力做出改变，为临终患者及其家属提供同情和支持，那么护士在个人或职业经历中曾经可能遇到的类似负面事件就都会开始治愈。对于临终护理的学习又会将这个治愈过程延续下去，护士就会经常忽略和原谅那些曾经存在并导致所谓的失败的问题。教育和经验能够提供新的看问题的视角，从而帮助护士识别不可避免的事情。这两者在获取必要的知识方面都起到不可或缺的作用，这些知识能够帮助和促进患者实现平静死亡，并减少因反复质疑治疗决定而带来的焦虑。在维护临终患者尊严和价值的时候，知识和以同情之心应用知识的能力都是自我疗愈的经历。意识到你的努力给一个悲伤的家庭生活所带来的改变，就是一种恢复活力的经历，并有助于自我疗愈。

建议阅读第 25 章内容，该内容可以提供广泛的教育资源以及针对临终护理的个体化的学习内容。学习有效的循证技能，并将它们用于临终患者及其家属中，既可以受到被照顾者的肯定，又有助于护士的自我成长和疗愈。

在生活中，很少有机会能像你照顾临终患者和他们的家属那样为你成为一名护士提供积极的正向作用。CARES 工具让护士体验到当你受邀去帮助一个人度过他生命的最后旅程时所带来的美好。

只有当护士敞开心扉，并有能力驾驭所获得的大量知识时，美好的事情才有可能出现。CARES 工具便是开端，它旨在鼓励护士学习。当我们学会有效地、富有同情心地为临终患者提供护理，帮助家属度过他们悲伤的时期，我们的生活也将会发生改变，并成长为更加全面的人。

参考文献

Becker, G., Sarhatlic, R., Olschewski, M., Xander, C., Momm, F., & Blum, H. E. (2007). End-of-life care in hospital: Current practice and potentials for improvement. *Journal of Pain and Symptom Management*, *33*, 711–719.

Dickinson, G. (2007). End-of-life and palliative care issues in medical and nursing schools in the United States. *Death Studies*, *31*, 713–726.

Quill, T. E. (1996). *A midwife through the dying process: Stories of healing & hard choices at the end of life*. Baltimore, MD: Johns Hopkins University Press.

第 7 章

舒　适

CARES 工具通过关注临终患者的生理需求来探讨舒适这个宽泛的话题，重点包括有效的疼痛管理以及减少对临终患者和他们家属不必要的干扰。CARES 工具的舒适部分尝试鼓励护士为家庭成员提供尽可能多的与患者相处的时间，从而创造最后爱的记忆，彼此告别。

CARES 工具舒适章节分为两部分。第一部分是疼痛管理；第二部分是给护士提供的指导和建议，尽可能创造条件让临终患者和家属在表达悲伤的过程中不被打扰。舒适部分建议暂停不必要的诊疗程序、用药、治疗和监测，这可以通过护士有效的沟通来实现，沟通应基于自然死亡过程中机体发生的变化以及不必去纠正异常检查结果的原则，允许患者自然地走完生命的历程。重要的是，护士要向患者及家属讲解停止采血、监测及诊疗程序的益处，而不是突兀地拿走这些仪器和用物，避免让患者产生被遗弃的恐惧感、照顾不当以及失去价值的感觉。护士需要清晰地与患者及家属沟通，暂停某些护理措施是因为它对既定的护理目标、患者的舒适感和（或）与家庭成员宝贵的相处时间造成了不必要的干扰。

CARES 工具的舒适部分强调护士作为患者支持者的重要性。它鼓励护士进行有效沟通、了解患者对满足需求的期望及促进平静死亡等，以最符合患者利益的方式提供护理措施。一位强有力的患者权益的支持者会确保知晓临终患者的意愿，并会在制订诊疗决策前告知所有相关人员。

第一部分：疼痛管理

作为患者疼痛缓解的支持者是护士的一个重要角色。现有数据显示，临终患者疼痛发生率为 50%～90%（Byock，1997；Quill，1996）。Byock（2012）指出，鉴于我们社会现有的资源和现有的技术水平，患者没有理由在痛苦中死去。然而，在痛苦中死亡的现象仍然在不断发生。在提供高质量的循证疼痛管理方面，这种差距存在的原因如下：

1. **医护人员缺乏有效评估的能力或不相信疼痛的存在。**事实证明，让医护人员相信患者对疼痛的抱怨是一个挑战。如果发现一位患者睡眠良好，呼吸频率正常（16～18 次/分），皮肤温暖干燥，有些护士就不会相信这些患者有疼痛。Pasero 和 McCaffery（2011）指出疼痛是一种主观体验，应该相信他们的主诉。还有许多文化认为人不应该公开表达痛苦。有时候，睡眠、孩子的拥抱或电视节目等可以分散患者对疼痛感知的注意力，但这并不意味着疼痛不存在。疼痛的替代疗法是基于大脑无法同时专注于两种强烈的刺激。医护人员必须谨慎，不能对疼痛的存在做出个人的主观判断。护士需要具备娴熟的疼痛评估技能，同时也应该考虑到家属对临终患者的举止和面部表情的解读。
2. **医护人员由于担心加速患者的死亡、担心被指控提供安乐死或协助自杀而限制或不提供阿片类药物。**阿片类药物的镇痛作用没有极限，随着疼痛的增加可以无限地加量。药物剂量可通过滴定的方法来确定。一旦阿片类药物剂量已经很大，而疼痛仍未得到控制，则考虑换成另一种作用机制略有不同的阿片类药物可能会起效。死亡过程会改变阿片类药物的代谢和吸收方式，且因人而异。在焦虑导致疼痛加重的情况下，增加苯二氮䓬类药物例如持续输注劳拉西泮可能会有用。在给一位临终患者使用药物治疗疼痛的时候，医护人员可能陷入一种伦理困境；这时候，理解用药的意图以及药物双重效应的概念就显得尤为重要。如果用药的意图是为了缓解临终患者的疼痛，而患者在使用了阿片类药物后死亡，这种情况并不意味着患者死于药物过量，也可以简单地认为患者是死于他们的疾病。双重效应的概念是当患者了解由于剂量的增加而可能加速死亡的情况下，仍然会为了缓解疼痛而要求使用止痛药物。再次强调，用药意图很重要，那就是为了减轻临终患者的疼痛。最高法院将治疗意图确立为安乐死和医生协助自杀案件中需要证明的首要因素（Quill，1998）。在临床上，由于担心会加速死亡，许多医护人员仍选择避免增加阿片类药物的剂量，宁愿让患者在痛苦中死去，也不愿冒着上法庭的风险来减轻他们的疼痛。

3. **医护人员必须明确进行性意识丧失是死亡过程的表现，而不是阿片类药物过量的结果。**医护人员经常会遇到患者意识状态的改变，尤其是对于濒死期的患者。这种意识丧失经常是死亡过程中的一个正常的反应，而不是阿片类药物的副作用，特别是对阿片类药物已经耐受的患者。减少阿片类药物剂量也许会因为疼痛加重而让患者更加清醒，但这样所涉及的伦理问题是：仅仅因为担心会加速死亡，就让临终患者继续处于痛苦之中，这合理吗？不给濒死期患者用止痛药来试图延长其死亡过程，这还有什么人道可言呢？一个更深层的问题是，作为医护人员，我们到底在照顾谁？在大多数情况下，我们是在保护自己，而让临终患者继续遭受疼痛的折磨，在痛苦中死去。
4. **医护人员对阿片类药物的耐受性和成瘾性存在误区或缺乏相关知识。**一些医护人员对他们所能提供的阿片类药物的剂量进行了个人主观的限定，认为超过自己限定的剂量就有可能让临终患者对药物成瘾。首先，我们需要理解耐受性和成瘾性之间的区别。长期接受阿片类药物治疗的患者最终会耐受这些药物，导致需要增加药物剂量，个体需要更多的阿片类药物来产生同等程度的镇痛效果，机体可能做出适当调整，使得药物代谢更加有效，以及（或）疼痛受体可能需要更多的药物来减缓疼痛刺激传递到大脑。耐受性不是心理上的依赖，患者没有想要逃避的欲望，疼痛对个人来讲仍然是非常真实存在的。成瘾性通常表现为心理上的依赖，也就是在生理上的疼痛得到解决后还要求不断增加药物剂量。当面对一位临终患者的时候，我们需要对自己的道德准则严格核查。让一位临终患者遭受痛苦的目的是什么？对临终患者而言，某些阿片类药物的耐受性或成瘾的问题已经无关紧要了，他们即将死去，人们的担忧也会随着他们的死亡很快消除（Pasero & McCaffery，2011）。

5. **文化信念、家庭成员要求保持连续沟通和宗教赎罪。**通常，与家庭信念或习俗有关的问题可能会影响对临终患者的疼痛管理。我们需要用富于同情心的倾听和沟通的方式来充分告知患者家属，应根据生理需求而不仅仅是情绪来做出护理决策。家属的需求需要做出轻微调整，以便更多地考虑怎样才能让临终患者获益，而不仅仅是让家庭成员获益。与临终患者聊天比缓解其疼痛更重要吗？一个人必须遭受痛苦才能赎罪进入天堂吗？这样的信念真的符合一个痛不欲生的临终患者的最大利益吗？这些关于文化信念的问题通常不会做出妥协和让步，但作为患者利益的支持者，护士必须尝试对那些不利于临终患者的治疗护理决策提出质疑。医护人员参与的家庭会议和伦理咨询也许能够解决这些问题。有时需要法院下达命令，但遗憾的是，获得命令所需的时间可能要比临终患者生命所剩余的时间还要长。

有效的疼痛管理的宣教要点还包括告知临终患者及其家属止痛药物起效的时间，以及需要多久才可以再次使用止痛药物。经静脉给药大约需要 15 分钟能达到效果峰值，口服给药需要 60 分钟才能达到最大止痛效果，皮下注射需要 30 分钟才能完全起效，而经皮给药则需要 6～8 小时。

对临终患者和家属，另外一个宣教要点是持续静脉给阿片类药物和加量的方法。护士应了解药物持续静脉输注的滴定方案，并随时根据患者的疼痛强度做出调整。对于加量方法，告知他们只有临终患者和护士才能够按照既定的要求操作。

需要不断解释维持阿片类药物血药浓度的重要性和爆发痛的概念。另外，双重效应和治疗意图的相关问题仍然适用。重要的是，要让患者家属了解这些伦理问题，并用语言表达出他们的理解和支持。护士可能需要对家属进行反复宣教，并就疼痛管理的伦理问题进行深入讨论，以确保家属安心。

临终患者的疼痛管理中，即使是最富有同情心、最全面的讨论，可能也无法避免家属对治疗产生的不适感。偶尔会接到 911 报警电话，家庭成员之间发生激烈争吵，这时候医护人员也会受到威胁。所有这类事件都可以追溯到医护人员与家属和临终患者之间未解决的关系问题，或者仅仅是他们对死亡的担心，家庭成员这时会有不同的行为表现。重要的是，医护人员要记得在危机发生之前就评估家属是否有行为异常的表现，因为当危机发生的时候，他们的行为会变得更加异常。护士和医疗团队必须不断采取行动维护临终患者的最大利益，必要情况下，需要使用安保措施和禁止某些家庭成员入内。

除了躯体上的疼痛，临终患者的疼痛管理还会因许多问题而复杂化。疼痛常常包含心理、文化、精神和情感方面的成分，对疼痛的感知会因为焦虑和害怕而被强化。因此，护士需要帮助临终患者保持舒适和平静，其家属的反应也需保持一致。

CARES 工具列出的其他需要考虑的要点包括：

- 阿片类药物用于疼痛控制没有最大剂量限制。
- 对于临终患者，镇痛药物总会有最后的剂量。
- 记住有关意图的法律和伦理的概念。
- 患者的死亡是因为他们的疾病进展而不是阿片类药物导致的。
- 当肾衰竭出现的时候，可能需要调整阿片类药物的剂量或种类。
  a. 可以考虑使用芬太尼。
  b. 因为肾衰竭，阿片类药物停留在体内的时间会延长，所需剂量通常较小。
- 如果疼痛仍然无法控制，可以考虑更换阿片类药物的种类。

第二部分：促进躯体舒适，增加临终患者与其家属之间的交流

临终护理的首要目标是舒适。CARES 工具的这一部分阐述了护士可以做些什么来促进患者的躯体舒适以及增加临终患者与其家属之间交流的时间。所有不必要的程序、检查和活动都应该被评估，因为现在患者和家属在一起的时间是最重要的。护士作为患者和家属的利益的支持者，应该与家属进行沟通，并为他们提供这样的选择，即可以要求停止或调整某些操作、程序和监护。护士必须强调这些护理和监护项目不是简单地被拿走，而是因为它们没有任何用处，只会浪费家属和亲人在一

起的时间或带来痛苦。临终护理的目标应该首先得到尊重，保持患者的舒适和实现他们希望与家人共度最后时光的愿望必须优先于护理常规和医院的政策。

CARES 工具舒适章节的第二部分，提示护士要考虑在适当的情况下获得如下医嘱：

1. **停止或调整生命体征监测，关闭监护仪和报警设置，停止或减少实验室检查。**如果一位临终患者签署了拒绝心肺复苏（do not resuscitate，DNR）文件，那么停止或减少生命体征的监测是合理的。既然这些生命体征信息已不能为制订有针对性的治疗计划提供帮助，那么如果我们还在监测，只会对患者放弃抢救措施的决定提出挑战。面对生命体征的变化，医护人员和家庭成员可能会动摇他们停止所有积极抢救措施的决心，并考虑他们是否应该尝试最后一种治疗手段或方法。这种对治疗决策的质疑可能会导致他们为患者提供了某些治疗，而这些治疗只会延长死亡过程，因此，家属和医护人员必须记住，纠正低血压不会改变潜在的疾病，如癌症或心脏病，它只会延长患者的死亡时间，而且不能保证争取来的额外时间就是有质量的时间。医护人员和家属还必须了解临终患者对自己的生活质量是如何定义的。如果一位临终患者相信依赖于机器或药物活着以及失去自我照顾的能力的生活是没有质量的，那么护士作为患者利益的支持者必须明确并尊重临终患者的意愿。
2. **如果患者无法吞咽，则停止口服药物和所有不必要的药物。**在死亡过程中，当用于激活肌肉群的能量和刺激丧失时，患者就会出现吞咽困难。如果吞咽变得困难，那么临终患者很有可能出现窒息、气道阻塞和（或）误吸。如果一位临终患者在吞咽困难的情况下继续口服药物，实际上有可能会加速他的死亡。
3. **明确经静脉补液的选择（停止或减少）。**持续的静脉补液常常成为家属关注的事情，因为他们不希望自己的亲人口渴或脱水。我们应让家属放心，在正常的死亡过程中，机体不会再感到口渴。静脉输液已经被证明在濒死期患者的补液方面没有效果。临终患者的体内白蛋白减少，胶体渗透压无法维持，他们不再需要将液体储存在血管中来调节血压，因此液体就会进入局部组织，从而加重周围组织水肿。濒死期的静脉补液只不过是为了安抚家属。按照家属的要求对患者进行持续静脉补液，通常是护士为家属提供舒适护理的措施之一，也意味着护理重点此时应向家属转移，因为患者在逐渐失去反应。

4. **停止或减少管饲。**将食物等同于爱，这样的文化使得是否停止营养支持的问题变得复杂。家属害怕他们的亲人会饿死，护士可以通过讲解发生在临终患者机体内的一些基本的生理变化让家属了解。可供分享的一些基本原理包括：
   a. 在死亡过程中，人的食欲会自然下降，从而使更多的血液从肠道分流到最需要血液的心脏、肺和大脑（Becker et al.，2007）。
   b. 任何摄入的食物都不会被充分消化，而且临终患者最常见的症状是呕吐，进而可能发生误吸（Winter，2000）。
   c. 濒死期患者不会感到饥饿或口渴（Hallenbeck，2000）。
   d. 由于消化功能下降，以及疾病所需的能量会超过正常身体功能所需的能量，因此临终患者很难从食物摄取中获得益处（Ferrell & Coyle，2010；Winter，2000）。
   e. 能量消耗的增加，误吸发生的可能性，以及伴随临终患者使用管饲而来的额外的痛苦和折磨，实际上会加速他们的死亡（Winter，2000）。
5. **停止隔离。**当护理临终患者时，应与感染科的人员一起明确隔离的必要性。如果隔离的目的是为了保护患者，则没有必要；如果是为了预防疾病可能传染给该机构的其他人，则必须采用隔离措施。可以制订一种改良的隔离计划，只要做到有效的手消毒，就可以与临终患者有皮肤接触。
6. **不需要医嘱的维持患者舒适的措施。**
   a. 为了患者的舒适和家属的要求，可以为其翻身，取合适的体位。
   b. 按照家属的要求，调整沐浴计划或停止沐浴。
   c. 加固敷料。
   d. 进行多次口腔护理，保持口腔清洁。
   e. 如果家属要求，可进行经口腔吸痰。为患者提供降温措施，如凉毛巾和冰袋冷敷。

f. 解释皮肤黏膜花斑和发绀是死亡过程中的正常现象，而不是因为寒冷。

为濒死期患者提供的大部分护理应基于家属的付出。如果家属愿意，他们可以参与提供这些舒适措施，因为这可以让他们找到一种参与感。

护士能够提供的最好的舒适护理是有效的疼痛管理。随着医护人员教育水平的提高，临终患者的疼痛控制状况也在不断改善，但仍存在不足。疼痛管理是临终护理非常重要的内容，而相关法律和伦理问题仍然让其变得复杂。

史蒂文的症状管理

我们努力使用 CARES 工具提供的方法，将它应用于史蒂文的案例中，其中 CARES 工具舒适部分中建议的特殊医嘱和计划性护理的内容都会被用到。

促进舒适的措施包括：

1. 停止保护性隔离。
2. 应其父母的要求，以 5 mg/h 的速度静脉滴注吗啡，以控制其躁动或激越行为。
3. 停止抽血。
4. 停止血氧饱和度的监测和报警设置。
5. 减少测量血压的频率，仅在病情有变化时测量。
6. 仅在家人要求的情况下才为患者翻身/变换体位，并将床头抬高至舒适的位置。

至关重要的是，不要让家属将停止诊疗程序或移走设备视为减少照护或他们正在被抛弃。告知史蒂文的父母现在的目标是尽可能多地留给他们与史蒂文在一起的时间，只要医疗设备或治疗不再服务于该目标，都将被停止，不断强调的就是提高对史蒂文的护理质量。护士必须了解他们如何应对压力、给患者和家属更多的家庭时间的重要性，以及提供悲伤辅导。

史蒂文的父母的首要目标是不再让他们的儿子遭受痛苦。主管护士尽可能多地陪伴在史蒂文和他的父母身边，一旦她确认父母想要一些隐私，她就会离开，但也会经常来看看他们，并让他们知道，如果有需要，她随时都可以提供帮助。

为了让主管护士有时间照顾史蒂文和他的家庭，病房里的日常护理计划也做出了调整。病区的护士同意承担其他新住院患者的护理，并给予主管护士必要的帮助。病区所有的医护人员都达成了一致意见，他们会继续支持史蒂文、他的父母以及主管护士。

参考文献

Becker, G., Sarhatlic, R., Olschewski, M., Xander, C., Momm, F., & Blum, H. E. (2007). End-of-life care in hospital: Current practice and potentials for improvement. *Journal of Pain and Symptom Management*, *33*(6), 711–719.

Byock, I. (1997). *Dying well: Peace and possibilities at the end of life*. New York, NY: Riverhead Books.

Byock, I. (2012). *The best care possible: A physician's quest to transform care through end of life*. New York, NY: Avery.

Ferrell, B. R., & Coyle, N. (Eds.). (2010). *Oxford textbook of palliative nursing* (3rd ed.). New York, NY: Oxford University Press.

Hallenbeck, J. (2000). Fast facts and concepts #10: Tube feed or not tube feed. *Journal of Palliative Medicine*, *5*(6), 909–910.

Pasero, C., & McCaffery, M. (2011). *Pain assessment and the pharmacologic management*. St. Louis, MO: Mosby Elsevier.

Quill, T. E. (1996). *A midwife through the dying process: Stories of healing & hard choices at the end of life*. Baltimore, MD: Johns Hopkins University Press.

Quill, T. E. (1998). Principal of double effect and end-of-life pain management: Additional myths and a limited role. *Journal of Palliative Medicine*, *1*(4), 333–336.

Winter, S. M. (2000). Terminal nutrition: Framing the debate for the withdrawal of nutritional support in terminally ill patients. *American Journal of Medicine*, *109*(9), 723–726.

第 8 章

气道管理

CARES 工具中的气道管理部分用于解决呼吸困难的相关问题。呼吸困难可发生于 80% 的濒死期患者中（Hall，Schroderr，& Weaver，2002；Kamal，Maguire，Weeler，Currow，& Abernathy，2012）。临终护理教育联盟（ELNEC）开展的症状管理课程（2013）列举出了与呼吸困难相关的最常见的疾病，包括肺部疾病、心脏疾病、脑卒中、痴呆、终末期肾病和转移性恶性肿瘤。

有效管理呼吸困难的很多护理工作是为家属提供宣教，正常的死亡过程和痛苦的死亡过程都可能出现不规则的濒死呼吸，护士应帮助家属将两者区分开来。

当临终患者仍然清醒的时候，进行性呼吸衰竭是最可怕的感觉之一，也是最让医护人员感到困难的管理内容。对这种窒息感的治疗可使用抗精神病类药物和（或）抗焦虑药物及苯二氮䓬类药物，可减少因不断加重的焦虑引起耗氧量的额外增加。

阿片类药物和镇静药物在呼吸困难管理中的应用

使用阿片类药物和镇静药物处理终末期呼吸困难是标准的治疗方法。然而，医护人员的知识缺乏和个人态度导致了给药不足和终末期痛苦的存在，这只能通过进一步提升医护人员和主要照顾者的教育和经验来改善。Lynn、Lynch Schuster、Wilkinson 和 Noyes Simon（2008）强调，如果一位主要照顾者对于管理濒死期患者的呼吸困难有丰富的经验，那么他会意识到预防窒息感的重要性。通常护士不愿意增加止痛药物，因为担心止痛药物可能引起呼吸抑制。事实上，如果对患者进行严密监测，完全可以继续增加止痛药物剂量，一旦患者出现过度镇静，可停止给药。

用于处理呼吸困难最常用的药物是吗啡。这似乎违背我们的直觉，但是我们应了解吗啡用于缓解呼吸困难不仅因为它有镇静作用，而且它还能够改善冠状动脉循环，从而改善心脏功能和氧气输送能力。

许多医护人员担心使用吗啡可能会导致呼吸抑制。事实上，对于大部分临终患者来讲，这是一种罕见的副作用，因为他们经过长期镇痛治疗已经出现阿片类药物耐受。用药期间需要进行严密监测，因为与阿片类药物过量有关的呼吸抑制通常发生于意识状态改变之后，正如之前讨论过的，阿片类药物可以明显降低患者的反应性或表现为嗜睡。临终患者的这些表现应能够被快速识别，并在真正的呼吸抑制发生之前采取措施进行干预。对于部分患者，如果过度镇静是一个问题，可考虑应用其他方法来减轻呼吸困难。

任何能够减轻患者的疼痛和焦虑的方法都可以帮助其减轻呼吸困难，如为患者提供一个安静、支持性的环境，以及家属和护士的治疗性抚触。在濒死过程中，其他可以减轻呼吸困难的方法有：使用设置在低档的风扇轻轻吹患者的侧脸，这种柔和的气流可以刺激三叉神经，从而降低大脑对吸气不足或气短的感知；使用风扇也有助于空气流通，使呼吸变得更加轻松。患者端坐卧位可以使横膈有更多的空间下降，从而使胸腔更充分地扩张。为患者提供舒缓的音乐、看电视或听他人朗读都有助于减轻焦虑以及与焦虑相关的呼吸困难。护士应连续评估患者的疼痛情况，并在药物治疗中取得平衡，既能减轻焦虑、疼痛，又有助于改善患者的呼吸困难。

总之，濒死过程中逐渐减慢和不规则的呼吸模式并不能完全归因于止痛药物。个体处于濒死过程中，而呼吸衰竭是死亡过程的一个部分。

吗啡的镇静作用可以帮助个体放松以及减少能量消耗，这些又可以进一步减小心脏负荷。躯体和心理压力的减轻实际上能够延长生命(Ferrell & Coyle，2010)。尽管有研究证明吗啡用于治疗临终患者的呼吸困难是有效的，但是在临床医生中仍存在争论。

口咽分泌物的处理

死亡过程还会导致口咽部分泌物的淤积，患者发出较大的阻塞性声音。如果在濒死过程早期发生了这个问题，患者会变得焦躁不安；通常，典型的口咽分泌物淤积的现象出现在患者反应性下降时，是患者将在数小时至数天内死亡的不祥征兆。肌肉力量的丧失和气道有效清除功能的下降，以及功能性上皮纤毛无法将分泌物向下推动，这些原因导致口咽分泌物淤积。这个过程除了会导致患者烦躁之外，很少引起其他不适，但这可能会让他们的家属非常不安。一些药物例如格隆溴铵、东莨菪碱或1%阿托品滴眼液可以减少分泌物的产生。这些药物非常有效，但会引起黏膜过度干燥，护士需要积极提供口腔护理来缓解这种干燥（Freeman，2013）。

经口腔吸痰处理口咽部分泌物淤积通常是无效的，因为分泌物很容易再次聚集，同时频繁的口腔吸痰也会导致分泌物增加，但是它为家属提供了一项可执行的任务，让他们感觉自己是有价值的。这是一个在濒死过程的早期由关注如何护理临终患者转向关注家属需求的例子。安排家属为患者做些事情可以帮助他们从悲痛中解脱出来，让他们感觉自己是有用的，同时给他们一个机会来表达他们对即将离世的亲人的爱。

其他需要考虑的内容

另外一项让家属感到有用的任务是鼓励家属直接与他们所爱的人交谈。研究表明，人在死亡过程中失去反应能力很长时间后听力仍然存在。护士应向家属强调应用抚触以及用语言表达爱和承诺对患者的安抚效果。

当正在使用止痛药物和镇静药物治疗呼吸困难和相关焦虑的临终患者的反应逐渐减弱时，医护人员就面临着挑战。各种反应逐渐减弱也是死亡过程和呼吸功能下降的“典型”特征，阿片类药物过量一般不是根本原因，而医护人员通常很难准确地评估渐进性反应性下降的原因。呼吸将随着死亡而停止，护士必须明确他们的意图是减轻患者的痛苦，避免事后怀疑自己。遗憾的是，许多情况下医护人员为了逆转阿片类药物的副作用而作出停用止痛药的决定，这可能导致临终患者变得更加警觉，敏锐地感受到痛苦，挣扎着呼吸，痛苦地死去。

应该权衡风险和受益以决定是否停止使用阿片类药物。减轻濒死期患者的镇静水平，使他恢复对疼痛的反应并刺激呼吸，这是合乎伦理和富有同情心的做法吗？这样问题就变为，我们在治疗谁？医护人员想确定他们的治疗方法不会加速患者的死亡过程或导致个体过早死亡，他们更多的是要确认阿片类药物过量不是患者死亡的直接原因，而少有考虑患者是否在痛苦中死去。护士在为患者选择最佳的护理方法时，必须考虑到患者死于绝症这一事实。从伦理上讲，让一位临终患者继续使用止痛药物的决定关系到治疗意图问题。治疗的意图是为了缓解他们的痛苦，而不是加速他们的死亡。

通常情况下，临终患者常见的不规则呼吸和喘息样呼吸是临终前的一种反应，是脑干神经支配的结果，是不自主的，是机体为了将氧气供给濒死组织的最后尝试。这时候，患者对于其呼吸是没有意识的，也不会再有反应。患者家属可能仍然担心他们所理解的持续存在的呼吸困难，护士需要对他们进行宣教并给予更多的安慰。

临终过程中呼吸功能的进行性下降可以表现为多种呼吸模式，包括快速呼吸和呼吸暂停交替发作。最终，呼吸频率会减慢，不规则的呼吸模式可能会变得更加不规则。通常呼吸暂停时间会越来越长，直到呼吸完全停止。另外，伴随死亡过程而出现的减慢的不规则的呼吸模式不能完全归因于止痛药物，因为患者正处于濒死期。

CARES 工具列出了管理呼吸相关并发症的建议，并提醒护士给濒死期患者吸氧经常是无效的。与焦虑和疼痛一样，呼吸困难也是患者的主观感受。ELNEC（2013）表明呼吸困难这个主观反应与机体氧含量之间并没有关联。给予吸氧治疗也许能够帮助家属减轻对亲人遭受痛苦的恐惧，但是并不能为临终患者提供任何的生理支持。重要的是，护士要了解患者和家属关于氧疗的护理需求目标，当家属表达出对于亲人正在遭受痛苦的担忧时，护士要让他们安心。需要补充的是，在濒死阶段，给予吸氧治疗并不会给疾病过程带来影响，在某些情况下，它也许只能延长患者的死亡过程。

当家属看到他们的亲人日渐衰弱时，由于担心亲人正在遭受痛苦，他们常常会质疑自己对照顾需求的决定。呼吸的变化可能是在临终过程中家属观察到的最令人不安的躯体变化之一。护士需要向家属宣教临终过程中可能发生的呼吸变化，帮助他们将终末阶段喘息样呼吸与痛苦区分开来。研究表明，常伴有辅助肌受累的不规则濒死呼吸是脑干神经支配的典型反应，大脑更高层次的功能和其他呼吸调节系统不再发挥作用。这种不祥的躯体征兆也预示着死亡即将来临。没有任何办法可以减少濒死呼吸的出现，但是变换体位也许能减少一些相关的肌肉痉挛运动。

最高法院认为，不进行治疗和停止治疗是一样的，两者没有伦理或医学上的差别（DeSpelder & Strickland，2015）。这个原则同样适用于是否给濒死期患者吸氧。

对终末期和临终患者，CARES工具中并没有特别提到停止机械通气生命支持。对于家属，这是一个非常复杂的决定，如果可能的话，应该基于风险、受益和生活质量目标进行有效沟通。需要强调的是，如果不插管，患者将不会遭受痛苦，因为患者将会接受镇静治疗，医护人员将为他们提供全人照顾，以满足其需求。

所有针对分泌物和气道的管理措施都适用于拔管后的患者。医院的政策和程序也允许终末期患者拔管，还应继续强调在医生指导下使用抗焦虑药物和阿片类药物保持舒适的重要性。

史蒂文的症状管理

在陪伴史蒂文和他的家人度过生命终期的过程中，帮助他的父母识别伴随史蒂文所遭受的痛苦存在的正常呼吸变化至关重要。史蒂文的呼吸是濒死呼吸，他瘦弱的身体出现痉挛，他的胸部随着每一次张口呼吸向前拱起。双向气道正压（BiPAP）呼吸机将氧气强压入他僵硬的肺部，加剧了他呼吸时的痉挛样反应。如果史蒂文感觉不舒适，他会与BiPAP呼吸机产生对抗。他的家人知道，为了让史蒂文感觉更舒适一些，可能需要减少氧气的输送量。

护士温和地告诉他的父母，BiPAP呼吸机只能延长史蒂文的死亡过程，让他更加不适。他们知道了如何调整BiPAP呼吸机上的设置，并要求关闭呼吸机。护士将关闭呼吸机、经鼻导管吸氧的选择告诉他的父母，他的父母选择继续目前的治疗计划。

当史蒂文的口腔分泌物开始在喉部淤积时，母亲问她是否可以将分泌物吸出，她担心过量的痰液会让史蒂文不舒适。于是护士提供给她口腔吸痰的装置，母亲说："我知道吸痰是无效的，史蒂文会继续有痰液淤积，我也知道吸痰会减少输送给史蒂文的氧气量，并可能加速死亡。”

史蒂文不再有自主的呕吐反射、角膜反射和瞳孔反射，死亡已经临近，吸痰不会改变这一进程。现在有一个机会去考虑他母亲的感受，让她感到自己参与了对儿子的照顾。吸痰会让她从悲伤中解脱出来，同时也是她表达对儿子的爱的一种方式。虽然仅仅是吸痰，但它可以给这位慈爱的母亲最后一次照顾史蒂文的机会，就像她拥有了史蒂文的整个生命一样。就像一切重归正常，让她从现实中获得情感上的休息，也让她回想起她照顾小时候的儿子的时刻，他会跑到她身边寻求安慰。

很多年以后，史蒂文的母亲可能不记得吸痰的具体操作了，但是她会记得这项操作带给她的平静和情感上的舒适。这段记忆将在她丧子的过程中对她大有帮助，她会感到安慰，因为她知道自己尽了一切努力来让她的儿子舒适。

史蒂文的父母选择慢慢地将 BiPAP 呼吸机通气量调小，如果他的呼吸变得更加急促，就增加吗啡的用量。史蒂文的身体不再因为 BiPAP 呼吸机的强制呼吸而扭曲，他的母亲每隔几分钟就会吸引一次他的口腔分泌物，并湿润一下他的口唇，史蒂文看上去舒适多了。

参考文献

DeSpelder, L. A., & Strickland, A. L. (2015). *The last dance: Encountering death and dying* (10th ed.). New York, NY: McGraw-Hill.

Ferrell, B. R., & Coyle, N. (Eds.). (2010). *Oxford textbook of palliative nursing* (3rd ed.). New York, NY: Oxford University Press.

Freeman, B. (2013). CARES: An acronym organized tool for the care of the dying. *Journal of Hospice and Palliative Nursing*, *15*(3), 147–153.

Hall, P., Schroderr, C., & Weaver, L. (2002). The last 48 hours of life in long term care: A focused chart audit. *Journal of the American Geriatrics Society*, *50*(3), 501–506.

Kamal, A. H., Maguire, J. M., Weeler, J. L., Currow, D. C., & Abernathy, A. P. (2012). Dyspnea review for palliative care professional: treatment goals and therapeutic options. *Journal of Palliative Medicine*, *15*(1), 106–114.

Lynn, J., Lynch Schuster, J., Wilkinson, A., & Noyes Simon, L. (2008). *Improving care for the end of life: A sourcebook for health care managers and clinicians* (2nd ed.). New York, NY: Oxford University Press.

第9章

躁动和谵妄

Brajtman（2005）提出终末谵妄或躁动性谵妄在濒死期患者中的发生率为25%～85%。如果是由药物过量、感染、尿潴留、粪便嵌塞或疼痛引起的，这类神经精神紊乱是可以治疗的（Close & Long，2012）。尿路感染是引起谵妄最常见的原因之一。对于在濒死期患者中使用抗生素的问题，医护人员应进行充分讨论，既要努力实现既定的护理目标，又要探讨延长死亡过程的潜在风险与益处。

Close和Long（2012）总结了在个体进入濒死期之前发生谵妄的危险因素，包括：

- 高龄
- 既往存在认知障碍
- 疾病的严重程度
- 抑郁
- 存在视觉或听觉障碍
- 功能性损伤（p. 378）

文献资源中所包含的其他危险因素还有男性、酗酒、制动、脱水、营养不良、代谢异常和睡眠剥夺。

谵妄的病理生理学

谵妄的发作是急性的，这种快速发作的特点是谵妄与痴呆和其他脑病的主要区别。谵妄的病理生理学机制主要包括脑氧合改变、神经传递改变、血浆酯酶活性紊乱和促炎细胞因子的产生。另外，代谢异常和缺血性脑损伤也可以产生谵妄。这些病理过程包括低氧血症、高碳酸血症、低血糖和主要器官功能失调。组织损伤刺激机体产生促炎细胞因子，而组织损伤通常是由感染、创伤、器官衰竭和手术引起的。易感人群血清中促炎细胞因子升高可导致严重的脑部炎症，与易感人群（如老年人和临终患者）谵妄的发展有直接关系（Close & Long，2012）。

Ellershaw 和 Wilkinson（2011）估计 50％的终末期谵妄患者没有明确的病因。有一种观点认为，死亡过程中的谵妄是大脑缺氧加重的结果，严重缺氧导致脑细胞死亡和相关行为的改变。临终患者在这段时间也会声称看到了以前的家庭成员或其他已经去世的人，关于这一现象背后的原因有许多理论。在患者谵妄期间，家庭成员往往需要得到额外的支持。我们有理由相信，在压力很大的时候，人的大脑会回到一个时期，让他感到最安全、最快乐，或身体或情感最强大，最适合应对过度的压力。这种生存模式提供了一种与现实脱节的方式，可以帮助临终患者在生命的最后几小时分散注意力并得到放松。如果这是一个积极的、让患者感到欣慰的体验，就没有必要去改变它。对其幻觉给予支持通常是更加仁慈、更富有同情心的护理方式。

无论在临终过程中出现谵妄的原因是什么，它的存在都会让家人感到不安。它可能是亲人将要离开这个世界首先出现的征兆之一，彼此之间进行有意义交流的希望都将破灭，而情感上的分离会给家庭成员带来毁灭性的打击，因为他们一直渴望进行最后一次有意义的交流。这时，需要为家属提供指导，告诉他们临终患者虽然失去了行为意识，但是分离的痛苦可能同样强烈。家属可能会感到疑惑，但是会平静下来，这样有助于他们接受患者这种情感分离的表现。

临终谵妄患者的护理目标

Close 和 Long（2012）提出临终谵妄患者的护理目标包括：

- 保持安全、舒适和幸福。
- 识别并治疗可逆性病因。

- 对家属进行治疗和症状管理方面的宣教。
- 安慰和全面支持患者和家属。

文献中明确的三种类型的谵妄包括活动过少型、活动过多型及混合型。在被确诊为终末期谵妄的患者中，86%的人是活动过少型谵妄，它的特点是突然出现没有反应的状态，很容易与抑郁、镇静过度和情绪消沉混淆（Ellershaw & Wilkinson，2011；Ferrell & Coyle，2010）。在临终过程中出现的急性躁动通常被称为活动过多型谵妄。介于急性躁动和间歇性嗜睡之间的行为称为混合型谵妄。活动过多型谵妄通常也被称为终末谵妄或躁动型谵妄，表现为轻微的呻吟、不自主的连续活动、反复大声提出无理要求、抖动、咒骂以及徒劳的尝试起床。在这个过程中，护士必须保护临终患者不受伤，并对家属作出的应对患者谵妄的决定给予支持。镇静虽然会让患者安静下来，但会影响他们与家人之间的交流或让他们失去有意义交流的机会。

CARES 工具推荐考虑下列治疗方法/管理策略：

- 试验性地给患者使用一定剂量的阿片类药物以消除疼痛。通常，躁动和谵妄是由疼痛引起的，而个体无法用语言表达疼痛的存在。试验性给予患者一定剂量的阿片类药物，监测其精神状态有无改善。这种治疗方法对三种类型的谵妄均有效。
- 评估膀胱充盈情况，必要时留置导尿管。躁动和谵妄可能是由膀胱过度充盈引起疼痛所致。一旦解决了这个问题，患者就会更加舒适，安静休息，也可以与家人恢复一些有意义的交流。
- 适时评估患者是否有粪便嵌塞。当患者处于濒死期的时候，这个问题经常会被忽略。对于一些有慢性便秘的患者，家属可能会要求移除粪石，这样临终患者可以更加舒适。护士可以使用直肠栓剂和皮下注射甲基纳曲酮，但同时应权衡家属所失去的与患者进行最后交流的时间。
- 考虑使用抗精神病类药物，如氟哌啶醇或氯丙嗪和（或）苯二氮䓬类药物如劳拉西泮或咪达唑仑。抗精神病类药物和苯二氮䓬类药物的使用可以减少患者的躁动、重复性活动及大声嚷叫，让患者休息得更加舒适。这类药物也可以有效治疗活动过少型谵妄。护士应该告知家属，药物有可能会让患者清醒，与他们发生有意义的交流，但是在大多数情况下，临终患者会出现反应减弱。对于一些家属来说，使用镇静剂可能是一个艰难的决定，因为它有可能加速患者的死亡。医护人员应提供必要的宣教，帮助家属权衡使用抗精神病类药物和苯二氮䓬类药物的风险和获益。可以想象，临终患者一旦使用了镇静药物，就可以放松下来，让死亡自然发生。家属必须做出决定，让亲人遭受痛苦来换取可能延长的死亡，并寄希望于一次可能不会发生的、最后的、有意义的对话和交流，这样做是否值得？家属应接受意图理论的教育，多考虑临终患者的需要而不是他们自己的需要。镇静剂的使用是一个非常个体化的决定，并不能确保一个意识恍惚、激越好斗的个体变得头脑清楚且能够与家属进行有意义的交流。必须让家属了解镇静的风险与获益，以便作出明智的决定。

- 保持安静的环境。减少灯光和噪声的刺激可以帮助临终患者放松下来，继而保持安静，减少不安。护士可以建议调暗房间的灯光、拉上窗帘并减少探视。家属是否愿意按护士的建议去做，可能还需要让他们重新明确护理的方向，以关注临终患者的需要，而不完全是他们自己的需要。
- 为患者播放喜欢的音乐，轻声说"你很安全。我们和你在一起。我们爱你"；抚摸患者、陪伴患者，以及芳香疗法的使用可能帮助患者安静、放松下来，这些非药物方法非常有效。护士应该提醒家属，听觉被认为是在死亡过程中最后失去的一种感觉，熟悉的声音似乎是治疗谵妄、让患者平静下来的一种选择。熟悉的和温和舒缓的气味也可以帮助临终患者安静下来，可以考虑使用这种方法。

伴有谵妄的临终患者的家属应该考虑到，未尽事宜可能是患者出现躁动和谵妄的一个原因。"终极痛苦"是一个词语，用来描述临终患者因家庭或个人的未尽事务无法完成而感受到的极端情感或灵性痛苦，标准的治疗方法对其不起作用。医护人员应该与家属一起讨论导致这种强烈的压力和焦虑的原因，在患者陷入昏迷之前寻找可能的解决方法。有家属和临终护理团队的参与，很多问题都可以解决。例如，婚礼可以重演，疏远的家庭成员可以乘飞机前来解决长期存在的冲突，神父可以听取咨询和忏悔，牧师可以提供临终祝福等。

临终患者的心理社会问题也可能引起其他躁动和类似谵妄的症状，护士应该将其作为不断努力的方向加以探讨，从而让临终患者得到平静和安慰。临终患者常常出于担心自己离开后亲人不知道如何继续生活，为了安慰他们而在痛苦中挣扎地活着。CARES 工具建议护士应和家人一起向患者道别，允许他们所爱的人停止与生命的抗争。家属需要向临终患者保证他们会生活得很好，并承诺他们会处理好家庭事务。能做到这些可能非常困难，家庭成员必须要有说服力，这样他们的亲人才会相信他们，才能放手平静地离开。医护人员必须理解这些活动的重要性，帮助家属努力安慰临终患者，无论对家属还是对临终患者，让他们安心都是一项非常重要的工作。人们很容易失去立场，采取自我保护的行为，医护人员需要不断地引导家属，努力让他们持续关注临终患者所期望达到的目标。医护人员只有做到冷静和善解人意，才能让家属安心，并帮助他们顺利度过生命的低谷。

临终患者死亡前的几个小时或一段时间，谵妄中的患者可能变得清醒，对于这种情况目前尚无合理的解释。医护人员应鼓励家属，只要这种情况持续存在，就去享受与患者之间的交流。要让家属安心，因为这段时间通过有效交流，可以让家属完成与亲人的告别，并获得更多充满爱的记忆，这些都将支撑他们度过今后的悲伤过程。

这种戏剧性意识变化的例子发生在一位名叫保罗的终末期患者身上。保罗是一位 36 岁的男士，即将死于转移性脑癌，目前正在一家临终关怀机构住院接受治疗。在过去的 1 周里，他经历了活动过多型谵妄，变得焦躁不安，并大声叫嚷一些杂乱无章的话。他的家人坐在他的床边，大声朗读《霍比特人》（*Hobbit*）中他最喜欢的章节，试图让他平静下来。当他的妻子玛丽读书时，保罗突然放松下来，睁开眼睛，凭记忆背诵了玛丽读过的那一段。玛丽难以置信地停止了阅读，激动地叫来了护士。保罗看着玛丽，微笑着说“嗨，亲爱的”，然后打了个哈欠。护士走进病房，发现玛丽蜷缩在保罗的病床旁，头靠在他的胸口上，保罗正搂着玛丽，轻声地和她说着话。

护士自我介绍她叫玛莎，当她给保罗做一项简短的神经系统检查时还询问他感觉如何。保罗左侧的瞳孔仍然是散大的，这表明他的大脑受到了严重损伤，但是保罗很清醒，和他的妻子一起说笑着。保罗清醒了 1 个小时，之后他对妻子说自己累了，需要打个盹，此后就再也没有醒来，3 天后保罗安详离世。

医护人员认为，保罗一定是由于脑水肿经脱水治疗后减轻了，部分大脑功能得以恢复，才会出现这样的情况。但是，医护人员又猜测减压给脑瘤提供了更多转移的空间，并使脑干压力增加，从而导致了他的死亡。不管什么原因，保罗和玛丽被安排在一起度过了宝贵的 3 小时，来表达他们的爱和道别，值得欣慰。

当保罗又睡着了的时候，玛莎递给玛丽一杯茶，安静地坐在她的身边。玛丽对这件事情仍然很激动，不断地诉说着她是多么感激这段共度的时光。玛丽承认她知道一切都没有改变，保罗仍然处在死亡边缘，但她很感激这段额外的时光。玛莎一边听着一边点头，表示这确实是一份非常美好的礼物，它让医护人员也看到了保罗清醒并与她交流的状态，因为有了这段时光，保罗才会如此平静安详。

内科医生做了一项神经学检查，发现保罗的两个瞳孔都已散大，他再也不会醒来了。玛莎庆幸保罗没有住在一家大医院里，在那样的医院他通常会被带去做造影和 X 线检查以了解究竟发生了什么，而他与他妻子的这段宝贵时光也会因此而失去。玛丽坐着，握着她丈夫的手，知道他终于平静下来了。

重要的是，医护人员要认识到，如果临终患者是平静和安详的，那么他的家人也会这样。对于类似保罗这样的情况，护士的专业知识可能让自己不知所措，也可能把它当做应该去支持和接受的礼物。教育和有效的沟通对于促成平静的临终体验必不可少。家属需要帮助，以超越失去亲人的悲痛，转为为亲人和他们共度的时光而庆祝。医护人员在教育和引导家属度过临终过程中发挥着重要作用，良好的倾听技巧和治疗性陪伴是必不可少的。

研究表明，家属需要医护人员的陪伴和冷静的支持，为他们提供正确的指引，因为他们会继续面对伴随死亡过程出现的各种应激。这些非技术性工作经常被忽视，不被认为是对护理的需要，而事实上恰恰相反。对护士来讲，完全了解和接受自己无法改变或纠正患者疾病状况的事实并不容易，而通常情况下，照顾谵妄患者最有效的措施只需见证、治疗性陪伴，以及帮助家属关注患者本人而不是疾病。

史蒂文的症状管理

史蒂文的临终护理的例子会继续在本章节进行讨论。临终过程中，史蒂文经历了活动减少型谵妄。他无法对他的家人表达任何语言或非语言的感谢，在第一次评估的时候也没有表现出任何躯体上痛苦的征象。护士鼓励父母脱下手套和防护服，就像他们在儿子这20年的生命里所做的那样，握着儿子的手并安慰他。护士建议父母对史蒂文轻声说话，鼓励他们表达对儿子的爱和他们因他而感到骄傲。关于史蒂文的一段简短的谈话逐渐展开，当父母谈到史蒂文的童年以及他如何希望成为一名护士的时候，父母第一次笑了。

随着注意力转移到被讲述的故事上，房间里的紧张气氛似乎有所缓和。史蒂文的父母能够从他们承受的压力中得到情感上的休息，来为他们的儿子庆祝。虽然眼泪还在继续流着，但是现在他们有了一种平静和接受的感觉。护士们轮流静静地坐着，看着母亲抱着儿子靠在自己身上。

无论是什么原因造成的，谵妄和躁动都对脱离现实世界走向死亡起着积极的作用，它们提供了一条通向解脱的路径，提供了一个表达情感的机会，也提供了一段时间，让家属把临终患者当作曾经的那个特别的人来庆祝。谵妄可以通过使用适当的药物和减少刺激得到缓解，护士应鼓励家属参与并帮助他们向临终患者强调，他是安全的、被爱的和被支持的。

在临终过程中有很多奇迹出现，可供家属回忆和告别的礼物需要得到鼓励。谵妄的患者和他们的家人仍然可以经历一段充满爱的、平静的死亡过程。医护人员应用专业技能有效控制症状，用娴熟的沟通技巧帮助他们庆祝生命，让他们充分享受在一起的时光，这样可避免因谵妄而失去有意义的告别机会。

参考文献

Brajtman, S. (2005). Helping the family through the experience of terminal restlessness. *Journal of Hospice and Palliative Nursing*, 7(2), 73–81.

Close, J. F., & Long, C. O. (2012). Delirium: Opportunity for comfort in palliative care. *Journal of Hospice and Palliative Nursing*, *14*(6), 386–394.

Ellershaw, J., & Wilkinson, S. (2011). *Care of the dying: A pathway to excellence* (2nd ed.). New York, NY: Oxford University Press.

Ferrell, B. R., & Coyle, N. (Eds.). (2010). *Oxford textbook of palliative nursing* (3rd ed.). New York, NY: Oxford University Press.

第10章

情感和灵性照护

灵性对于患者、家属及医护人员的整体健康至关重要（Hutchinson，2011）。它体现了“人类的内在真实性”，并使我们对生活的目的有了更深入的理解（p. 151）。它很难去定义，却又明显地体现在所有人的价值观和道德标准中。灵性在患者的护理中发挥着重要作用并影响着护理理论、研究及教育（Taylor，2002）。它受文化、宗教和个人人生观的影响，等同于我们的灵魂。

灵性的维度

关于如何定义灵性有许多不同的观点，宗教和心理学影响了人们对灵性的定义。宗教信仰对灵性发挥着怎样的作用，能否接受不隶属于任何宗教组织但同样有灵性的个人，人们在这些方面有着不同的观点。灵性被认为是神秘的，作为一种愿望，是“超越自我”的一部分。定义的多样化会促进更热烈的讨论，得到更热情的反馈，许多讨论都要求开放的思维和不加评判的态度，而宗教的作用通常会阻碍人们用包容开放、没有偏见的态度看待他人的灵性需求。这种情况也是我们在照护不同信仰的个体时经常遇到的困难，例如巫术崇拜和恶魔崇拜。一些极端的崇拜现象会给护理工作带来挑战，因为护士需要将自己的信仰放到一边，而为与自己宗教信仰不同的人群提供照护。

支持一个人灵性的最佳方法，就是要让人们理解陪伴的重要性，做一位合格的倾听者，倾听患者对于灵性的认识并不对此作出任何评判。灵性对于每个人都是独特的，反映出对他来说什么是最重要的。

对灵性的哲学理解，Puchalski 和 Ferrell（2010）做了很好的总结，他们在 2009 年灵性共识会议上给出了一个定义："灵性是人性的一部分，是人们找寻和表达意义和目的的方式，是感受自己与当下、与自己、与他人、与自然以及与其他有意义的事物联结的一种体验"（p. 16）。

我相信灵性是灵魂的一种反映，它是我们内心最深处的本来面目，它是由生活经历、宗教信仰、价值观和道德标准等我们作为人类接受到的事物所塑造的。灵性必须得到培养和尊重，因为它影响着我们的尊严、自我价值和生活的目标，这些也是我们最脆弱的一面。灵性不是由职业、社会角色、年龄或者种族所决定的。它是我们的目标、价值、尊严以及与他人和上帝的联系的一种表达。

灵性也反映了人类的一种多维度需求，因此不能从单一维度进行界定。从广义上说，它不仅仅是个人的宗教信仰，在许多情况下，宗教可能对一个人的灵性没有影响，而对另外一些人来说，宗教却成为他们的个人价值观和身份的基础（Puchalski & Ferrell，2010）。众多灵性的定义中有一个共同的特点，即认识到个人的价值、仪式、自我感知和个人见解是独特的，允许其"超越平凡并寻找他们的灵魂，以获得更深层的意义"（Mauk & Schmidt 2004，p. 3）。Dossey、Keegan、Kolkmeier 和 Guzzetta（1989）对"灵性"做了如下定义：

> 一个包含价值、意义和目的的广义概念；人类内心深处的诚实、爱、关怀、智慧、想象力和同情的特质；存在着的一种更高权威的品质，引导神秘的精神或超越；一种动态的平衡，允许并创造身、心、灵的治愈；可以涉及也可以不涉及有组织的宗教。（p. 24）

灵性的局限性可以归结为在定义其真正意义和重要性时存在的困难。很多时候，灵性仍然会与宗教、心理学和神秘主义相混淆。

如果对灵性的整体支持仍然基于宗教信仰，那么满足患者的灵性护理需求可能会大打折扣。通常，除了个人的宗教实践之外，灵性更深层的意义并未被探索出来，医护人员对灵性基本原则的误解，使得没有宗教信仰的个体在获得整体精神支持方面处于不利的地位。

研究与灵性

由于无法将灵性的研究结果与宗教、心理学和神秘主义的影响清晰地区分开来，导致证实灵性在生活中的重要性的相关研究一直没有得到人们的重视（Koenig，2011）。

研究还在继续探索并试图清晰地对灵性作出定义。Koenig（2011）在他的研究中将灵性和宗教整合为一体，他专注于探索人类对于灵性/宗教信仰和实践的需求。Koenig（2011）的综述回顾了精神卫生方面的研究，指出 70%～75%的研究关注了宗教、灵性对健康的影响。在 2010 年，有 326 项量性研究验证了宗教、灵性和身心健康之间存在的关系。40 项研究探索了宗教、灵性、希望和乐观之间的关系，其中 73%的研究（n=29）显示有明确的宗教和精神信仰的个体在生活中表现出更高水平的希望和乐观。所有关于抑郁、自尊、自控力、自杀倾向以及生活中有意义和目的的发生情况的比较研究，均显示个体的宗教和精神信仰越虔诚，其在身体方面、心理方面和社会方面就越健康（Koenig，2011）。

灵性研究的广泛和深入可以在大样本研究、长期观察、不同文化群体研究以及证实宗教和精神信仰有益健康的一致性结果中看到。研究不足在于 80%～90%的研究为横断面研究，这种研究设计无法清晰地确定健康状况是否会导致宗教和精神信仰的出现，或者健康状况是否会促进人们的宗教和精神信仰。再者，研究也不会去区分宗教和精神信仰。Koenig（2011）提到的其他不足还包括无法控制混杂因素、样本量太小、使用不恰当的措施和对研究结果过度解释。

如果研究对灵性有明确的定义，并能保证研究过程的真实性和客观性，就能获得更有价值的研究成果。正如 Koenig（2011）提到的，有关灵性的研究领域仍然很重要，但是它必须要与宗教区分开以清楚地理解：

> 既然宗教和灵性能够在预防疾病、加速康复和激发社区人群相互照顾中起到积极作用（减少了对昂贵的医疗服务的需求），那么这一领域的研究对于解决美国和世界各国不断上升

的医疗保健费用就非常重要。

认识到灵性在临床环境中的重要性，也就意味着接受人性在提供以患者为中心的、高质量的整体护理中所起的重要作用（Byock，2012；Puchalski & Ferrell，2010）。它强调护理人员应给予患者尊严和尊重，认识到他们不仅仅是一个房间号码或一个疾病过程，他们理应得到同情和善待。很多时候，医护人员最好的工具就是他们自身所具备的人性（Cobb，Puchalski，& Rumbold，2012）。它可能比任何专业技能或治疗更有价值，因为它会让患者感到自己得到他人的重视和关心（O'Brien，1999；Puchalski & Ferrell，2010）。护士给予必要的支持促进患者的灵性成长，由此产生的积极情感体验可以明显促进疗愈过程，并让他们在经历死亡的过程中得到安慰（O'Brien，2001）。

灵性在护理中常以它不是什么而被定义（Pesut，2013）。它不特指宗教，也绝不是非人性化的生物医学过程，但这正是它可能让护理区别于其他医疗卫生领域的关键因素。Pesut（2013）认为，护理工作努力从文化上与患者和家属联系起来，灵性护理正是从这一过程中演变而来的，在医疗照护中提供人文关怀，帮助患者和家庭找到与疾病过程相关的意义。认识患者的灵性能够超越语言和文化的障碍，因为真正的人际交往常常能化解文化和语言的差异，并帮助医护人员找到“人与人之间的联系，即使是看似无法跨越的不同信仰的鸿沟”（Pesut，2013，p. 6）。

保护和促进患者的自尊对解决他们的灵性问题至关重要。因为医护人员愿意花时间听取患者的意见，给予尊严和尊重，让他们感受到活着的价值；因为医护人员将他们视为独特的个体，让他们感受到被尊敬；因为医护人员愿意共同实现他们的具体需求和护理目标，让他们感到自己很重要（Byock，2012；Puchalski & Ferrell，2010；Taylor，2002）。Pesut（2013）指出“灵性是一种凝聚力，它让不同信仰的人变得相通”（p. 6）。

Reed 的自我超越理论和灵性

Pamela Reed 自我超越的中层理论有助于我们进一步了解支持个体灵性的重要性，并为 CARES 工具提供了一个临终护理的关注点。Reed

(1991a) 将自我超越界定为“个人对扩展自我边界、定向拓宽生活视野和目标的要求，是发展成熟的特征”(p. 64)。她的理论建立在演绎重组、生命周期发展心理学、罗杰斯的概念系统、临床经验和实证调查的基础上。

Reed 指出，个体在一生中会不断地成长直至死亡。她认为，随着年龄的增长，他们受时间流逝的影响会越来越小，而更多地受到生活经历和事件的影响 (Pesut，2013；Reed，2008)。Reed 针对维持终末期心理健康需要发展自我超越建立了理论。自我超越理论关注生命终期患者及其家人在健康和幸福感受到损害时的感受，以及超越这些感受和担忧获得灵性成长的需要 (Pesut，2013)。自我超越让人们获得从生活的挑战中寻找意义的能力，并让其感觉到幸福和圆满 (Reed，2008)。

自我超越理论基于两个假设：一个假设是人类是多维的，能够超越自身感官，对世界和自身有更广泛的认识；另一个假设是人类被认知所驱使或者具有“发展性驱动力”以获得必要的幸福感，从而实现自我超越 (Reed，2008)。“自我超越体现的是将个人与自我、他人和环境联系在一起而不是分开的体验”(p. 2178)。它是一种只有发展成熟才能获得的不断增强的意识和拓宽的生活视角 (Reed，2008)。Reed 提到的一些自我超越的表达方式包括：

- 与他人分享人生智慧。
- 接受衰老带来的身体变化。
- 接受死亡是生活的一部分。
- 在生活中发现灵性的意义。(Reed，2008，p. 2206)

自我超越理论有三个主要概念，第一个是前面所讨论的关于超越的一般假设，第二个是幸福感理论，最后一个是脆弱性。

幸福感可以多种方式界定。它经常被描述为一种圆满和健康的感觉，并与自我超越的发展有着积极的联系。幸福的一些指标与生活满意度、积极的自尊和自我概念、希望和生活意义等同 (Reed，2008)。Reed 的理论认为，幸福水平与获得自我超越的能力直接相关。

脆弱性是指一种对必死命运的意识，以及对人生中通常遇到的困难事件的接纳。当面对这些问题时，自我超越会自然地发生在健康人身上。“那些让一个人意识到必死命运、感到不完美或自己的脆弱的生活事件，如果没有摧毁其内心自我触发的发展过程，个体则会朝向新的自我认同感和突破自身界限的方向进步”（Reed，2008，p. 2215）。一个人的脆弱是实现自我超越的催化剂，引发脆弱感的常见生活事件包括生活危机、慢性病、衰老、残疾、养育子女、分娩、失去亲人和职业困境。当一种生活危机发生的时候，自我超越可以增强幸福感，使危机转化为一种治愈和学习的经验（Reed，2008）。这个过程也被称为创伤后成长。人们相信，当一个人心灵“破碎”时，当最脆弱的时候，他们最容易接受精神的成长和改变（Wicks，2006）。

要将危机转化为治愈和经验，则需要对个体的灵性给予支持。在照顾临终患者和他们的家人时，Reed 理论是他们精神上坚定的支持者。超越、幸福、希望、积极感受、生活满意度和生活意义等概念都是个体灵性的决定性因素。

脆弱也是决定患者及其家属灵性需求的一个因素。如果患者的灵性需求得到满足，自我超越得以发生，脆弱感即使不能完全消除，也可以得到缓解。自我超越理论建立在对患者灵性的培养和支持上。

Parse 的人类适转（humanbecoming）理论和灵性

另外一个支持自我超越的是由 Parse（1998）发展的人类适转理论。探索人类不断变化和不可预测的本质，以及每位患者维持健康的过程中对护理的需求。患者的独特性需要被他人认可，他们需要有人倾听，也需要感受到情感上的支持（Maxwell Smith，2010）。当有护士全神贯注陪伴时，患者就有机会思考和表达他们自己的健康状况、生命的意义，并体验被倾听的感觉。每个人对自己的健康都有独特的看法，Parse 的理论认为，健康是在每个人的世界中创造的，是个体所特有的，不能量化，也不能判断好坏。Parse 认为健康是指“个人对自己生活的承诺，每个人的生活状态体现了他自己的价值优先等级”（Parse，1998，p. 32）。

Parse（1998）的理论认为人类基于多种生活经验与宇宙的不同领域交互作用，在心理上构建对他们来说真实的东西。她相信，人类通过说话和沉默、活动和安静分享他们的价值观。她利用行为的相反两方面强化了宇宙的节律性，这种模式一直在不断变化和发生演变，影响着人类的价值观，并促进了可能性的增长。“人类在实现梦想和希望的过程中每时每刻都在变化，他们通过发明新方法来推动超越现状，实现尚未实现的目标”（Parse，1999，p. 8）。

Parse 的人类适转理论与 Reed 的自我超越理论类似，因为这两个理论都提出：

- 情感和认知的成长一直会持续直至死亡。
- 支持自尊以促进灵性成长。
- 需要感受存在的价值和独特性。
- 个体必须适应并随着生活和环境的变化而发展。
  - Parse 的理论认为变化会影响人类的价值观并促进可能性的增长。
  - Reed 的理论认为发展的成熟度需要突破自身界限及拓宽生活视角和目标。
- 渴望达到更高质量的生存状态。
  - 人类适转。
  - 自我超越。

两种理论的差异主要体现在语义和所关注的年龄组上。Parse 的理论在变化中更具有前瞻性，可以处理所有年龄组患者的成长。Reed 的理论与灵性、老年人、绝症和临终患者的联系更紧密，认为只有超越才能接受和克服死亡和悲伤带来的苦难。而 Parse 的理论认为人类必须改变和进化，以实现目前尚未实现的目标。

自我超越和灵性

Pamela Reed 的自我超越理论基于灵性。自我超越遵从灵性需求得到充分支持的基本原则，个体必须具有强烈的自尊、价值感和目标以超越与死亡过程相关的悲伤和艰难的生活变化。

Coward 和 Reed（1996）在《自我超越：生命终期疗愈的资源》（*Self-Transcendence*：*A Resource for Healing at the End of Life*）一书中指出，灵性支持有助于突破自身界限而实现治愈。治愈是指在逆境中发现意义，提升自我价值感，并能找到圆满。这些观点对绝症患者非常重要，因为它们有助于提升主观幸福感，这种幸福感让个体能够超越自我，洞察生命和死亡的意义和目的。医护人员必须帮助临终患者建立起与超个人之间的联系，以提高其对人类所有维度的认识和整合。

Reed（1986）在题为“临终患者和健康人的宗教信仰”的文章中回顾了从 57 名临终患者和 57 名健康人中所获得的研究成果，这项研究是关于成年人对宗教在他们的幸福感中所扮演的角色的看法。宗教信仰，就像是灵性，是指“个人对自己信仰和行为的感知，表达了与灵性维度或者超越自我相关的一种感觉”（p. 36）。幸福感是指“对自己目前生活的一种满足感”（p. 36）。研究结果显示，更多的终末期患者和女性患者有宗教信仰，年龄大的终末期患者的幸福感明显高于年轻患者的幸福感。意识到生命是有限的也许是宗教信仰最大的影响因素。

Reed（1987）在一项以 300 名成人为研究对象的题为“终末期住院患者的灵性与健康”的研究中指出，灵性是一种重要的人类体验，在住院的终末期患者和非终末期患者中并没有显著的区别。灵性有助于人们减轻对死亡的恐惧、缓解不适、改善情绪状态及减轻孤独感。灵性是指根据生活经验和事件而形成的个人观点和行为的最高境界，这些经验和事件与超越自我相关联。灵性被认为是完成超越精神任务的能力的重要组成部分，其中超越精神任务是指一种超越普通的躯体界限和限制的意识水平（p. 335）。与死亡相关的生理和躯体变化使得个体将灵性作为一种主要的应对方式来实现幸福感。在这项研究中，终末期患者的灵性与幸福感之间存在一种虽微小但一致的关系。

Reed（1991a）在题为“老年人的自我超越和精神健康”的文章中探讨了老年人自我超越对健康的影响。参与这项混合方法研究的 55 位老年人，年龄在 80～97 岁，居住在独立的公寓里。该研究的理论框架基于生命周期的发展，它满足了人类与自我和环境联系的需要。四种自我超越的模式被认为对幸福感很重要：创造，一种帮助他人和家庭的利他主义动机；内省，一种专注于内部活动和可用环境资源（如爱好、终生学习和精神反思）的欲望；时间整合，对过去、现在的精神回顾，以及对未来计划和成就的预期；躯体超越，接受身体和认知的变化并将其融入目前的生活方式中。该研究结果支持先前研究发现的自我超越与心理健康有直接关系。

Reed（1991b）在题为“自我超越的护理理论：发展理论的演绎变

革”的文章中指出，需要发展理论来处理发展现象并促进晚年生活的幸福感。护理学与心理学的发展理论相结合，发展出自我超越的护理理论。自我超越被认为是一种发展成熟的特征，这种特征通过突破自身界限、拓宽生活视角、增强目标感和自我价值感来体现。对自我超越过程的认同，证明了人在认知上的不断发展直至死亡。该理论认为，自我超越最常发生在面对绝症时，往往伴随着对死亡意识的增强。超越绝症挑战的能力与幸福感直接相关。这个理论直接影响了护士在护理和支持患者的灵性方面所起的重要作用，尤其是在护理终末期患者时。

Reed（1992）在题为“护理领域灵性研究的一个新兴范式”的文章中指出，灵性一直是护理实践的重点。护理认为灵性是关系到人类健康和幸福的基本现象。灵性强调通过三个维度的联系和连结获得生命意义的能力：内在的，与自我的联系；人际间的，与他人和环境的联系；超个人的，与看不见的事物、上帝或更高力量的联系。这种精神上的联系促成自我超越，从而提高自我价值感、个人赋能，并“赋予平凡以非凡的意义”（p. 350）。灵性是一个很难衡量的宽泛概念，它是一个多维度的概念，具有垂直维度的连接性和水平维度的与社会及物理环境的关联性。它跨越了传统科学的边界，需要用谦逊的态度来进行研究（p. 355）。

所回顾的所有文献都提示一个人的灵性和其获得自我超越的能力有着直接关系。个人对必死命运的意识被认为是一个重要的触发因素，用于调动其内在的精神力量。这些精神力量提供了必要的情感支持和认知资源，用以超越最常见的晚期疾病以及死亡带来的恐惧和障碍。自我超越是临终患者共同的目标，也是实现幸福感的一个基本组成部分。

临终护理中需要给予患者及其家属全面的精神支持，从而让他们超越内心的痛苦。而 CARES 工具特别为满足这些情感和精神需求提供了相应内容，该工具旨在指导医护人员如何给予患者以全面的支持，从而培养和促进他们的自我超越。个人的灵性需求必须得到满足，以实现自我超越，包括被重视、值得帮助、受尊重、倾听和得到安慰的感觉。当精神需求得到支持，自身界限得到突破时，幸福感就会极大地提高。

Reed（2008）描述的自我超越状态所涉及人际关系的成长包括：

- 拓宽自身界限，让人们对人生观、价值和梦想有更深刻的认识。

- 与他人和周围环境建立联系的能力。
- 通过整合个人的过去和将来，以一种有意义的方式活在当下的能力。
- 使个人与外界可识别的维度建立联系的超个人能力。

CARES 工具立足于对患者及其家属提供灵性支持的需求。工具的五个部分可满足临终患者和护士对常见症状的管理需求，每一种症状都涉及灵性，并可帮助实现躯体和心理需求的超越，从而获得更多的平静和幸福感。

情感和灵性照护

CARES 工具中的“E”是指情感支持和灵性支持两个概念的综合。它与 CARES 工具的理论基础“促进和支持自我超越的实现”直接相关。该部分强调人性的重要性，并鼓励交流、主动倾听和支持性陪伴。

CARES 工具提供的满足临终患者情感和灵性需求的指导和建议包括：

- 专注于对精神方面的照顾。
- 提供情感、心理和文化的支持。
- 需要知道有哪些可用资源以及如何获取。
- 认识到医护人员也可能需要情感和精神上的支持。
- 努力维护患者的尊严和价值感。
- 了解悲伤的不同表达方式。
- 良好的沟通技巧很重要，确保所有参与方的意见一致。
- 经常照顾到家庭成员，他们应成为护理的持续助力。
- 永远不要想当然地认为你知道家属想要什么，而是要与他们直接沟通。
- 根据家属的要求提供尽可能多的信息。
- 不断确认并遵循既定的护理目标。
- 维护家属的隐私需求。
- 继续提供支持性陪伴，陪在患者家属身边。

- 建议家属为亲人提供他们最喜欢的音乐、衣服、食物等，做能够让他们感到舒适的任何事情。
- 考虑带来患者喜欢的宠物或提供喜欢的活动，即使超出了病房的规定范围。
- 通过提供任何所需要的设备或人员来支持家庭仪式。
- 记住你的人性关怀是最重要的，只需要陪伴、富有同情心、不做评判。
- 关注家属，鼓励休息，准备好食物和饮料。
- 记住，你无法带走他们的痛苦，那么就认同他们的情感，并陪伴在他们的身边。

史蒂文的症状管理

史蒂文的反应越来越迟钝，在生命的最后几小时里，他想起了年轻时的一些时光。如第 9 章所述，对其父母的情感和精神支持仍在继续。需要注意的是，在舒适、气道管理、躁动和谵妄、情感和灵性照护以及自我照护的各个部分中的许多内容是重叠的，并不只属于工具的某个部分。灵性是一个经典的例子，因为关怀工具的所有部分都涉及灵性。如果症状得不到控制，临终患者和他们的家属就不能成功地超越与死亡有关的伤心和痛苦，也不能成功地庆祝活着的生命以及将与亲人相识视为上天赐予的礼物。

史蒂文的父母被允许积极参与照顾儿子，从而获得了情感上的支持。他们能够决定儿子需要哪些舒适措施、能否增加吗啡或何时提供口腔吸痰，这些让他们在无法控制的时间里有了一种小小的控制感。

医护人员尊敬地称呼史蒂文的名字，他的父母也意识到，随着史蒂文生命即将走向终点，许多护士变得很伤感。他们表达了对医护人员的关爱的感激之情，感谢大家给予的善良对待。主管护士和史蒂文的家人坐在一起，听到更多关于他的故事，并继续向父母保证史蒂文对当前状况没有感到痛苦。

提供情感和精神支持的目的是帮助临终患者及其家属庆祝生命，庆祝他们在一起的时光，庆祝他们超越死亡，获得平静、支持、幸福及接受感的能力。这就是 CARES 工具的总体目标。

参考文献

Byock, I. (2012). *The best care possible: A physician's quest to transform care through end of life*. New York, NY: Avery.

Cobb, M., Puchalski, C. M., & Rumbold, B. (Eds.). (2012). *Oxford textbook of spirituality in healthcare*. New York, NY: Oxford University Press.

Coward, D. D., & Reed, P. G. (1996). Self-transcendence: A resource for healing at the end of life. *Issues in Mental Health Nursing, 17*, 275–288.

Dossey, B. M., Keegan, L., Kolkmeier, G., & Guzzetta, C. E. (Eds.). (1989). *Holistic health promotion: A guide for practice*. Rockville, MD: Aspen.

Hutchinson, T. A. (2011). *Whole person care: A new paradigm for the 21st century*. New York, NY: Springer Publishing.

Koenig, H. G. (2011). *Spitituality & health research: Methods, measurement, statistics, and resources*. West Conshohocken, PA: Templeton Press.

Mauk, K. L., & Schmidt, N. A. (2004). *Spiritual care in nursing practice*. Philadelphia, PA: Lippincott, Williams & Wilkins.

Maxwell Smith, S. (2010). Humanbecoming: Not just a theory—It is a way of being. *Nursing Science Quarterly, 23*(3), 216–219.

O'Brien, M. E. (1999). *Spirituality in nursing: Standing on holy ground*. Sudbury, MA: Jones and Bartlett.

O'Brien, M. E. (2001). *The nurse's calling: A Christian spirituality of caring for the sick*. Mahwah, NJ: Paulist Press.

Parse, R. R. (1998). *The human becoming school of thought*. Thousand Oaks, CA: Sage Publications.

Parse, R. R. (1999). *NLN press illuminations: The human becoming theory in practice and research*. Boston, MA: Jones and Bartlett.

Pesut, B. (2013). Nursings' need for the idea of spirituality. *Nursing Inquiry, 20*(1), 5–10.

Puchalski, C. M., & Ferrell, B. R. (2010). *Making health care whole: Integrating spirituality into patient care*. West Conshohocken, PA: Templeton Press.

Reed, P. G. (1986). Religiousness among terminally ill and healthy adults. *Research in Nursing & Health, 9*, 35–41.

Reed, P. G. (1987). Spirituality and well-being in terminally ill hospitalized adults. *Research in Nursing & Health, 10*, 335–344.

Reed, P. G. (1991a). Self-transcendence and mental health in oldest-old adults. *Nursing Research*, *40*(1), 5–11.

Reed, P. G. (1991b). Toward a nursing theory of self-transcendence: Deductive reformulation using developmental theories. *Advanced Nursing Science*, *13*(4), 64–77.

Reed, P. G. (1992). An emerging paradigm for the investigation of spirituality in nursing. *Research in Nursing & Health*, *15*, 349–357.

Reed, P. G. (2008). Theory of self-transcendence. In M. J. Smith & P. R. Liehr (Eds.), *Middle range theory for nursing* (2nd ed., chapter 6) [Kindle edition]. New York, NY: Springer Publishing.

Taylor, E. J. (2002). *Spiritual care: Nursing theory, research, and practice*. Upper Saddle River, NJ: Prentice Hall.

Wicks, R. J. (2006). *Overcoming secondary stress in medical and nursing practice: A guide to professional resilience and personal well-being*. New York, NY: Oxford University Press.

第 11 章

自我照护

CARES 工具的最后一部分介绍医护人员自我照护的重要性。临终护理给医护人员带来躯体、情感和精神上的压力，由此引发的伦理困境、职业倦怠和同情疲劳是常见的问题。认识到自己所面对的挫折、失落和悲伤并和他人分享，可以帮助照顾者从其经历中发现意义并获得成长。通常，只需要简单的行为——将情感转化为语言就能治愈伤痛。

Robert Wicks 的著作和自我照护

Robert Wicks（2006）的著作可作为本章节讨论的许多自我照护技巧的参考。Wicks 是马里兰州洛约拉学院的一位心理学家和教授。他出版了 40 多本书籍，帮助专业人士应对遭遇悲剧和损失的客户。作者在 2014 年参加死亡教育和居丧咨询协会（Association of Death Educators and Councilors，ADEC）举办的全国会议时了解到他的著作。ADEC 的成员主要由社会工作者、心理学家和灵性顾问组成。会议上演讲的关于一些专业人员以及应急人员，如消防队员、警察和悲伤咨询顾问使用的自我照护方法为护理人员提供了借鉴。

护理领域才刚刚开始认识到职业悲伤对许多护士生活的影响，因此，应借鉴其他专业人士在日常生活中接触到各种形式的悲剧和悲伤时使用的成熟技巧。护生在学校受到的教育是不能公开表露情感，不鼓励他们流泪和（或）哭泣，因为这些被认为是不专业或失去自控能力的表现。如果护士对他们所护理的患者的死亡表现出任何情绪反应，则会被认为脆弱或能力不足。护士被提醒要表现得专业，不要让情绪影响他们的护理和判断，这种职业要求在很大程度上导致了个人弹性的丧失、继发性压力和倦怠的产生，甚至让许多富有同情心的人离开了护理行业。护士是具有情感的人这一事实被人们忽视了。

护士与许多医疗专业人员有着同样的标准，哭泣或公开表现出悲伤只能是放大自己的失败，其他同事也不会提供安慰或支持，因为他们不知道在悲伤的过程中如何帮助他人，这个过程对他们来说不可接受，或者太痛苦而无法承认。护士学会了在附近安静的洗手间里哀悼，“振作起来”完全是依赖于个人的意志力，直到某一天他们的意志力被耗尽。没有恢复或促进个人弹性的技巧可供护士使用。如果护士公开寻求支持，他们可能会遭到同行的反对，而且他们最终会变得冷淡或避免与自己护理的患者过近接触，选择转到与患者接触较少的领域，或者辞职（Wicks，2006）。

Wicks（2012）认为有效的自我照护要求医护人员每天关注自己的经历和感受。工作环境中为医护人员提供自我照护的支持，这个转变仍然很缓慢，而且不可能具体到满足所有人的需要。作为一个专业群体，职业性悲伤一直被认为是一种受歧视的现象，改变现状需要一些时间。2014 年，Wicks 在马里兰州巴尔的摩市举行的 ADEC 大会上发表主题演讲时，用了这样一个比喻——“穿上拖鞋保护你的脚，比在世界上铺地毯更容易”。他鼓励医护人员寻找自己的情感和心理支持的方法，并将其作为日常工作的一部分，他指出，倦怠的发展是一个“缓慢的、潜伏的过程，而不仅仅是单一事件的结果”（Wicks，2014）。

Wicks 认为必须注重正念。医护人员应主动并有意识地探索日常工作中的事件及其对个人的影响。将事情放在当时情境来看待非常重要，而照顾者必须停留在此时此地思考，才能成功地将痛苦的事件与过去的个人经历区分开来。Wicks（2014）将这些技术描述为以“置身其中”的方式生活。

之所以强调要专注于当下，是因为医护人员必须想办法去发现哪些个人因素促成了他们的情绪反应。对于这个过程，举例如下：一位护士在被告知她所护理的一位患者刚刚在另一家医院去世之后，她就抽出时间喝杯咖啡，静下心来，思考一下自己的悲伤反应。

这个消息让这位护士很伤心，她很快哭了起来，并与一些同事分享她的伤心，结果竟然没有人记得那位患者，这位护士开始为她的失控而感到尴尬和生气。她感到孤独，为自己变得如此情绪化而感到羞愧，而且有种被同事遗弃的感觉，因为似乎没有人分享或认同她的失落。她想大声说，一个出色的男人现在死了，而她不能做任何事情来阻止，而且似乎其他人都不关心这件事情。于是，她喝了一杯咖啡，花了一些时间坐在外面梳理一下她的情绪。

对日常情绪的梳理让这位护士回想起以前自我照护课程中学到的一些重要经验。这位护士意识到医护人员必须：

1. 面对现实。尽管医护人员被患者视为至高无上，但是事实上他们并非无所不知、无所不能。
2. 承认有比他们的能力或意图更强大的力量将最终决定患者的命运。
3. 相信自己已经尽力了，这样会让他们感到安慰。
4. 当特殊的人走进他们的生活时，学着去庆祝这段共同走过的旅程和拥有过帮助他人的机会。
5. 确定与死亡相关的哪些情况或问题会引起医护人员对他人痛苦产生过度认同。
6. 专注于当下情境，设身处地，花时间将自己的个人问题和实际发生的事情分开。
7. 识别、探讨和处理伴随患者的死亡而出现的个人问题。这个过程可能是痛苦的，但最终如果能成功完成，它将会带来个人成长。最让人心碎的时候，也是我们学习新知识最好的时候，并会永远改变我们对生活、对自己作为普通人类到底是谁的看法（Wicks，2006）。
8. 明确自己从经验中获取的意义和成长，并记住：

> ……生活的全部——无论是好的还是坏的——当你以一种开放的态度直接面对时，生活中的承诺就会充分实现。此外，这不仅对正在痛苦挣扎的人很重要，而且对那些可能接触到这些情境的人也很重要，在他们吸取了关于感恩、生活的无常/脆弱、简单、创造意义、同情心的新的经验后，将获得意义和成长（Wicks，2012，p. i）。

这位护士专注于停留在当下的情境。她逐渐意识到她无意识地把死者和她的哥哥作了比较，她的哥哥与这位患者年纪相仿，患了脑卒中，目前正在康复中。护士意识到，她对自己的哥哥有一种预期性悲伤，当他们为这个可爱的男人感到悲伤时，她过分认同了这个家庭的痛苦，因为他和她的哥哥非常相像，而她又非常幸运地认识了他。

这位护士开始思考，当化疗或放疗都无法阻止他的癌症恶化的时候，她原本期望的目标是否现实。她知道自己已尽了一切努力使他感到舒适，满足他的需要，并为家庭成员提供了支持，这种对自己已经竭尽全力的认同让她的内心产生了一种平静感。

这位护士哭了一会儿，之后开始庆祝她曾有机会照顾这个男人，有机会认识他和他的家人。她记得最后一次和他交谈的场景，当时他坐在轮椅上，头靠在她身上哭了起来。护士为患者在她面前能够表现出脆弱并能从自己这里得到安慰而感到自豪，也为自己有机会与他道别感到欣慰。护士知道，因为认识他，自己变成了一个更好的人，她很感激这个美好的礼物。

自我照护并不容易。医护人员必须把它视为日常中的优先事项，不要犹豫，因为这一过程可能会给人带来情感上的痛苦。护士不应该回避这种痛苦，因为它会累积直至出现职业倦怠。接受我们的情感痛苦并努力理解它，这是获得自我觉察能力的最佳方法之一。这个过程正是 Wicks（2012）所谓的“骑在龙上”：

> 通过“面对真善美的巨龙”，我们的生活中许多不可预知的成长、内涵和承诺将成为可能。有时面对我们的生活很难，对于失去、创伤、巨大的压力和孤独，没有人想要经历，也很难面对，这是事实。然而，如果我们能学会骑在我们的龙上，而不是逃跑、躲避或攻击它们，它就可以转变（p. ii-iii）。

自我觉察是自我照护的必要条件，它为医护人员提供了必要的安慰，让他们意识到自己也是普通人，会对他们所护理的患者的死亡以及家属的悲伤作出情感反应。它允许护士将其有关死亡的个人问题与实际发生的事情分开。这可以让护士富有同情心，积极参与护理工作，帮助他们避免过度同情，也避免因为害怕失去情绪控制而回避护理工作。

Wicks 建议每天对事件进行思考，这是保持职业弹性的重要组成部分。CARES 工具还建议如果有条件，护士可利用缓和/支持服务，并参与小组讨论和汇报，这部分会在第 21 章进行详细讨论。团体支持可以通过以下方式在职业性悲伤和促进情绪健康方面提供帮助：

- 正式承认压力事件并对支持性团队成员表示感谢。
- 从参与者的不同角度回顾哪些内容进展顺利，以及哪些挑战需要解决。
- 分享丧亲家属的评论。
- 处理伦理困境的问题并认识到它们并不只是一个人的问题。
- 表达对死亡的焦虑，从同行那里获得支持和安慰。
- 探索在死亡过程中帮助他人面临的挑战和拥有的特权。
- 承认目睹死亡所造成的精神影响。
- 探索对个体提供的护理产生的重要意义。
- 回顾有效的沟通技巧、可用的资源和支持。

自我照护必须包含对我们所承受的压力的正念或自我觉察。每天的回顾总结对于处理压力是必要的，如果不这样做，这些压力可能累积起来，慢慢地导致医护人员出现继发性压力、悲伤、绝望和职业倦怠。同行的团体支持、重现当时的情境、接受自己所能提供的护理的局限性，都有助于保持个人的弹性。当我们不再逃避护理临终患者所带来的情感痛苦，而是选择“骑在龙上”时，它便能让医护人员学到很多独特的经验，包括自己的个人优势、如何有尊严地面对无助和失去、脆弱的人如何接受自我，以及谦卑如何成为通向同情的大门（Wicks，2012）。

我们强烈推荐 Wicks 的著作，以帮助医护人员了解如何有效提升自我照护的能力。

参考文献

Wicks, R. J. (2006). *Overcoming secondary stress in medical and nursing practice: A guide to professional resilience and personal well-being*. New York, NY: Oxford University Press.

Wicks, R. J. (2012). *Riding the dragon: Ten lessons for inner strength in challenging times*. Notre Dame, IN: Sorin Books.

Wicks, R. J. (2014). *Key note address: Riding the dragon*. Paper presented at the ADEC 2014 National Conference, Baltimore, MD.

See the Association for Death Education and Counseling (ADEC) website: www.ADEC.org

第三部分

基础和应用

第 12 章

自我超越理论和照护框架

护理理论的运用可以更好地帮助确定 CARES 工具中的关键内容及其使用目的。两种护理理论对 CARES 工具的发展起到指导作用，提供了临终照护中沟通的关注焦点，同时也希望 CARES 工具的设计能够对这两种理论予以验证。Pamela Reed 的“自我超越的中层理论”和 Kristen M. Swanson 的“照护框架”为 CARES 工具的精髓清晰地指明了方向。

自我超越

Reed（1991）专注于老龄化和老年人的问题，她将自我超越定义为“个人对扩展自我边界，定向拓宽生活视野和目标的一种要求，是个人发展成熟的特征”（p. 64）。自我超越的定义适用于任何方面的自我发展，包括新的观点、个人精神上的成长和全面发展。

Reed 扩展了她的理论重点，可概括为：患者要适应疾病终末阶段需要面临许多挑战，这一过程就如同老年人一样需要遵循自我超越的基本原则（Pesut，2013；Reed，2008）。疾病终末期患者，如同体弱的老人，必须感受到自己的重要性和价值，才能超越在生活照顾方面经常需要依赖他人而产生的屈辱感，以及由此引发的自我认同丧失。他们的家人和医护人员可以通过办理遗赠事务、回顾以前的生活、认可他的贡献以及基本的尊重和友善的行为来减少这种情况的发生。

在生命末期发展自我超越对于保持临终者的心理健康至关重要。临终患者必须认识到，疾病不是他们生活的全部。

自我超越理论关注临终患者及其家属的生活角色和责任的改变，关注他们如何为离开彼此的生活做好准备。只有当临终患者及其家属远不如前的幸福感超越了失落感和绝望感，他们的精神需求才能得到满足（Pesut，2013）。自我超越提供了个人从生活的挑战中找到意义并获得幸福和圆满的能力（Reed，2008）。

护士在促进患者自我超越方面起着至关重要的作用，因为他们处于最有利的位置，便于培养和调动临终患者的内在潜力，如患者对提高生活质量的信念、对自己人生历程的接受以及对自身内在力量和优势的认同。只有有效控制临终患者躯体和心理可能会出现的症状，例如疼痛、抑郁和焦虑，才能更好地调动其内在力量，促进自我超越的发展。

症状得到有效管理，临终患者在没有躯体痛苦的情况下才能够专注于其他事情，比如思考他们逝去以后将如何被人们怀念，他们的一生中取得了哪些成就，以及过去的生活如何与众不同。在这个时候回忆过去、总结一生通常有助于临终患者找寻生命的意义，增加自我价值感和存在感。许多人认为自己一生没有做出任何有价值的事情，由此可能变得消极和内疚，这部分患者实现自我超越将会比较困难。这个时候，护士就可以进行干预，帮助患者把他分享的事件进行重新构建，确认其在某些特定方面应该引以为豪，从而增强其自尊、价值感和存在感，并让他们相信自己的一生还是为人类进步做出了一些小小的贡献。

护士某些简单的行为，如进入房间前敲门、叫出患者的名字、主动倾听、鼓励患者提出明确的护理需求，这些都意味着对临终患者的独特性和价值的认可。在这些简单的行为中，医护人员展现了他们的善良、同理心和同情心。

第 10 章对自我超越理论进行了深入探讨。Reed（2008）的理论基于两个假设：①人类是多维的，能够超越自身感官，对世界和自身有更广泛的认识；②人类被认知所驱使或者具有"发展性驱动力"以获得必要的幸福感，这对实现自我超越非常重要。

临终患者及其家人必须有一种很强的自我意识，让他们能够接受无法回避的事实和自己的脆弱。而护士通过引导他们从痛苦中找到与之关联的意义，帮助脆弱的他们在悲伤状态下实现灵性成长，从而提升他们的自我意识。此外，护士必须为患者提供循证的症状管理，让他们能够专注于灵性成长并努力实现自我超越。

护士需要向临终患者及其家人传递一种感觉，让他们感到自己是有价值的且被人尊重，才能调动其走过最后生命旅程所必需的内在力量。

如果照顾者充满热情和尊重，那么脆弱的患者及其家人就能获得一种幸福感，从而超越对死亡的恐惧和个人痛苦。

照护框架

影响 CARES 工具发展的第二个中层护理理论是 1991 年 Swanson 开发的“照护框架”。这一理论有五个照护过程，用以识别照护关系的组成部分，包括保持信念（maintaining belief）、了解（knowing）、陪伴（being with）、为之做事（doing for）和帮助实现（enabling）（Swanson，1993）。

Swanson（1993）将照护定义为“与所珍视的人之间建立一种关系，其中提供照护的个人需要具备使命感和责任感”（p. 354）。看到这个定义，很容易想到护士和被照护的临终患者之间的关系。照护定义中的“个人使命感和责任感”也可以直接应用到护士的重要角色中，即作为患者权益的支持者。

护理理论框架的第一个组成部分是“保持信念”。Swanson 指出，保持信念是护理工作的基础，即相信患者有能力超越负性事件，帮助他们找到生命的意义并着眼于未来。这种信念也是 Reed 自我超越理论的基本原则之一，人们必须有强烈的愿望或需求去克服逆境，实现最终目标——平静死亡，护士应在这一过程中发挥关键作用。

第二个组成部分是“了解”。Swanson 将“了解”定义为：护士需要从患者的角度充分理解事件和存在的问题，避免猜测或受个人信念影响，根据患者明确的需求和关注点指导护理的方向。只有通过开放和坦诚的沟通，倾听并清楚地理解临终患者关注的问题，才能为他们提供全方位的支持和照护。每个患者关注的问题都是独特的，且受到其文化、生活经历和信仰的极大影响。护士还应了解自己，不要让自己的信仰和偏见限制了对患者的护理，真正了解患者对于促进他的健康非常重要。

理论框架的另一个组成部分是“陪伴”。这部分谈到给临终患者及家人以身体和情感上的陪伴，通过治疗性陪伴促进患者充分表达自己，包括活着的意义、生活经历、恐惧和担忧，护士可以传递给他们一种信息，让他们感受到自己是被接纳的，从而减少对可能被抛弃的恐惧。Swanson（1993）指出，这些真诚陪伴也会传达给患者一种信息，即有人在倾听他们说话。“在许多方面，与他人在一起就是简单地给予陪伴，并以一种关心的方式去履行承诺”(p. 355)。

值得注意的是，护士也有自我照护方面的需求，敞开心扉给临终患者及其家人提供情感和精神支持，可能给自身带来情感上的压力，引发过度认同和继发性压力综合征，因此我们鼓励护士发展自我照护的方法，学会相互支持。

照护框架的另一个组成部分是“为之做事”。与护理完全同义。Swanson (1993) 引用了 Virginia Henderson 对护理的定义：

> 护士的独特职能是协助患者或健康人进行那些有助于健康或康复（或优逝）的活动，如果他有了必需的力量、意志或知识，就可以在不需要帮助的情况下独立完成这些活动。护士要做的就是帮助他尽快独立 (p. 356)。

“为之做事”，就是护士帮助患者做他们没有能力做的事情，其目的是保持个体的完整性。Swanson (1993) 提醒护士不要将提供便利的行为与满足患者个体需求的行为混淆为“做事”。做事需要去维持个人的尊严和舒适，以及保护其免受伤害。护士安排支持小组或提供有关资源和信息用以协助满足患者的需求，为之做事也可以是这些帮助行为。对于临终患者，如果一个女儿后悔没有机会和她的母亲一起喝茶，护士可以安排把茶带进房间，这种行为可以被认为是“为之做事”。

“帮助实现”是照护理论框架的最后一个组成部分。它强调护士需要帮助“他人度过生命中的转折点和应对非同寻常的事件”(Swanson, 1993, p. 356)。“帮助实现”包括教育和指导、支持和鼓励以实现特定目标，提供可以考虑和反馈的替代方案，确认他人的感受和目标以促进其幸福感。护理人员必须确保自己的行为是为了帮助他人获得最大利益，努力实现他们的目标和愿望，而不是照顾者或护士的目标和愿望。护士的目的在于培养和促进临终患者实现超越，他们的行为是无私的，旨在帮助患者实现个人目标。

史蒂文的平静离世

如本章所述，护士在临终患者及其家属实现自我超越的过程中起着至关重要的作用。以史蒂文为例，本书将继续探讨这个问题，我们发现有许多机会可以帮助史蒂文和他的家人克服他们所经历的情感和躯体上的痛苦。

史蒂文在就读护理学校，他知道自己的肺功能正在恶化，并开诚布公地与肿瘤医生交流，医生与史蒂文及其家人建立了良好的关系。知道能选择的治疗方案有限，史蒂文选择了旅行以及与朋友和家人在一起，直到不能自理。他确定了自己的需求目标，包括不受躯体折磨的平静死亡，他说他最害怕窒息感。医生向史蒂文和他的家人保证，不会让他感到痛苦，并提出让史蒂文使用支持性氧疗的计划，并同意他不插管、不上呼吸机。史蒂文明确表示，他不想延长自己的生命，不想过用医疗设备维持生命的日子。

关于史蒂文的死亡，如此坦诚的讨论让他的母亲非常焦虑。她为自己无法阻止儿子的死亡而苦恼，但她尊重儿子的意愿，努力把他的需求置于自己的需求之上。医生开放和娴熟的沟通使史蒂文和他的家人能够清楚地理解各自的希望和需求。

史蒂文及其家人的自我超越之路可以解释如下：

- 肿瘤科医生消除了史蒂文对窒息的恐惧感，这样他就可以专注于自己的照顾需求目标。
- 史蒂文从家人和朋友那里得到了情感上的支持，这让他能够利用内在力量专注于拜访朋友和道别。
- 史蒂文一直被倾听、被尊重，他要求维护隐私和尊严的需求得到了支持。他可以一整天戴着他的球帽，想什么时候吃冰淇淋都可以，也不会被隐瞒病情。他的所有要求都得到了尊重。正因为如此，他把精力集中在与家人和朋友相处上。他制作了遗赠枕头、写信、录像，以便家人在他离世后可以重温共度的时光。
- 史蒂文从他和医护人员所建立的亲密关系中感受到医护人员的重视和关爱，医护人员甚至愿意放弃自己的休息时间与史蒂文待在一起，和他一起策划圣诞聚会等。

史蒂文的病情迅速恶化，无法参加他参与策划的圣诞聚会。在史蒂文患病的整个过程中，包括生命最后一程，他都被看做一个完整的人，而不是一个房间号码或诊断。当他越来越担心呼吸困难时，护士协助他得到有效的症状控制，包括增加劳拉西泮和静脉泵入吗啡。他很安详，一直有护理人员和家人在身边。

接下来的 24 小时里，史蒂文的反应越来越弱。护理人员继续称呼他的名字，并在操作之前解释所有程序，了解了父母关于照顾孩子的意愿，尽量不去打扰他们，因为他们需要睡觉、洗澡或治疗。工作人员密切关注着这对父母，确保他们能按时吃饭和休息。这种同情和支持的氛围使这个家庭能够专注于他们即将死去的儿子，而不用花费精力去担心个人需求。此外，史蒂文的父母还得到了神职人员的支持，有泪水、有情感支持、有可以帮助他们的人随时在身边。根据 Reed 的理论，在史蒂文和他的父母最脆弱的时候，也是医护人员促进他们实现自我超越最适合的时机。所有的一切都是为了让史蒂文舒适，为了让他的家人在临终最后一程的守护中得到支持、尊敬和重视。

Swanson 和 Reed 都认同护士在培养和维持患者自尊方面所起的重要作用。护士要让临终患者和家属感受到希望和自尊，因此要重视、尊重和保护他们，只有让他们树立坚定的信念并付诸行动，才能克服逆境，超越恐惧。当护士了解到患者的特定需求时，应表现出对患者行为的理解，并努力提供必要的资源来实现其特定目标。为患者及其家属提供帮助本身就进一步维护了他们的自尊。

护士的治疗性陪伴有助于减少他们的脆弱和被抛弃感所带来的恐惧。护理的重点在于满足临终患者及其家人的独特需求，使他们能够获得需要的支持来有效应对悲伤，从而平静地面对死亡。

参考文献

Pesut, B. (2013). Nursing's need for the idea of spirituality. *Nursing Inquiry*, *20*(1), 5–10.

Reed, P. G. (1991). Toward a nursing theory of self-transcendence: Deductive reformulation using developmental theories. *Advanced Nursing Science*, *13*(4), 64–77.

Reed, P. G. (2008). Theory of self-transcendence. In M. J. Smith & P. R. Liehr (Eds.), *Middle range theory for nursing* (2nd ed., pp. 163–200). New York, NY: Springer Publishing.

Swanson, K. M. (1993). Nursing as informed caring for the well-being of others. *Journal of Nursing Scholarship*, *25*(4), 352–357.

第 13 章

支持的重要性

护士与临终患者及其家人接触时间最多，因此能够提供连续全方位的支持，了解与其进行有效沟通的方法，评估他们的需求，建立、确认护理目标，确保患者的治疗选择都是在充分知情后做出的，协助他们以自己希望的方式为生命结束做准备。

支持通常是主动的，而且需要具备有效的沟通技巧。护士应了解患者及其家人需要解决的问题，从他们的最大利益出发制订解决方案，且不让他们的问题或担忧影响其临终体验。大多数问题涉及有效控制症状、完成心愿、提升个人尊严和自我价值感。护士应鼓励他们自我超越，引导其接受当前疾病状况，从而为死亡做好准备。

要实现真正的支持，最大障碍很多时候来自患者的主管护士。护士一直相信或接受多年来分配给他们的从属角色，害怕“越界”，担心惹恼医生，担心被指控“无照行医”。对临终照护发展最具毁灭性影响的是护士不愿意花时间去做这些，一个护士为了收入而来上班，如果做了这些就可能无法按时下班。然而，护士必须把自己的工作看作专业的、受人尊敬的职业，并能够与其他医疗专业人员平等合作，这都需要通过自己的努力，赢得整个医疗团队的尊重。

患者渴望听到一个声音，而这个声音必须来自照顾他的护士。对许多护士来说，在实际工作中成为患者的支持者，做出这样的改变并不容易，因为他们常常忙于被分配的任务、写病历和其他事务性工作。而做患者的支持者需要护士抽出时间、打额外的电话和做安排，这对护士而言几乎是不可能的。作为一名工作了 30 多年的护士，我也有同样的担忧，但我发现，一旦你为一个悲伤的家庭带来了积极的影响，一个临终患者向你说声感谢，或者让他们那张曾经平淡的面容露出微笑，你就会被这份工作深深地吸引。

我想起了一句话："如果你想教人们如何建造一艘船，不要只专注于必要的技术和技能，应帮助他们学会热爱大海，并渴望学习航行"。必须让护士们意识到作为患者的支持者，他们能为临终患者及其家人带来的改变。在繁忙的工作中挤出时间这样做从来都不是件容易的事，但是一旦去做了，得到的回报是巨大的，它会让护士成为专业人士并感受到人性的伟大。

作为临终患者及其家人的支持者，需要掌握娴熟的沟通技巧。如果讨论和评估还没有做，护士就不能确定患者的顾虑和担忧。通常情况下，患者及其家人不想因为一些小事儿打扰护士，如果不说，护士即使知道也会忽略过去，他们更愿意少做事，快速解决更紧要的事情，这是典型的"房间里的大象"的例子。

人类本能的反应是去忽略那些令人不愉快的事情，同时希望它能消失，结果许多难得的促进个人和专业成长的机会就这样错失掉了，特别是在照顾临终患者时。当我决定用友善、亲切、充满爱心的态度去重新审视"房间里的大象"时，了解患者的问题带来的恐惧和挫折感消失了。我不能保证把从临终护理教育联盟（End-of-Life Nursing Education Consortium，ELNEC）中学到的技能完全应用到工作中，但我可以将其内涵传递得更远一些。我的"房间里的大象"是一只大大的、非常饱满的灰色动物，穿着海绵宝宝的睡衣和黑色高帮网球鞋。怎么会有人对如此可爱的动物视而不见或者心生恐惧呢？

当我遇到令人不安的问题或者困境需要讨论时，我把这些看作"房间里的大象"。一旦我有了这样的心理关联，它就会引导我去想我的海绵宝宝装束的朋友，然后我对自己微笑，深呼吸，解决这些问题。这是一个很好的方法，虽然一些讨论在开始时让人很不舒服，但最终取得了不错的结果。我用这样的方法与患者及家属沟通确认临终诊断，共同制订护理目标，提前安排圣诞节，消除他们之间的很多误会。

一位坚定的支持者从不回避"房间里的大象"，而是直接走过去，给它一个大大的拥抱。如果这些机会被忽略，常常会对结果产生很大影响，影响到患者及其家人最终实现平静死亡的能力。错失的机会可能伴随护士今后的职业生涯，这个结果比想象中的还要严重。

当护士承担起支持者的角色去了解患者时，就会发现患者有各种各样的需要和请求，这样护士才能为他们提供最全面的护理，包括需要增加止痛药、减少焦虑、减轻困扰及提供情感方面的支持。最常用的解决办法是给主管医生打电话，护士必须记住，这时自己是站在所照顾的患者一边，任何人都不应该质疑自己所做的努力。可以这样和医生说："D 女士希望……"接下来说出满足患者正当要求的理由。这时候提出一些建议或解决方案会更好，特别是当医生并不熟悉你所照顾的患者的情况时。另外，和医生沟通也要掌握合适的时机，例如如果不是迫切要解决的问题，那么凌晨 3 点打电话就不合适了。

了解可利用的资源

护士必须了解自己可以利用的资源，以在必要的时候寻求其他医务人员的帮助。想起我以前照顾过的一位终末期心脏病患者，他显得很抑郁，整日以泪洗面。当我问他是否有什么事情需要帮助时，他低声说了些什么，声音低得我几乎听不见。我本可以直接走开，把他的低语作为一点干扰而让它慢慢消失，但内心告诉我他需要我的帮助。我决定问问他的家人什么事情让 R 先生如此难过，他的家人告诉我 R 先生难过的原因是他已经 6 个月没有见到他的宠物狗摩根了。

为了让 R 先生见到他的宠物狗摩根，我和医院感染科管理人员、医院管理者及部门护士长分别做了沟通，申请允许摩根来医院看望 R 先生。R 先生的家人需要先给摩根洗澡并确定它已经接种了疫苗，摩根才可以来医院。我还让家属签了份协议，如果有员工、患者或探视者抱怨摩根太吵，它就必须离开，同时要求摩根只能待在 R 先生的房间里。

最终所有的部门都同意了，摩根被带来见 R 先生。摩根进入 R 先生房间的那一刻是我从业生涯中见到的最感人的一幕。这只狗本能地知道不能吵，它迅速地走到 R 先生床前，看到他在睡觉就爬上了床，蜷曲在他身旁，头轻轻地靠在他的胸前。R 先生没有睁眼，只是慢慢地用他的右臂轻拍狗的头。R 先生脸上带着微笑，整个人都变得不一样了。他的家人和我看到这充满爱的一幕都潸然泪下。R 先生在 3 天后安详离世。花些时间用心去帮助就能给 R 先生带来这样的快乐，直到今天我仍然很高兴。

支持文化和沟通偏好

作为一名好的患者的支持者，还需要尊重患者家庭常用的沟通方式以及文化信仰，这些可以通过有效的沟通来实现。举一个 P 女士的案例。我发现 P 女士的家人在照顾她时经常表现出悲伤和难过，这看起来很正常，但是我微笑着对自己说，我要找出他们难过的真正原因。于是，我开始做进一步的评估，我问她的家人，如果可以做一件事情来为 P 女士的一生庆祝，他们会做些什么呢？

他们告诉我，P 女士非常喜欢过圣诞节，家人每每想到以后不能和她一起过圣诞节就会很伤心。于是我们一起计划在 7 月组织一次圣诞节活动。当 P 女士的家人开始筹备时，他们的情绪出现了明显的变化，不再是孤单和难过，而是充满了为 P 女士筹备奢华圣诞节的故事和欢笑声。虽然 P 女士几乎没有力气睁开眼睛，但可以看出她是多么幸福。她偶尔说出几个词表示她同意这个计划，告诉家人到哪儿去找食谱以及去什么地方买哪些食物。

在得到后勤部门和部门经理允许并向安全部门做出防火方面的承诺后，我们安装了灯饰并开始了圣诞节的布置。征得各部门的允许对医务人员来说不是一件难事，但做这件事带给临终者家属的意义却是非凡的。

她的家人将悲伤转变成庆祝 P 女士的一生，分享他们的关爱，感受 P 女士对他们每个人的意义，情感上的悲伤由此得以暂时缓解。活动一开始，圣诞音乐响起，伴着各种美味食物，P 女士的房间仿佛变成了北极，床上有大量的圣诞枕头和羊毛围巾。这个活动也让医护人员得以放松，他们戴上 P 女士家人带来的圣诞帽走进房间一起庆祝。这个活动让 P 女士的家人超越了痛苦，从悲伤难过转变成对她一生的庆祝和肯定。

P 女士的情况越来越差，和家人的对话更少了，看来已经为离开做好了准备。一天晚上，我走进她的房间，只有圣诞树上的灯亮着，伴着轻柔的圣诞颂歌，她的家人睡在她身边的椅子和沙发上。我静静地坐在她身旁，握住她的手轻声告诉她这个房间有多么美，感谢她给我机会帮助她让她生命的最后时光与众不同。我告诉她我会继续尽全力帮助她减轻痛苦，告诉她身边有这么多爱她的家人她有多么幸运。P 女士开始低声说着什么，我伏下身去倾听，听到她低声说“我爱你”，当时，我感动得哭了，但我努力抑制住泪水，告诉她我也爱她。

P 女士去世时家人都围在她的身边。有泪水，也有微笑，因为他们知道她没有遗憾，有深爱的家人和圣诞节环绕身旁。当时我不在现场，得知她的死亡消息时仍然难过，但想起她舒适的死亡旅程，我又感到欣慰。非常荣幸能认识可爱的 P 女士和她的家人，我也会永远记住在她安详死亡的过程中有我扮演的小小角色。

作为患者的支持者，最主要的任务是帮助患者实现平静死亡。当与患者建立了亲密关系后，我们就会对他们的死亡悲痛不已。然而，当我渐渐意识到因为我能让他人的死亡变得不同，变得更加安宁，这种悲痛就很快随之消失。这些关于生命最后时光的记忆将一直伴随着逝者的家人，帮助他们度过悲伤期。当护士确保患者所有的护理需求都得到满足时，就会为成为患者的支持者感到自豪。

与上述沟通中所描述的一样，一位经验丰富的支持者可以帮助临终者获得圆满的结局，并在家属的悲伤过程中提供支持。支持者的一个作用是向医疗团队的其他成员明确说明患者的护理目标，包括提醒医生和家属确定他们所作出的决定是否符合患者的意愿。

作为临终患者及其家人的支持者，应通过坦诚的沟通和娴熟的沟通技巧讲解治疗和护理的利弊。作为支持者，应协助他们完成自己的心愿以获得圆满。真正做到了解患者的需求和问题并不容易，但对于患者、其家人和医护人员，这份努力都是值得的。

史蒂文的平静离世

照顾史蒂文的护士允许我和社工一起协助她做一些患者支持者需要做的基础工作。护士需要提前计划和评估帮助患者实现平静死亡所需要的资源，包括人力、设备及药物等必需品。作为一位好的支持者，我们应为史蒂文的父母提供尽可能多的不被打扰的时间，以便他们有时间和自己的儿子交流。我们要让家人安心，告诉他们正常的死亡过程和痛苦死亡的不同，并不断征询患者的意见。在这种难以控制的状况下，史蒂文的父母需要获得控制感，我们允许他们参与决策，并直接参与照顾。

作为一名好的支持者需要适时回避，了解他们的隐私需求，但也不要为了照顾隐私而让家属产生他们被抛弃的感觉。在对史蒂文的照顾过程中，因为文化的特殊性，家人要求更多独处的时间，护士表示理解，并告诉他们如果有需要随时可以找她。

第 14 章

实现富有同情心的沟通

沟通是为临终患者及其家属提供高质量循证护理必需的技能之一，不去沟通就无法表达同情和关心。首先，临终患者及其家人通过与护士的接触，包括眼神交流、温和宽慰的声音、坐立行走等姿态，感知到他们的真诚和关怀，才会进一步接受护士走进自己的私人空间。

非语言沟通和语言沟通

不是所有的非语言沟通方式都通用，由于文化的影响对其可以有不同的解释。当语言与非语言行为不同步时，试图传达的信息就会被误解。举个例子，有一位护士，她说她很关心患者睡得怎么样，但她说话的时候目光一直没有离开手中的写字板，跟患者没有眼神交流，没有任何表达关心的非语言行为，如触摸患者的手臂或坐下来等患者回答。这个过程中护士所传达的信息让患者感到淡漠，没有真正的关心。

沟通影响护理质量，同时影响临终患者是否能感受到安慰、被尊重和被倾听，而这些感受是促进和支持患者维持希望和超越死亡恐惧所必需的。一个人必须知道他是被重视的、独特的、被尊重的。

护士可以使用很简单却可以带来积极感受的非语言行为，比如在临终患者的额头上敷一块凉毛巾、给家人倒一杯茶，或者安静地陪伴、主动倾听患者对死亡的恐惧和担忧。我们必须进行富有同情心的沟通，其中非语言行为的沟通所占比例超过 80%。只有让临终患者及其家人感受到护士善良可亲，才能获得他们的信任并在患者生命终期给予安慰。临终患者及其家人都了解护士有多忙，也非常感激护士花费额外时间来安慰他们，这让他们感到被重视和有安全感。

由临终患者开启的对话

另外一种让临终患者及其家人感到被重视和尊重的方法是不要忽略由临终患者开启的对话和开诚布公的讨论。护士是发现临终患者的问题和担忧的最佳人选，是能够看到“房间里的大象”的人，他们能够满足患者那些未言明的需求，了解发生在他们身上的事情，鼓励他们表达对护理的期望。然而，临终患者及其家人的这些需求经常会因为护士没有发现或不理解而被忽视，或者一些护士有意识地中断那些让自己不舒服的谈话。

必须要进行的不舒适的谈话经常被称为“房间里的大象”，双方都知道他们要扮演的角色，但却选择逃避，因为害怕惹恼对方或超越权限。这种不舒服让他们无法参与讨论，因为害怕提供或给出一个让别人害怕的答案。医务人员对临终照护的认识不够或对死亡的恐惧常常阻碍了关于重要事件的讨论。

护士们所接受的培训是，当其护理的患者对治疗或疾病有疑问时，就让他们去找医生。事实上，护士与医生是一个团队，共同支持确定好的治疗方案非常重要。而当家庭成员遇到问题或表达了医生没有处理或忽略了患者的需求时，护士就要作为代言人扮演支持患者和家庭的角色。

Avery Weisman（1972）将临终者寻求相关信息的渴望描述为一种孤独的忧虑状态。DeSpelder 和 Strickland（2015）记录了一项调查，显示大多数人都表示如果自己患了终末期疾病，希望被告知病情。医护人员应根据患者的个性、家庭、社会文化、情感和压力适应性资源来判断如何告诉患者实情。由于担心临终患者无法应对，医务人员通常会回避主动开启这类谈话，他们会找出合理理由推迟提供重要信息，直到患者提出问题。这种情况下，医护人员的潜意识通常是逃避，预后不良或告知病情进展到终末期的谈话往往给医务人员带来强烈的挫败感，或者增强了自己的死亡意识，这种对死亡的过度认同又会导致沟通的障碍。因此，回避重要对话是另一个必须要解决的问题。

告知患者诊断是护理中的一个重要事件。如何去告知直接影响患者对疾病的态度、对治疗的反应，以及应对的能力。这种谈话的内容取决于许多因素，包括医护人员对告知坏消息的意愿、患者对事实的接受度，以及预期的预后。（DeSpelder & Strickland，2015，p. 182）

告知坏消息

告知坏消息需要经过一系列的讨论来传递所有需要的信息。临终患者及家属得知坏消息的最初打击导致他们对信息的理解通常是碎片式的。医护人员可以应用 Ken Doka（2009）提出的“告知坏消息的八项原则”帮助开启告知患者病情的谈话和进一步的讨论。

1. 使用简单易懂的语言。
2. 先问问自己“这个诊断对患者意味着什么”。
3. 保持冷静，告知消息前先了解患者和疾病情况。
4. 等待对方提出问题。
5. 面对对方的否认不要争论。
6. 提出你的问题。
7. 不要摧毁一切希望。
8. 实事求是。（p. 35-36）

通过告知坏消息的 PEWTER 方法（准备、评估、提醒、告知、情绪反应、重组），可以进一步精炼 Doka（2009）告知坏消息的沟通技巧（Keefe-Cooperman & Brady-Amoon，2013）。有效沟通的原则如下：

1. **准备（preparing）**：包括在告知坏消息之前建立融洽的关系，安排在一个安静、隐私、有支持性功能的地点进行讨论。
2. **评估（evaluation）**：包括了解对方想知道什么，已经知道什么，以及将要提供的新信息对他们可能意味着什么。
3. **提醒（warning）**：这部分对于告知坏消息至关重要。通常需要提前通知对方，以便在情感上做些准备接受坏消息，这一部分通常可理解为“鸣枪预警”。一个通知可以帮助对方有所准备，可减少收到坏消息时的情绪打击，还可以提高对所提供信息的理解。

4. **告知（telling）**：这部分包括尽可能以诚实、开放和易于理解的语言提供所有信息；给患者理解和接受信息的时间，理解接收到的信息所需要的时间必须由告知对象确定，照顾者只需安静地陪伴在身边，直到患者再次开始交谈。
5. **情绪反应（emotional response）**：这部分是坏消息告知阶段的延伸。它包括等待对方提问；面对对方的否认不要争论；提供非语言行为的情感支持，如握着患者的手、把手放在他的肩膀上；不要打断他们的各种情感表达，如哭泣、咒骂或踱步。
6. **重组（regrouping）**：这部分需要照顾者提出问题，帮助患者关注新的希望，实事求是，讲解重建/确认护理目标的重要性。

临终护理中告知坏消息不仅限于一种方式。临终患者的愿望和个人目标必须得到所有医护人员的尊重和理解，而良好的沟通技巧非常重要，必须要学习。

一位好的沟通者首先应是好的倾听者和观察者。如前所述，大多数沟通都是非语言的，因此护理人员必须具备识别肢体语言的能力，如眼神交流、面部表情和身体姿势。如果一位护理人员专注于自己的日程，只问那些封闭的问题，将患者和家属犹豫不决的质疑视为对医生的挑战，那么其不可能成为优秀的沟通者。沟通被认为是“经验丰富的医生唯一宝贵的资产”（DeSpelder & Strickland，2015，p. 184）。

DeSpelder 和 Strickland（2015）提到常见的沟通障碍包括：提供不切合实际的健康承诺，否认对死亡的恐惧，将话题转移到愉快的话题上，试图转移临终患者的注意力，不合时宜地使用宿命论减轻恐惧，改变谈话方向寻找其他替代的话题以逃避关于死亡的问题。如果医务人员在沟通中使用了这些，就会严重地阻碍临终患者谈论死亡的愿望。这些沟通障碍来自于医务人员照顾那些无法救治的临终患者时的不愉快的经历（Stanton-Chapple，2010）。

有效的沟通通过调动正向态度和综合力量来提升患者的希望。无论预后如何，创造一种积极的氛围有助于患者心理社会问题的疗愈。如果消极的氛围继续下去，就会带来令人沮丧和绝望的负面影响（DeSpelder & Strickland，2015）。

COMFORT 护理计划

Wittenberg-Lyles、Goldsmith、Ferrell 和 Reagan（2013）开发了一种改善沟通的方法，称为 COMFORT 护理计划。该计划特别强调了沟通、尊重文化和提供机会、用心陪伴、家庭的作用、开放式沟通、支持患者及其家庭相关需求，并强调团队形式在促进有效沟通中的重要作用。

COMFORT 护理计划将沟通（communicate）能力视为一种必要的技能，需要不断学习和练习，才能承受住面对临终患者的痛苦带来的压力，才能提供和接收以患者为中心的各种信息，并满足临终患者独特的沟通需求。沟通应使用清晰的语言和非语言行为，鼓励眼神交流、支持性态度、点头回应，避免表现出坐立不安。沟通的重点是提供以患者为中心的同情与关怀，以满足个人及其家属的需求。

尊重文化和提供机会（orientation and opportunity）指的是应在了解患者认知和文化水平的基础上进行交流，应认识到由于信息和教育不足所带来的认知不足，用谦逊的态度去识别和尊重文化问题，基于个人的沟通和患者的护理需求制订符合患者认知和情感特点的护理计划。应用多种方法提高患者对预后和照顾选择的理解，并为患者提供宣教以确保患者在充分知情的情况下做出决定。

用心陪伴（mindful presence）至关重要，它强调了同理心的运用、主动倾听、理解文化、运用非语言沟通技巧，并关注患者在接受治疗时的非语言行为。Wittenberg-Lyles 等（2010）强调护理人员需要用心审视自我，从多角度理解和接纳不同观点，提高兴趣和专注力，不应主观判断患者的需要，同时还应培养快速适应不同沟通情境的能力。

家庭参与（family）指应明确家属的重要角色和他们独特的沟通方式，临终护理需要将临终患者及家属作为一个单元提供照顾，鼓励医护人员评估不同家庭照顾者的需求并提供支持。个人的文化和心理社会状态与家庭的影响密不可分，尊重家庭在个人生活和护理中所起的重要作用，有效地利用这种根深蒂固的影响，可以促进和支持既定护理目标的实现。

开放式讨论（opening）重要事件可促进家属和患者的互动，确定坦诚沟通信息的方法，避免关系紧张。护理人员必须及时把握可以与患者谈论病情变化和应对方法的机会，以帮助患者及其家人适应临终阶段可能发生的诸多变化。开放式讨论鼓励医护人员保持警觉，不要忽略可能帮助患者成功适应的机会，这些机会通常在讨论诊断、治疗计划及疾病进展的一开始就会出现。

相关需求（relating）包含支持患者和家属的多重护理目标，而不是医护人员的目标。各目标之间会存在冲突，需要医护人员能通过有效沟通找出其中的“共通之处”，从而形成各方都可接受的护理目标。医护人员应以个人和家庭成员目前对疾病进程的理解和接受程度为基础，与他们一起努力探讨。在这个过程中，为帮助各方理解相关信息并明确对他们生活的影响，医护人员需要反复讲解。个体在处理重大变故中所产生的巨大压力可能影响短期记忆，此时医护人员的同情心和同理心尤为重要。坏消息只能被一点点接收，医护人员应根据个人不同的接收速度和节奏提供各种信息。医护人员还应摒弃个人的主观倾向，以尊重临终患者及其家属的价值取向为准实施护理。

COMFORT 护理计划的最后组成部分是团队（team）的作用。强调多学科团队的重要性，通过加强合作来实现既定的护理目标。分享各领域专家的意见和建议是为临终患者及其家属提供个性化支持的有效方法。通过沟通让团队所有成员明确共同的目标，让他们的思想和步调保持一致，从而促进高质量临终照护的实践及推广。单独一个人不可能为患者和家属提供所有必要的照顾和支持，团队合作目标一致，才是提供个性化整体护理的最有效方法。

综上所述，COMFORT 护理计划提出了一种与临终患者沟通的方法。建议如下：

- **沟通（C）：**了解患者及其家属的故事，建立融洽的关系。
- **尊重文化和提供机会（O）：**基于患者的文化背景评估他们对疾病的理解，了解家庭价值观及其相互作用。
- **用心陪伴（M）：**充分观察而不掺入自己的观点。
- **家庭的作用（F）：**允许家属参与讨论，了解家属在支持患者方面的影响。
- **开放式讨论（O）：**从沟通中发现护理目标，抓住机会发现和确定需求。

- **相关需求（R）**：通过主动分享建立信任关系，对患者和家人分享的他们所经历的故事表达理解。
- **团队（T）**：需要姑息疗护团队其他成员的协作，进行有效的沟通以帮助完成患者及家人的心愿/希望。

这一章的内容是有关沟通的，但是本章无法仅通过向医护人员提供丰富的信息来提高他们的沟通能力。有一种观点认为好的沟通者其沟通能力是与生俱来的，事实并非如此。个人可以发展识别非语言提示如语气变化和身体姿势的能力，具备感同身受或辨别他人情绪的能力，这些有效沟通的能力都是可以学习的。这需要练习和自我意识，放弃专业和个人的需求，用开放和接受的态度去专注倾听他人的表达非常重要。只有通过教育、实践和付出，才能让我们净化心灵、放下个人日程、全身心陪伴和倾听。有效沟通的能力是我们给予临终患者及其家属最好的礼物，也是医护人员所拥有的最重要的技能。

本章所提供的沟通技巧在笔者的护理教育经历中从未得到重视。因此，我们希望提供一个章节来强调如果一个护士能成为一名熟练的、有效的沟通者，将会对改变他人产生怎样的影响，强调护士没有较强的沟通能力就不能成为患者强有力的支持者。

有效的沟通能力是 CARES 工具中必不可少的部分。医护人员可通过患者的语言和非语言行为的提示来充分评估症状管理的效果，同时必须意识到有很多因素影响患者对症状管理和精神需求的表达，如文化和家庭的影响，害怕成瘾、虚弱和无价值感，“能忍则忍”，尽量不去“打扰”医务人员，或者因害怕疾病进展而否认症状。

临终护理应强调文化的影响，但仅根据文化来准确预测一个人的反应很困难。一个人受到的影响不仅来自种族的价值观，也来自父母和社会的价值观。对于医护人员来说，重要的是在工作中与患者进行有效沟通，明确他们的价值观和精神表达方式，以帮助他们适应生命终期面对的各种压力。（有关文化对临终护理的影响，请参阅第 25 章的内容。）

护士需要进一步接受教育和培训，从而提高有效沟通的能力。这可以通过参加 ELNEC 的项目和综述沟通方面的参考文献来实现，如 Wittenberg-Lyles 等（2013）的著作《姑息护理中的沟通》(*Communication in Palliative Nursing*）以及有关 COMFORT 护理计划的文章。

将本章所讨论的沟通技巧应用到史蒂文临终护理的案例中，我们看到，沟通对于史蒂文、他的家人以及护士在提供资源和支持上是多么重要。根据COMFORT护理计划的组成部分，提出的支持性的临终沟通措施如下：

沟通（C）：父母知道史蒂文已濒临死亡，他们很爱自己的孩子，也很细心，特别希望参与到照顾中来以确保他的舒适。为了减少父母的焦虑，医护人员为他们讲解了如何区分正常死亡和痛苦的死亡。

尊重文化和提供机会（O）：史蒂文的父母含泪坐在床边，他们的脸上露出担忧的表情，显得焦虑不安。护士注意到他们的这些非语言行为，宣教过程中尽可能提供互动机会，鼓励他们提出问题。

用心陪伴（M）：告知史蒂文的父母我有时间，提供治疗性陪伴，多花一些时间和他们坐在一起，默默支持患者，努力让他们安心。

家庭的作用（F）：史蒂文不能进行任何社交或有目的的互动，由他的家人为他做他想做的事情。护理的目标是让史蒂文舒适，这样他就可以在家人的陪伴中平静离世。家人要求一些私人空间来陪伴他最后的时刻，他们的要求得到了尊重，医护人员仍然可以随时提供护理。在史蒂文生命的最后时刻，我们有很多事情要参与其中，但尊重家人对隐私的要求同样重要。

开放式讨论（O）：了解家人非语言行为的含义，提供关于正常死亡过程的宣教；治疗上提供了选择，调整呼吸机参数以缓解气体被迫进入史蒂文的肺部而导致的不自主的胸部拱起样呼吸；提出开放式问题来评估家属对宣教和支持的进一步需求。

相关需求（R）：家人明确表示这是私人事件，并准备好独自面对儿子的死亡。他们确定自己得到了很好的支持，现在只想集中精力和儿子在一起度过最后时刻。所有可能的打扰都被仔细筛选，让史蒂文的家人掌握所有活动，用这样的方式支持他们的要求，表达对他们的理解，同时告诉他们如果需要，可以随时找到医护人员。

团队（T）：社会工作者、牧师和病区护士可以随时解答史蒂文家人的问题和顾虑。让他们知道，作为姑息疗护小组的实践护士，如果有需要我可以通过电话随时联系到主管医生。护士进行频繁的目测评估以发现他们存在的问题或担忧。在史蒂文生命的最后时刻，医护人员对无法改变史蒂文即将离世的事实感到失落，我的大部分工作就集中在协助医护人员应对悲伤上，让他们知道以上事情足以证明他们作为支持者所扮演的重要角色，知道他们所提供的治疗性陪伴以及所有的支持对于史蒂文及家人的意义，包括让他们享有自己想要的隐私。

参考文献

DeSpelder, L. A., & Strickland, A. L. (2015). *The last dance: Encountering death and dying* (10th ed.). New York, NY: McGraw-Hill.

Doka, K. J. (2009). *Counseling individuals with life threatening illness*. New York, NY: Springer Publishing.

Keefe-Cooperman, K., & Brady-Amoon, P. (2013). Breaking bad news in counseling: Applying the PEWTER model in the school setting. *Journal of Creativity in Mental Health*, *8*(3), 265–277.

Stanton-Chapple, H. (2010). *No place for dying: Hospitals and the ideology of rescue*. Walnut Creek, CA: Left Coast Press.

Weisman, A. D. (1972). *On dying and denying: A psychiatric study of terminality*. New York, NY: Behavioral Publications.

Wittenberg-Lyles, E., Goldsmith, J., Ferrell, B., & Ragan, S. (2013). *Communication in palliative nursing*. New York, NY: Oxford University Press.

第 15 章

促进平静的死亡

平静的死亡只能由自己来定义。对于许多人来说，它指的是没有疼痛或痛苦。当临终患者能够超越他们的恐惧，超越于物质世界之上时，就能获得一种安宁的感觉，正如在其他章节中所讨论的，只有当躯体症状得到有效控制，个体才能将有限的精力集中在接受生命已在最后旅程的事实，才有可能实现超越。

理想情况下，平静的死亡包括为生命结束做准备。释怀、道歉、道别及表达对亲人和生命中重要的人的爱都是为离世做准备的方式，其他还包括完成未尽事务、指导家庭成员进行各种事务的交接，以及做出对个人财产分配的预嘱。

遗赠工作也是为生命结束做准备的一部分。要让临终患者意识到他们对家庭和社会的重要贡献。有许多有创意的方法可以用来纪念一个人，例如手印枕头、记忆被子、日记、视频及珠宝。所有这些都是为了分享临终者生命的一部分，以此留下美好的记忆。

觉得自己一生没有成就，没有人会为自己悲伤，感受不到生命的意义，这对临终患者来讲是最痛苦的事情之一。对于大多数人，医护人员可以鼓励他们表达爱、为子孙后代留下遗产，通过这样的方式感受自我价值，从而接受死亡和失去。

随着死亡临近，周身疲乏和与疾病抗争能力的丧失可能增加患者对死亡的接受度。但有些人可能因恐惧死亡带来严重的情感和精神痛苦，有些痛苦可以通过宗教仪式来减轻，比如信仰天主教的患者做临终祷告，但是仍有一些痛苦无法通过任何方式缓解，需要通过镇静治疗度过生命的最后时刻。

对死亡和临终的焦虑在老年人群更为普遍。任何年龄的人面对死亡都很无助，但对于65岁以上的人群来说，许多人因为朋友的减少、家庭、自我价值、尊严和自我认同等日益降低而经历严重的焦虑和抑郁（Edmondson，Park，Chaudoir，& Wortmann，2008）。Nichols（2010）指出“人们恐惧死亡，因为不知道来生能否如其所愿”（p. 33）。Edmondson等（2008）指出，精神信仰（如对来世的信念）与情感、心理和宗教舒适之间密切相关。文献证实，灵性是临终照护的核心内容（Edmondson et al.，2008，2010）。照顾临终患者不仅仅包括照顾他们的躯体，这一点越来越明确。为了帮助患者实现平静死亡，医护人员必须学会照顾好他们的心灵（Puchalski & Ferrell，2010）。这就需要与临终患者和其家人建立良好的关系，应用倾听和沟通技巧，努力消除患者对被抛弃和失去价值感的恐惧（Puchalski & Ferrell，2010）。关心临终患者的心灵意味着“……认识到我们人性的力量能够对他人的生活产生巨大影响，我们应像重视我们的专业技能一样重视它”（Puchalski & Ferrell，2010）。

由于对是否有来世、死后是去天堂还是地狱以及生命如何终止有着各种疑问和恐惧，这些都可能成为临终患者的主要关注点（Nichols，2010）。舒适护理因此不可避免地与宗教和哲学产生密切联系，以更好地满足患者的需求，帮助他们肯定今生的意义和来生的价值（Edmondson et al.，2008；Yalom，2009）。

医护人员在促进患者平静死亡中的角色

很多时候，当临终患者在努力思考和应对恐惧时，医护人员只需要全身心地去陪伴并倾听他们的心声，就可以满足他们的需求（City of Hope & AACN，2012；Puchalski & Ferrell，2010）。医护人员常常被“人死后可能发生什么”这样的问题所困扰，因此能够做到照顾患者时保持支持的态度、不表态只倾听，并不容易。花些时间认真倾听患者的意见而不作任何评断，是医护人员能够为患者、家属和自己所提供的最有价值的专业帮助。医护人员愿意花时间倾听和分享临终患者生命终期的情感和精神旅程，意味着对他们价值的尊重和认可（City of Hope & AACN，2012；Nichols，2010；Puchalski & Ferrell，2010）。这实际上是医护人员培育患者灵性最神圣的时刻，而灵性正是让患者能够直面死亡的最重要的因素（Edmondson et al.，2008；Nichols，2010）。

对于终末期患者，使用一些沟通技巧包括倾听、沉默和营造完全接纳的氛围，往往比镇静剂或麻醉剂更能让他们的躯体症状得到缓解（City of Hope & AACN，2012；Puchalski & Ferrell，2010）。Yalom（2009）提出，“为一个面临死亡的人提供的最好支持就是你全身心的陪伴”（p. 125）。只要陪伴在临终患者及其家人身边，就表明他们没有被抛弃。人与人之间的关系很重要，医护人员需要与临终患者建立亲密关系，用心沟通，并战胜自己对死亡的恐惧。临终患者通常有很多东西需要分享，如果我们能学会用心倾听，不打断，不作评判，就可以从他们身上学到很多东西（Wise，2007；Yalom，2009）。

虔诚的宗教信仰和灵性可以回答关于死亡和来世的问题。Dezutter 等（2009）指出精神信仰“……为个人提供一种预见和控制感，可以保护个人免除面对死亡引发的过度焦虑”（p. 74）。情感和精神上的支持在临终护理中必不可少（American Medical Association，2012；Byock，Twohig，Merriman，& Collins，2006；City of Hope & AACN，2012；Douglas，Murtagh，Chambers，Howse，& Ellershaw，2009；Ferrell & Coyle，2010）。由 City of Hope 和 AACN（2012）制订的 ELNEC 项目确定了临终患者及其家人需要护士为其提供身体、情感和教育的支持来满足其特定的心理和精神需求。医护人员应能够识别他们对死亡过程、被抛弃及未知世界的恐惧，识别临终痛苦的体征和症状，帮助家人理解患者在濒死期情感消退的意义，以及患者对抚触和陪伴的连续需求。患者对来生抱有强烈信念可减少对未知的恐惧，有助于减少死亡焦虑（Edmondson et al.，2008；Nichols，2010）。

Dezutter 等（2009）引证了 Jung 的观察结果，即世界上主要的宗教都有他们用来为死亡做准备的体系或程序。Jung 指出，人的后半生的主要目标通常是在为死亡做准备。宗教给死亡过程赋予了含义，精神信仰被认为是“……最重要和最有效地看待死亡、找寻生命意义的方法”（p. 74）。

当前，为避免死亡而进行治疗和（或）纠正问题仍然是许多医护人员工作的重点（Puchalski & Ferrell，2010）。事实上，一位濒死期患者并不需要进一步治疗。Puchalski 和 Ferrell（2010）指出，死亡过程中一个人的精神可以得到疗愈，应允许患者及其家人去寻找“……意义和希望，即使到了弥留之际”（p. 12）。因为医疗的有限性和对成功的狭隘定义，“治疗”可能会带来失望、情感痛苦及挫折，而灵性疗愈可以在许多层面上发生，为临终患者带来新的意义和希望（McClain-Jacobson et al.，2004；Puchalski & Ferrell，2010）。

应培训护士将提供有效的临终护理作为一种必须学习的技能及实践的重要部分（Byock，2012；City of Hope & AACN，2012；Parish et al.，2006）。患者及其家人需要医护人员不断为他们提供情感和躯体上的支持，提高其决策能力，认同其悲伤过程（Catlin & Carter，2002）。临终过程中任何一种被抛弃的感觉都可能给患者及其家人在情感上造成巨大的影响（City of Hope & AACN，2012；Ferrell & Coyle，2010；Quill，1996）。患者家属与医护人员保持清晰和开放的沟通非常重要，随着死亡临近，这种需求变得更加迫切（Byock，2012；Parish et al.，2006）。家属目睹了亲人的死亡，经历着丧亲的悲痛，护士应能够识别和确认他们感知的痛苦，提供抚慰，帮助其应对（Brajtman，2005）。

对临终患者的灵性支持

关于相信来世在应对死亡过程中所起的作用，目前还没有太多研究。大多数研究以健康大学生为对象，存在效度和可推展性的问题（McClain-Jacobson et al.，2004）。实现精神健康的概念似乎超越了宗教障碍，这为没有传统宗教信仰的患者提供了更广泛的关注点，它促进了超越宗教的转变。Puchalski 和 Ferrell（2010）将灵性定义为：

> ……一个术语，指的是一个人生活的许多方面。1963 年 Frankl 将其描述为人性的本质，以及人们如何发现他们是谁或者他们的个性。灵性也可以被理解为一种与超越之间的关系，对一些人来说，也许是上帝，而对另一些人有不同的概念，包括他们如何看待自己，以及与他人的关系。（p. 21）

如果医务人员要帮助一位临终患者实现精神健康，就必须对他的灵性给予理解和支持。临终患者需要超越平庸，达到他们所定义的对他们有意义的状态，这可以通过回顾过去取得的成就来获得，比如有些人从遗赠过程中获得这样的感受，他们需要感知自己生命的价值、自己被爱和被珍惜，他们必须明白自己到底是谁，才能深入到自己内心深处寻找到生命的意义。当临终者在寻求生命的意义或神圣时，他的灵性对于超越至关重要，无论他有无宗教信仰（Puchalski & Ferrell，2010）。

帮助患者实现平静死亡是一个需要很高技巧的复杂过程，需要对医护人员进行集中的教育和培训。获得精神上的幸福感是实现平静死亡的重要组成部分，医护人员愿意花时间倾听并分享临终患者的情感和精神之旅非常必要。医护人员在关注和维护临终患者的尊严和自我价值方面起着重要的作用，而尊严和自我价值对于实现精神上的幸福感至关重要。

值得注意的是，临终患者并不像我们想的那样容易崩溃。医护人员必须记住，在死亡过程中总是有可能出现某种程度的情感、精神和（或）心理上的疗愈。临终护理不仅仅是对临终患者躯体上的照顾，还必须照顾其心灵。医护人员需要为疾病晚期的患者提供精神和宗教上的支持，因为当他们面对死亡的恐惧和信仰时，也在为达到精神上的圆满而努力，如果能够有效地确定和支持他们的精神困扰和需求，实现平静死亡的可能性就会增加。

文化、种族、宗教和生活方式可能与最终妥协于相信来世的精神需求相冲突，因此沟通非常重要。当医护人员的价值观与临终的老年患者存在直接冲突时，为患者提供精神、文化和心理社会支持就变得具有挑战性，而医护人员必须无条件地支持患者（Byock，2012）。此外，医疗机构应该为悲伤的家属和医护人员提供伦理咨询、精神辅导和社工支持（American Medical Association，2012；City of Hope & AACN，2012；Frommelt，1991）。

文献证实有必要提供循证的临终护理。当前，在许多机构中，识别对死亡的信念和恐惧、获得精神上的圆满，以及促进平静的死亡等问题仍未得到关注，安宁疗护和姑息治疗关于全人照顾的策略的推广帮助解决了其中一些问题。灵性已经发展到不仅仅限于宗教信仰（Ferrell & Coyle，2010）。Puchalski 和 Ferrell（2010）于 2009 年 2 月参加了灵性共识会议，并在会上介绍了由一个多学科小组提出的对灵性的定义。

> 灵性是人性的一个方面，指的是个人寻求和表达意义和目标的方式，以及他们感受自己与当下、与自我、与他人、与自然和与重要或神圣事物的关联。(p. 25)

医院必须继续发展教育项目，以识别临终患者及其家属所定义的灵性需求，为医护人员更好地应对人口老龄化带来的问题做好准备。死亡在生命过程中不可避免，医护人员需要成为专家来照顾临终患者，同时也必须准备好提供精神层面的灵性照护（Byock et al.，2006；City of Hope & AACN，2012；Puchalski & Ferrell，2010；Yalom，2009）。

患者的灵性必须得到医护人员的理解和支持，它是患者作为一个人的本质。灵性具有独特性，应该被尊重。临终患者的灵性健康依赖于其对自我价值、尊严和个人身份的认同感。确认他们不会被遗忘，确认他们的生活是有意义的，这些是灵性健康的重要组成部分。强烈的自我意识是获得灵性健康和实现平静死亡的必要条件。文献重申了医护人员在促进和培育灵性健康中的重要作用，即适时陪伴，主动倾听临终患者的需求和问题。专心陪伴时不做其他事情代表了对患者绝对的支持和尊重，这对于一个以完成护理任务为导向的护士来说具有挑战性。医护人员的人文关怀被认为是促进临终患者灵性健康的最重要变量，人文关怀比任何药物或手术都更有价值。

灵性健康对每个人都很重要，它需要个人找到价值感和目标才能实现。这对临终患者尤为重要，强大的精神上的幸福感提供了情感力量和勇气去面对死后的问题。拥有虔诚宗教信仰的人通常会在期待天堂或看到亲人时得到安慰；没有宗教信仰的患者知道自己过着有价值的生活，并将有意义的遗产继承给其家人，这让他们感到安慰。这两种观点都需要一种强烈的灵性意识，这种意识由他们的知识和生命的意义所促成。文献综述认为促进和培育一个人的灵性健康等同于真正关心他的心灵。

在 Puchalski 和 Ferrell（2010）的著作《让医疗保健成为一个整体：将灵性融入患者护理中》（*Making Health Care Whole：Integrating Spirituality into Patient Care*）的前言中，Rachel Naomi Remen 博士在这段节选中总结了关爱一个人心灵的重要性：

灵性照护要求我们全身心投入到不可控的情境中，以患者为中心，将其作为真正的意义和未知的方向所在。这意味着我们要以全新的方式看待熟悉的事物，倾听患者而不是过多地说话，向患者学习而不是一味地说教，并且培养他们令人惊叹的能力；这意味着我们要认识到自己具有能够影响和改变他人生活的能力，并像重视专业技能一样重视它。最终，患者将作为独立且真实的个体不断改变，不断前进，而我们一路紧密相伴，引领并见证这奇妙的变化。

参考文献

American Medical Association. (2012). *The EPEC (Education in Palliative and End of Life Care) project*. Retrieved from http://www.epec.net/epec_core.php

Brajtman, S. (2005). Helping the family through the experience of terminal restlessness. *Journal of Hospice & Palliative Nursing*, *7*(2), 73–81. Retrieved from HPNA database: http://www.hpna.org

Byock, I. (2012). *The best care possible* (pp. 52–90). Retrieved from http://www.amazon.com/s/ref=nb_sb_ss_i_8_8?url=search-alias%3Ddigital-text&field-keywords=the+best+care+possible&sprefix=The+best%2Cdigital-text%2C256

Byock, I., Twohig, J. S., Merriman, M., & Collins, K. (2006). Promoting excellence in end-of-life care: A report on innovative models of palliative care. *Journal of Palliative Medicine*, *9*(1), 137–151.

Catlin, A., & Carter, B. (2002). State of the art. Creation of a neonatal end-of-life palliative care protocol. *Journal of Perinatology*, *22*(3), 184–195. Retrieved from CINHAL database.

City of Hope, & AACN. (2012). Final hours of life. *End of Life Nursing Education Consortium*. Duarte, CA: ELNEC.

Dezutter, J., Soenens, B., Luyckx, K., Bruyneel, S., Vansteenkiste, M., Duriez, B., & Hutsebaut, D. (2009). The role of religion in death attitudes: Distinguishing between religious belief and style of processing religious contents. *Death Studies*, *33*, 73–92.

Douglas, C., Murtagh, F. E. M., Chambers, E. J., Howse, M., & Ellershaw, J. (2009). Symptom management for the adult patient dying with advanced chronic kidney disease: A review of the literature and development of evidence-based guidelines by a United Kingdom expert consensus group. *Palliative Medicine*, *23*(2), 103–110.

Edmondson, D., Park, C. L., Chaudoir, S. R., & Wortmann, J. H. (2008). Death without God: Religious struggle, death concerns, and depression in the terminally ill. *Psychology Science, 19*(8), 745–758.

Ferrell, B. R., & Coyle, N. (Eds.). (2010). *Oxford textbook of palliative nursing* (3rd ed.). New York, NY: Oxford University Press.

Frommelt, K. H. M. (1991). The effects of death education on nurses' attitudes toward caring for terminally ill persons and their families. *American Journal of Hospice & Palliative Care, 8*(5), 37–43.

McClain-Jacobson, C., Rosenfeld, B., Kosinski, A., Pessin, H., Cimino, J. E., & Breitbart, W. (2004). Belief in an afterlife, spiritual well-being and end-of-life despair in patients with advanced cancer. *General Hospital Psychiatry, 26*, 484–486.

Nichols, T. (2010). *Death and afterlife: A theological introduction*. [Electronic Version]. Grand Rapids, MI: Brazos Press. Accessed from Kindle Books at http://www.amazon.com/s/ref=nb_sb_ss_i_1_19?url=search-alias%3Ddigital-text&field-keywords=death+and+afterlife+a+theological+introduction&sprefix=Death+and+afterlife%2Cdigital-text%2C210

Parish, K., Glaetzer, K., Grbich, C., Hammond, L., Hegarty, M., & McHugh, A. (2006). Dying for attention: Palliative care in the acute setting. *Australian Journal of Advanced Nursing, 24*(2), 21–25. Retrieved from CINHAL database.

Puchalski, C. M., & Ferrell, B. R. (2010). *Making health care whole: Integrating spiritually into practice.* [Electronic edition]. West Conshohocken, PA: Templeton Press.

Quill, T. E. (1996). *A midwife through the dying process: Stories of healing and hard choices at the end of life*. Baltimore, MD: Johns Hopkins University Press.

Wise, R. L. (2007). *Crossing the threshold of eternity: What the dying can teach the living*. [Electronic Book-Kindle Version]. Ventura, CA: Regal Books. Retrieved from http://www.amazon.com/s/ref=nb_sb_noss_1?url=search-alias%3Ddigital-text&field-keywords=Crossing+the+threshold+of+eternity

Yalom, I. D. (2009). *Staring at the sun: Overcoming the terror of death*. San Francisco, CA: Josey-Bass.

第 16 章

案例学习

作为医护人员，我们有陪伴他人走到“生命的边缘”的特权。多年前的姑息照护会议就提到这些内容，现在依然能够得到很多从事临终照护的医护人员的共鸣。一些人可能认为这是看待临终护理的一种很奇怪的方式，但越来越多的人意识到真正被赐福的是照顾者，因为他们会因这段经历发生永远的改变。

下面的案例展示了我们的照护方式给临终患者带来的不同结局，以说明怎样做能够带来一个好的结局，怎样做会导致不好的结局。我们特意使用了同样的场景，这样可以更容易地理解护理措施的差异，并且可以强调 CARES 工具的运用。

F 先生是一位 78 岁的男性，患有 1 型糖尿病、终末期心肌病、急性肾功能不全。他因为出现大范围胸痛，被他的一位老年朋友送到急诊室。F 先生的疼痛评分为 NRS 5～10 分，伴有严重疲乏，呼吸短促（R 32 次/分），面容消瘦，苍白，大汗淋漓，血压显示为 82/40 mmHg。超声心动图显示心脏扩大，左侧心脏几乎完全丧失功能，心脏射血分数小于 5%。

情境 1：F 先生同意不接受复苏（do not resuscitate，DNR）抢救，并且他知道自己快死了。他接受了使用患者自控吗啡镇痛泵（PCA），吗啡以 1 mg/h 的速度泵入，根据需要可每 15 分钟快速注射 0.5 mg 吗啡。给予鼻导管吸氧，流量 2 L/min。护士联系了安宁疗护机构，机构人员将在第二天早上和他进行沟通。F 先生住进了病房，只接受舒适照护。

使用 CARES 模式作为指南，护士说明了各种舒适护理措施对 F 先生的意义，并且得到了以下医嘱和支持。

舒适（comfort）：停止一切抽血检查，将静脉输液减少到仅维持静脉通畅，接受可耐受的饮食。明确了使用患者自控镇痛泵（PCA）过程中吗啡的滴定顺序，确认了进行镇痛药物持续滴定以保证患者舒适的计划。

气道（airway）：护士了解吗啡镇痛泵能够帮助患者缓解逐渐加重的呼吸短促，并且在需要的时候按计划进行药物滴定。她抬高了患者的床头，注意到患者的口咽分泌物增多，告知医生给患者开了格隆溴铵。

躁动（restlessness）：在初次评估之后，F 先生变得躁动不安，但是自述疼痛没有加重。护士注意到患者的膀胱过度充盈而不能自行排尿，于是获得医嘱并为患者留置了导尿管，引流出 500 ml 的尿液之后，F 先生安静地休息了。医生开具了氟哌啶醇作为必要时医嘱，用于控制躁动和（或）终末谵妄。护士调暗了房间的灯光，给患者提供了安静、舒适的环境。

情感支持（emotional support）：F 先生说自己没有家属，希望能允许朋友陪在他身边。他的朋友看上去很难过，护士将 F 先生的朋友视为他的家人，花时间向他解释了 F 先生的情况，倾听他的担忧。F 先生的朋友希望他们可以看电视上的狩猎节目，因为这是他们在家最喜欢的活动。护士放了一把椅子在 F 先生的床旁并打开了电视，F 先生仍然挣扎着喘息，但有朋友陪伴在身边，他看起来平静了许多。护士按时巡视病房，并且告诉他们如果有需要，自己随时都有时间提供帮助。当护士看到他的朋友睡着以后，自己就坐到了患者旁边。她握着 F 先生的手，听他轻声地讲述自己的人生。F 先生慢慢闭上了双眼，对护士的声音和触碰不再有反应。他的呼吸变浅，伴有不规则的 30～45 秒的呼吸暂停。他的口咽分泌物开始增多，护士给了格隆溴铵对症处理。F 先生开始呻吟并且有明显的痛苦表情，这与护士之前观察到的温和平静的表情不一样，护士通过 PCA 快速推注了 0.5 mg 的吗啡，15 分钟后他脸上的表情逐渐变得平和。F 先生安静地休息了，但是他呼吸暂停的次数在接下来的 3 小时增加了，护士注意到他的脚和膝盖出现花斑，全身变冷，测得血压只有 50 mmHg，几个小时之后，F 先生平静地逝去。F 先生的朋友一直陪在他的身边。在之后的尸体料理中，护士给 F 先生的朋友以支持，并协助安排殡仪馆的相关事宜。

自我照护（self-care）：护士被 F 先生平静和接纳死亡的态度感动得

落泪，同时她知道自己的努力让 F 先生在生命最后的几个小时感到舒适，并帮助了他的朋友，为此她深感自豪。在早交班的时候，她与同事分享了这段经历和感受，并且获得了同事们的支持。她的领导为她倒了一杯茶，并确认下班后她可以自己开车安全回家。

情境 2：在急诊室，F 先生被医生告知自己又一次心脏病发作，需要马上转到 ICU。F 先生的朋友告诉急诊室医生说 F 先生不想使用任何抢救设施。急诊室医生询问 F 先生是不是不想活了，但他因呼吸急促无法回答。急诊医生没有理会这位朋友的话，因为他不是患者的家人，也没有被授权为患者的长期代理人。最终 F 先生竭力自己向急诊室医生清楚地表达了不想使用任何抢救设施的意愿。医生不情愿地同意了 F 先生的 DNR 请求，并将他转到内科病房。

刚刚到了病房，F 先生的朋友被告知探视时间已经结束并请他离开病房。护士为 F 先生连接好了心电监测，给予 2 L/min 的鼻导管氧气吸入，办理了住院手续。护士因为 F 先生呼吸急促、不能回答住院的问题很烦躁，接着将氧气流速调高到 4 L/min，虽然 F 先生呼吸急促加重需要休息，但护士却希望能尽快完成评估。护士询问他是否还有别的需求，F 先生告诉护士他现在胸痛，希望能给镇痛药。

护士查看 F 先生的病历，看到他签署了 DNR。她回到病房并遵医嘱给了 F 先生镇痛药，然后就关灯离开了。F 先生感到很害怕，但不想打扰忙碌中的护士。2 小时后，这位护士发现 F 先生的监护仪上心律和呼吸都很不规律，便走进房间去查看，叫 F 先生名字和触碰他都没有回应，他的表情很痛苦，但护士没有理会，认为现在给 F 先生用镇痛药只会让他死得更快。于是她离开了房间，留下 F 先生独自一人。她告诉其他护士“F 先生很快要去世了”。

护士决定给家属打电话通知他们 F 先生临近死亡的消息，但 F 先生却没有可以联系的家属，只有之前让离开病房回家的那位朋友。护士给他的朋友打电话并告知 F 先生有可能活不过今晚，如果他的朋友愿意陪他度过最后时间，可以来医院。最终 F 先生在黑暗的房间里孤独地死去，当时他的朋友还没有赶到。

当 F 先生的朋友赶到病房时，护士告诉他 F 先生已经去世了。护士们忙于完成他们的工作，没有一个人注意到他悲伤的情绪。护士递给他许多文书让他签字，并问他需要给哪个殡仪馆打电话。

情境 3：在急诊室，F 先生被医生告知自己又一次心脏病发作。但医生考虑到他已经极度虚弱的心脏和肾，不适合采取激进的治疗措施。F 先生知道自己即将死亡，表示只要舒适就好。急诊室的医生知道现在将 F 先生转到安宁疗护机构已经太晚了，决定将他收入内科病房接受安宁疗护。

当 F 先生到达病房时，护士给予 2 L/min 的鼻导管吸氧，并使用了持续输注的 PCA 泵，剂量为 1 mg/h，根据需要每 15 分钟静脉推注 0.5 mg 吗啡。F 先生的朋友帮助回答了入院的相关问题。护士为这位朋友提供了毛毯，并告诉 F 先生一会儿回来看他。

F 先生和他的朋友坐在那里安静地看着一档狩猎节目。朋友发现 F 先生呼吸困难，问他是否需要叫护士。F 先生告诉朋友不要打扰护士，他们都很忙。朋友坐在那里听到他痛苦的呻吟。当护士返回病房时发现 F 先生已经没有意识，他的朋友坐在旁边哭泣。护士尝试着安慰这位朋友，告诉他 F 先生没有多少时间了，并询问是否需要通知其他人，他摇摇头说不用了。护士离开房间并告诉护士长她的患者快不行了。护士长告诉这位护士，因为 F 先生即将去世，工作量变少了，她需要再负责一个患者。

护士因为要接诊新患者而很忙碌，没有时间去看 F 先生。几小时后，F 先生的朋友来到护士站说 F 先生已经去世了，他也要回家了。

情境 4：急诊室医生是安宁疗护认证医生。他知道不适合再给予 F 先生激进的治疗，本人也没有强烈的求生欲望，就拉了把椅子坐下和 F 先生谈论治疗计划。医生认真地倾听患者的意愿，不时地点头报以同情和理解，他建议 F 先生今晚先在安宁疗护病区住下，如果他愿意，第二天早上也可以安排在家里接受安宁疗护。F 先生了解到自己将不久于人世，也同意这个计划。他使用了 PCA 泵，吗啡剂量 1 mg/h，同时根据需要每 15 分钟给予 0.5 mg 吗啡，鼻导管吸氧流速 2 L/min。护士在急诊室就完成了入院评估，评估报告可以直接传给安宁疗护病区，这样 F 先生就可以直接转到安宁疗护病区的房间休息了。

安宁疗护病区的护士根据 CARES 工具列出常规护理计划，为 F 先生提供护理。

舒适（comfort）：护士问 F 先生胸痛是否有所好转，得知没有好转后，继续询问是否有所加重，F 先生点头示意。护士教他如何使用 PCA 泵，并告知会监测 PCA 推注的次数，为了达到止痛效果，将根据推注次数每 4 小时进行药物剂量调整。F 先生在临时加药后自诉感觉好多了，护士亲切的关心也使 F 先生感到安慰。护士在确认 F 先生处于舒适状态后，提出是否可以和他的朋友在大厅里交谈。朋友跟随护士走出房间，在一个舒服的沙发上坐下。有人端给他一杯饮料，护士在他对面的椅子上坐了下来，通过眼神交流，偶尔伸出手轻拍这位朋友的胳膊，问他是否清楚发生了什么事。在确认没有可以通知的其他家人后，护士请朋友陪伴 F 先生，不受任何时间限制。当朋友问到今晚 F 先生是否会去世时，护士轻拍他的手确定地说："是的，F 先生很有可能今晚就去世，但是我会在这里和你们一起走过这一段路，帮助他免受痛苦。"

气道（airway）：护士注意到 F 先生的呼吸更加费力。她找来了一把扇子，让风轻轻地吹过 F 先生的一侧脸颊。给他注射了一剂格隆溴铵以帮助控制增加的口咽分泌物，并让他处于更舒服的坐姿。护士握住他的手询问呼吸有没有改善，F 先生呼吸急促不能准确回答，只能低语说出"是的"。护士告诉 F 先生她会陪伴他并尽力去帮助他，不会让他受苦。F 先生点头表示非常感激，并轻轻地攥住她的手。

躁动（restlessness）：F 先生开始变得躁动不安，当护士询问是否疼痛加重时，他反应很慢，但表示疼痛没有加重。护士在进行快速身体评估时发现 F 先生膀胱过度充盈，于是根据 CARES 工具内容给予 F 先生导尿，引流出 1200 ml 浑浊的浓缩尿液后，F 先生不再那么躁动不安，但护士发现他紧紧地抓住毛毯的一角，并听到他偶尔叫出已经去世的妻子的名字。护士给他注射一针氟哌啶醇后才慢慢安静下来。护士把灯调暗，让朋友放心，并鼓励朋友和 F 先生轻声说话，告诉 F 先生有他陪在身边。她解释了听力是死亡过程中最后一种消失的感觉，交谈可能起到安抚作用。F 先生的朋友把椅子拉近，握住他的手轻声谈论着他们最后一次狩猎之旅，并告诉 F 先生自己将永远是他的朋友并且陪伴着他。护士站在朋友身边轻拍着他的肩膀，并解释说 F 先生所经历的躁动是这个阶段的正常现象，并不是在经受痛苦。

情感支持（emotional support）：F 先生的朋友看上去很伤心，护士主动倾听他的担忧，知道他将会多么想念他的朋友。当朋友伤心流泪时，护士静静地坐在他的身旁，她告诉朋友说 F 先生多么幸运能有你这样的朋友，朋友笑了，并用护士递过来的纸巾擦干眼泪。F 先生一直在安静地休息，他不再说话，呼吸变得更不规律。朋友说 F 先生最喜欢的狩猎节目马上就要开播，护士建议把电视打开，听到熟悉的声音 F 先生会感觉更加舒适。朋友同意并打开了电视机，握住 F 先生的手并讲述着电视里面的内容，F 先生现在有长时间的呼吸暂停，但当朋友继续谈论电视节目时而大笑时，他的表情变得很温和，几乎是在笑。护士多次到病房巡查，让他们确信自己随时可以提供帮助。护士再次回来时发现朋友已经睡着了。她轻声和 F 先生说话，但是没有得到回应。护士发现他的皮肤现在又凉又斑驳，血压几乎测不到，呼吸暂停时间继续延长，最后 F 先生停止呼吸，平静地去世了。当时，他的朋友就在身旁，护士轻轻叫醒朋友并告诉他 F 先生已经去世，抱住哭泣的朋友告诉他 F 先生知道自己的好朋友陪在身边，临终的过程非常平静和安详。朋友坐在床旁静静地握住 F 先生的手臂，护士陪在他的身旁。过了一会儿朋友开始说话，感谢护士并说自己需要去打几个电话。护士询问是否需要通知其他人来见 F 先生，朋友摇了摇头说不用了，他会安排殡仪馆。护士提出是否需要协助打电话，朋友低声说"不用"就走出了房间。

自我照护（self-care）：护士被 F 先生的平和以及亲密的朋友关系所感动。在分享这个案例时，当谈到狩猎节目那一幕时护士不禁落泪。同病区的另一位护士拥抱了她，并问她下班能否自己开车安全回家，她说可以，但是决定先喝杯咖啡。她有一种自我照顾的方式，坐在外面，喝杯咖啡放松一下，来回顾她的一天。她很荣幸自己能帮助 F 先生走完生命的最后旅程，也为自己能使 F 先生的最后几小时感到舒适而自豪，之后，她在美好的晨曦中，为 F 先生和他的朋友做了一个简短的祷告。

情境 5：急诊室里，F 先生的心肌酶水平有所升高，被医生告知心脏病发作需要马上住到 ICU。F 先生的朋友告诉急诊室医生他不想用任何的抢救设备维持生命。急诊室医生问 F 先生是不是不想活了，他因呼吸急促无法作答。医生没有理会朋友的话，因为他不是 F 先生的家人，也未被授权为代理人。F 先生的呼吸能力持续下降，急诊室医生给 F 先生插了管并上了呼吸机。F 先生变得烦躁不安，开始挣扎想要拔掉呼吸管路，但被束缚带固定并用了镇静剂。F 先生的朋友很难过并再次告诉医生："这不是 F 先生想要的结果。"急诊室医生回答说："如果这不是他想要的，他为什么要来急诊室？呼吸机只是临时性的，一旦他情况平稳，就可以撤掉。"

F 先生的朋友摇摇头，难以相信医生的话，但是他只能坐在 F 先生的身边，随后跟着到了重症监护室，3 名护士用转运床把他移到床上，推着监护仪和静脉输液泵，用人工呼吸器辅助呼吸，因为 F 先生被注射了镇静剂，无法进行自主呼吸。

这位朋友难以置信地看着 F 先生的房间里挤满了医务人员，他们不停地忙着抽血，连接输液管和输液泵，吊起监控设备，在这么多机器下面已经无法辨认出 F 先生的模样。他们告诉朋友他们要带 F 先生去导管室，让他到等候区等待，等 F 先生回来时再通知他。

心内科医生想在 F 先生的心脏内放主动脉内球囊反搏（intraaortic balloon pump，IABP），以帮助心脏正常搏动，度过心脏病发作期。F 先生醒来努力想要引起医生的注意并告诉他们停止操作，但是他再一次被镇静。IABP 导丝从 F 先生的右侧腹主动脉进入，装置工作状态良好，F 先生心脏搏动平稳。导管室的护士发现 F 先生的右腿冰凉发紫，心脏科医生知道这是 IABP 导管阻碍了下肢血流，他告诉护士密切观察，为度过心脏病发作期争取时间，并下达医嘱给予 F 先生深度镇静，让他 24 小时内无法移动下肢。

朋友坐在 F 先生身旁难过地摇着头，他问护士是否可以打开电视让 F 先生看他最喜欢的狩猎节目。护士认为这个主意不好，说看节目可能过于刺激，现在 F 先生需要好好静养。因为探视时间已经结束，护士请朋友先回家，答应朋友如果 F 先生的情况有变化一定会通知他。朋友站起来，紧紧握住 F 先生的手，并告诉他明天一早会过来看他。

F 先生的腿变得越来越紫，医生决定送他去手术室，取下 IABP 导管，并试图修复他的动脉损伤。F 先生被推到了手术台上，当 IABP 被移除，他的心脏马上就变得非常虚弱，无法正常搏动。F 先生再次出现了心脏骤停，手术团队花了 2 小时做心肺复苏，直到心脏科医生宣布患者死亡。之后 F 先生被直接送到了太平间，因为他的 ICU 床位需要接收另一位患者住院。

朋友第二天一早赶到病房，希望得知 F 先生有个舒适的夜晚。当他走进房间，看到一位陌生人躺在 F 先生的床上。朋友问当班护士 F 先生在哪里，护士表示她也不知道。朋友非常生气，这时护士却叫来保安把朋友请出了医院。

案例学习总结

以上 5 个情境的呈现是为了说明良好的沟通、对基础临终照护培训的理解，以及个性化的护理目标对患者预后产生的影响。这些情境也展示了如何运用 CARES 工具提示护士，帮助护士预先取得患者和家属常见的需求医嘱，以便为他们提供更好的支持。

必须强调：要建立以患者为导向的护理目标，提供的护理应基于患者的需求，而不是医护人员自己的计划，而这些只有通过沟通和富有同情心的倾听才能做到。

“家人”一词贯穿全文，它包括朋友、爱人及在临终患者生命中扮演重要角色的人。他们对临终患者的需要和愿望常常能够提供有价值的见解，医护人员在努力做到临终患者利益最大化时应考虑这些信息。

这些情境在使用同情心、同理心，以及展示人类基本的善良和人性关怀的能力和意愿方面提供了鲜明的对比。这些因素决定了医护人员能否成为一名好的支持者，以及他们希望如何与患者和家人互动。我希望这些选择始终由同情心引领。

个人分享

我想要强调的是，不论我们多么认真和努力，总有一些患者未能达到平静死亡，作为医务人员，自我照护很重要。以下是一个关于护士打开心扉去面对临终患者及他的家人时面对挑战、获得成长的例子。这个故事讲的是一位名叫迈克的患者，他给我提供了精神上成长的机会，并坚定了我的决心：不能让临终患者痛苦地离世。

迈克是一位 46 岁的患者，也是一位慈祥的父亲，有 2 个即将中学毕业的双胞胎儿子。他有着幸福的婚姻，有深爱着他的父母，他们都十分愿意参与照顾迈克。迈克患肾癌脊柱转移。我负责治疗他背部和右腹股沟的慢性疼痛，最终决定植入一个鞘内止痛泵，以更好地控制疼痛。操作很成功，迈克的疼痛得以缓解了 1 个月。

后来，迈克开始出现行走困难，并且出现双侧下肢进行性的水肿。

我想要重新调整他的止痛泵设置，因为任何活动都会让这位和蔼可亲的先生疼痛加重。

最终，他右侧腹股沟的疼痛变得非常剧烈，以至于他忍不住喊出声。设置调整了几次，止痛效果都不太理想，他不得已被收入院。检查证实已经发生脑膜转移，一个脊髓刺激器被置入到他的体内，加上囊内的疼痛泵，两种装置让迈克的疼痛得到 2 周的缓解，随后，这种措施也开始失效。

任何剂量的静脉注射阿片类镇痛剂都不能控制迈克的疼痛，因此他开始喊叫想要快点死去。因为他的疼痛太过剧烈，以至于无法忍受开车 1 小时来我的医院，所以他住进了距离他家较近的一家医院。他的妻子告诉我安宁疗护团队正在跟进支持，他们保证会尽最大的努力让迈克感觉舒服。

随后的星期一，我打电话给他的妻子，只是了解到迈克已经出院回家，因为安宁疗护团队的医生认为迈克要求的阿片类药物剂量太大而感到不安，虽然他的疼痛并未得到缓解。

迈克回到自己的家里，但喊叫从未停止。他的孩子很崩溃，他的妻子很愤怒，因为没有人能缓解他的疼痛。安宁疗护团队的成员来到迈克的家里，那个夜晚给他一次又一次追加阿片类药物的剂量，迈克的疼痛没有缓解，但呼吸开始减弱。迈克在他能够喘息的时候还是不断地喊痛，就在我给他打电话之前不久，他去世了。

迈克是一位典型的适合接受姑息镇静疗护的患者，应该在使用阿片类镇痛剂的同时应用苯二氮䓬类药物。他的疼痛仍然会存在，但他的大脑不会再接受到疼痛的刺激，迈克可能会更快意识丧失，但不会在他呼吸停止的最后一刻还因疼痛而极度痛苦。我后悔没能在他身边帮助他。

这件事让我感到懊悔，我有一种挫败感，让我想要去分享并强调自我照护的重要性。我会永远为迈克痛苦的死亡和他家人被迫接受的痛苦而懊悔。在第 11 章中，强调了回顾这类痛苦事件的必要性。

我意识到迈克和他的家人对于我的信任不是基于事实，只是因为信任。我并非无所不知，我可能也无法提供和他人不同的照顾。姑息镇静的应用虽然还存在伦理争议，但是因为目睹迈克的经历，我现在知道我在将来会毫不犹豫地去应用它。

我也明白因为他的家人选择去一家更近一些的医院限制了我的参与。我需要接受我已经做到最好的想法，也试着从这次经历中寻找收获。在经历愤怒、挫败、哭泣、和同道分享后，我明白只有积极面对才能走出来。

我很幸运在过去 6 个月认识这位勇敢又风趣的英俊男士和他的家人，我曾经缓解了他的疼痛，也让他在那段时间有了一定的生活质量。我把他作为一个人去关心，维护他的尊严，增强其价值感。我有幸认识了他，在他把自己的脆弱和恐惧分享给我的时候，我以谦和的态度给予回应。我们最后一次交流就在 2 周前，迈克坐在轮椅上，疼痛使他的表情很痛苦，当我给他的止痛泵注入药物时，他靠在我的身上，把头依偎在我的肩膀上哭。我抱着这个可怜的男人并且告诉他："我希望可以提供更多的帮助，我愿意一直陪在你的身旁。"

我想最后这句话一直困扰着我，我必须远离这种挫败感，因为我不可能无所不在，特别是他转到了离家近的另一家医院，由安宁疗护团队提供服务，这不在我的执业区域。我需要认识到我要面对现实，意识到我的挫败感并非基于现实。

与迈克的结识使我成为更好的护士和更好的人，这是我从这次经历以及我有幸与临终患者建立的各种关系中获得的积极感受。良好的自我照顾能力需要我们从这些经历中总结收获。我鼓励医护人员不要忽视这样的良机，我不想错失跟我的患者亲近的机会，我也必须接受伴随着我的选择所带来的痛苦。当我的心受伤时，我在接纳痛苦的同时也感受到美好，这是我从迈克和他的家人那里收获到的。陪伴他们一起走过的经历使我更加坚强，也更加美好。

我想通过分享这件事来表达对迈克的敬意，帮助我走过人生中的低谷和找到工作的意义，同时和大家分享我在与临终患者相处时面临的挑战及收获。我鼓励护士们能够找到一种敞开心扉的方式，在遇到类似的机会时能获得成长。

第四部分

障碍与挑战

第17章

文化变革

CARES工具只有在使用时才有效。许多医疗机构仍认为死亡是治疗失败的标志，或者认为死亡是一件可怕的事而置之不理，不愿意公开讨论死亡。细想一下，患者的遗体是怎样被送出医院的。死者的家人被要求待在自己的房间，一辆有特殊盖子的大车将遗体经后门送往太平间，为了避免令病区里其他人感到沮丧而紧闭车门，尽量不那么显眼，希望没有人注意到，也不想让任何人看到死亡。在我们的文化中，人们从不把死亡看作生命中的一部分。当有人告诉我，一家退伍军人医院通过公共广播系统发布了一个人死亡的讣告，医院要求把遗体从前门抬出转运到等在外面的葬礼家庭运输车的时候，所有空闲的工作人员以及医院里能活动的患者都要在大厅里排好队，为他送别。想象一下当时我有多么惊讶！能够出席的人不仅数量众多，而且装殓好的遗体从他们面前经过时，还要向死者致敬。想象一下遗体在众目睽睽之下从前门抬出去的场景。这是一个多么不寻常的政策！目前为止我还没发现有多少家医院效仿，这着实突显了我们的文化对死亡的遮遮掩掩和思想上的保守。

要改变我们当前否定死亡的医疗文化，并为临终患者及其家属提供循证的优质护理，有两个重要步骤是必需的：首先需要接受并愿意请姑息疗护团队（palliative care team）协助为临终患者提供有效的症状管理。其次，要取得成功，就需要教育、接纳和倡导新的护理方式。

姑息疗护多学科团队的重要性

当讨论咨询姑息疗护的需求时，许多医疗专业人员和公众都自然而然地将其与过早放弃或者失去希望关联起来（Ferrell & Coyle，2010）。姑息疗护通常与临终关怀、生命终末期和临终相关联。这些强烈的感情上、文化上和社会心理上的关联极大地减小了姑息疗护咨询的可能性，降低了终末期患者及其家属的照护质量。

对于终末期疾病，理想状态是在治疗中尽早地向多学科团队咨询以协助进行症状管理。姑息疗护旨在建立个体化的治疗目标，根据患者的需要提供支持以获得患者认同的高质量的生活。一个临终患者也可能预期生存期很长，姑息疗护团队的介入没有预期寿命的限制，也并不意味着患者很快会死亡。遗憾的是，人们常在患者生命只有几天或几个小时的时候才开始咨询姑息疗护团队，那些负面关联也正是来源于此。如果及早开始实施姑息疗护，效果会好得多，姑息疗护早期介入，可为患者提供支持性照顾和循证的症状管理，使人们更加关注生活质量。事实上，研究已经表明，接受姑息疗护的个体实际上可以活得更长（Swetz & Kamal，2012）。姑息疗护强调为慢性病患者提供从诊断到死亡全程全方位的治疗和支持，而临终护理是姑息疗护的一部分。

当患者的疾病进展到了临近死亡的阶段，姑息疗护团队最终会将重点放到舒适照护上。在一个技术熟练的支持性多学科姑息疗护团队的帮助下，可以无缝过渡到濒死期照护。

姑息疗护，尤其是生命终期照护，是护士自然的选择。如果姑息疗护的基本原则与专业护理及护理专科领域的范围和标准相结合，护士就可以将姑息疗护的范围扩大到所有患者（McHugh，Arnold，& Buschman，2012，p. 140）。要改变住院临终患者的护理质量，护士必须成为患者及其家属的支持者，必须成为在姑息疗护，尤其是临终护理方面娴熟的实践者。

随着医院将姑息疗护的概念纳入护理标准，以满足慢性病患者日益增长的护理需求，全国各地的文化正在悄然发生着改变。要推动医院文化和服务的变革，需要运用和实施组织变革理论，并将其纳入成人学习原则（Boshoff，2005；Knowles et al.，2005）；必须接受影响文化变革的各种因素，制订新的服务策略，以维持许多健康机构财政运转的可持续性。要想成功地将文化变革纳入一个现有的组织，还必须将其视为不具威胁性且体现出对组织机构现有文化的尊重（Rogers，2003）。

一些变革理论可以帮助医疗机构将姑息疗护和临终照护纳入其实践标准的文化变革中。Boshoff（2005）将组织变革视为一个复杂的、具有挑战性的过程，是对现有环境不断发生变化的一种反应。Price（2008）指出，了解变革的过程并保持自我价值感和专业技能，可以极大地帮助医护人员适应变化。Kurt Lewin（Burnes，2004）的三步变革过程模型（three-step change model）、Elisabeth Kübler-Ross（1969）的悲伤五阶段理论（five stages of grief），以及 William Bridges（2004）的管理转变理论（managing transitions theory）提供了成功变革过程的概述。John Kotter（2012）的八步变革理论（eight-step change theory）和 Everett Rogers（2003）的创新传播（diffusion of innovation）理论，提供了一个关于如何成功实现文化变革的详细框架（Robinso Hickman，2010；Rogers，2003）。

Kurt Lewin 和 Elisabeth Kübler-Ross 的理论

Kurt Lewin 三步变革过程的第一个步骤是“解冻现状”。这一步骤代表了大多数变革理论的思想，因为必须要明确变革的必要性，且有准备或有意愿进行改变。护士们表达了想要学习如何更有效地满足临终患者及其家属需求的愿望。Lewin 相信在旧的行为被抛弃和新的行为被采纳之前，必须先打破现状或个体的平衡（解冻）（Burnes，2004）。这是一个非常困难的阶段，因为需要舍弃习惯了的常规而去接纳新的技术。然而，护士在护理临终患者时，不愿意再感到被抛弃、没人管或医生不支持，忽视临终患者的需求在伦理道德上也不再被接受，护士必须认同自己要成为临终者的支持者。正如 Lewin 观察到的作为解冻的必要条件一样，“他们需要在接受新信息和摒弃旧行为之前消除失落感和卑微感”（p. 985）。

William Bridges（2004）的管理转变理论包含了对“结束”的认识，这是一种不能再返回的感觉，意识到事情将和以前不一样了，从而出现一种抵抗和坚持维持现状的要求。Bridges（2004）将这一阶段描述为“通行仪式”，这一阶段取决于社会现实和自然结束的过程，需要经历脱离、废除、不认同、醒悟和迷茫的过程。

Kübler-Ross 博士的悲伤五阶段理论适用于这种变革过程的开始，因为当一种文化被迫改变或适应时，就存在着某种形式的悲伤。这个过程需要对习惯的、根深蒂固的护理方法放手。在医护人员努力接受姑息疗护并将其纳入每天的实践中时，会出现“愤怒”和“讨价还价”的情绪反应（Kübler-Ross，1969）。

Bridges（2004）强调“结束”就像濒死的经历，且完全同意Kübler-Ross博士的观点。他相信“结束”是对我们是谁、我们熟悉的、已知的基本认知的挑战，必须给时间去经历“放手过程”带来的结束，并过渡到下一个变革阶段。

组织变革可以通过为医护人员提供教育机会，使他们获得信息并将信息内化，从而帮助他们度过结束/解冻/悲伤过程（Boshoff，2005）。员工可以学习已改进的护理方法，去管理终末期和濒死期患者的症状，并认可将新的行为和技能纳入日常实践的必要性。并非所有的医护人员都能快速地完成这一转变，因此持续的教育和角色示范非常重要。

一旦接受姑息疗护可以改善慢性病患者的临终照护质量这一理念，变革的一个新阶段就开始了。这一阶段被Kurt Lewin称为“移动到新状态”，因为结束、解冻和悲伤的过程让人们产生了变革的动机，但尚未提供实现变革目标的策略，还必须实施新的策略以推动所期望的变革（Burnes，2004）。需要探索确保将姑息疗护原则成功整合到实践中的各种方法，以促进医护人员在努力摆脱过去的行为和信念的过程中不断学习和接受。如果一名正在照顾濒死患者及其家属的护士不断听到上级主管说“对临死患者没什么可做的”或被安排去做别的工作，则先前的员工配置计划就无法得到支持。

在为失去熟悉的护理方式而悲伤以及适应新的护理方式的过程中，医护人员在不断做着调整。Kübler-Ross博士（1969）的“讨价还价期”和“沮丧期”是对“移动到新状态”这个阶段的支持。改变可能是痛苦的，坚持用熟悉的而不采用新的方法解决问题是人类共同的反应。William Bridges（2004）将这段时间描述为处于“中间地带”。这是一个不确定的时期，就像在迷雾中，或处于对新技能的调整适应但尚未完全接纳的阶段。Boshoff（2005）提出了变革是一个解决问题的过程：

1. 确定一个问题或认识到对改变的需要。
2. 对问题进行彻底调查。
3. 推荐循证的策略解决问题。
4. 利用成人学习原则，让所有人积极参与。
5. 需要对策略的有效性进行批判性反思和评估。

6. 实施从评估过程中发现的所有需要改变或调整的内容。

所有参与者都必须拥有变革的权力。Boshoff（2005）指出：“人们倾向于支持那些由他们提供过帮助所创造的东西”（p. 150）。一个由护士为主体倡导的临终照护项目要成功实施，需要所有主要利益相关者的承诺和对共同目标的追求。

组织机构的变革必须从教育和成人学习原则开始（Boshoff，2005；Knowles et al.，2005）。如果没有受到培训，得不到鼓励，在个人信念方面没有认识到变革的必要性，医护人员就不会接纳护理中的变革（Knowles et al.，2005）。Barrere、Durkin 和 LaCoursiere（2008）的发现与 Carl Rogers 的以学生为中心的教育方法的四个主要原则相呼应。

1. 不能把知识直接教给一个人，必须促进其自主学习。
2. 一个人只会去学习他认为重要的内容。
3. 学习需要吸收知识并由此产生相应的行为改变。
4. 一个人对变革通常存有抗拒心理。

Kurt Lewin 的三步变革理论的最后一步是“再冻结”，这发生在新的改变被接受并且成为文化的一部分时。Burnes（2004）把 Lewin 理论中的这一步描述为尝试“使群体处于一种新的稳定的平衡状态，以确保新的行为相对安全，避免复原”（p. 986）。Lewin 认为一种新的行为必须与当前的文化规范、行为模式相一致，并得到学习者所在环境的支持才能成功（Burnes，2004）。Lewin 的再冻结阶段与 Carl Rogers 的以学生为中心的教育和成人学习的方法中的主要原则相似。

Lewin 的再冻结阶段进一步被定义为 Kübler-Ross（1969）的悲伤五阶段理论中的接受阶段。医护人员仅接受慢性和终末期疾病以往的治疗方法是不够的，他们开始接受将姑息疗护作为新的执业标准，这是一个持续调整和学习的时期，以适应个人和专业的成长需要。

William Bridges 将这一阶段描述为一个“新的开端”，即建立“希望”和接纳“新现实”（Bridges，2004；Robinson Hickman，2010）。Price（2008）指出，理解变革的过程并保持自我价值感和专业技能，有助于医护人员适应变化。不幸的是，医疗卫生领域发生的变革通常是“革命而不是进化”（Price，2008，p. 51）。进行文化变革和将姑息疗护纳入标准医疗实践的最大推动力来自于社会老龄化、不断增多的慢性病患者，以及日益增多的见多识广的患者对高质量的循证护理的需求。

采用教育以及预先计划的方式来帮助医护人员接纳姑息疗护项目，可以最大限度地减少他们受到干扰或失控的感觉，并减少因突然纳入强制医疗项目可能对自尊产生的负面影响（Price，2008）。当变革逐渐发生时，医护人员对援助和咨询的需求就会减少。这一教育策略强化了 Carl Rogers 以学生为中心的教育方法的另外两个原则：学习需要在轻松、无威胁的环境中进行；降低学习人员的恐惧感，可以促进对概念和学习过程的理解（Knowles et al.，2005；Price，2008）。通过教育、鼓励及建立共同目标逐步改变健康服务系统，会让医护人员感觉到在工作中仍处于主导地位，并积极满足患者对提供高质量姑息疗护的需求和愿望（Barrere et al.，2008；Knowles et al.，2005；Price，2008）。

Everett M. Rogers 和 John Kotter 的模型

制订更详细的计划来实施文化变革来让人们接受姑息疗护，可以应用 Everett M. Rogers（2003）的“创新传播概念模型”和 John Kotter（2012）的“八步变革模型”。这两个模型都为变革提供了非常深入的理论框架，也印证了先前讨论的 Lewin、Kübler-Ross、Price、Boshoff 和 Bridges 的许多建议。

Rogers（2003）将创新定义为一种预期的改变、改善或是新事物。这种新鲜感可以表达为用知识、劝导或决定去采纳一种替换方式或方法。Rogers（2003）和 Kotter（2012）认为，变革是一个持续的过程，需要诸多重要元素或组成部分帮助实现。

Rogers（2003）的创新传播理论包含 5 个基本概念以及 6 个必需组成部分，这些都必须与当前文化创新传播的需要和要求相符合。Kotter（2012）的变革模型确定了组织机构发生并维持变革必须要完成的 8 项任务。

运用 Rogers（2003）初始的 5 个概念，即优势、兼容性、复杂性、可试验性和可观察性，可以将姑息疗护融入现有的医院文化中。Rogers 提到确保成功变革的 6 个必要组成部分包括提供必要的资源、建立沟通渠道、提供时间、与现有社会系统兼容、抓住临界质量以及建立领军队伍。Kotter（2012）成功变革的 8 项要求包括确立紧迫感、建立指导联盟、发展愿景和策略、沟通变革目标、赋予广泛的行动权力、产生短期成效、巩固成果和创造出更多变革、在文化中巩固新方法，这 8 项要求支持并进一步加强了 Rogers 创新传播理论中的所有概念和必要组成部分。这两种变革理论的结合，可以用于改变医院对慢性病患者和临终患者的护理，将姑息疗护作为一种标准实践引入，具体做法如下。

优势（advantage）：Rogers（2003）将优势定义为创新或变革项目带来的利益、收益或改进。Kotter（2012）附加了紧迫感来强调其对优势的认可，他认为变革必须被视为重要、必要和迫切的，才能获得利益相关者的支持。实施姑息疗护项目的好处在于可以展示医院的进步以及医护人员将当前研究用于改进医院服务的意愿。姑息疗护着眼于患者及其家属，重点提升生活质量和缓解痛苦症状，已成为医学的一个基本组成部分（City of Hope & AACN，2012）。姑息疗护在一定程度上与护理同义，因为它的首要关注点正是通过熟练的沟通技能和维护患者利益来提供有文化内涵的、富有同情心的照护（McHugh et al.，2012）。通过成为患者要求的坚定的支持者，改善沟通，以及重新确立灵性和整体护理的重要性，护士可以引领这一变革过程。这一变革的紧迫性来自慢性病患者的不断增加以及目前患者对所接受的护理尚不满意。如今，患者对免受痛苦以及拒绝再接受非最佳照顾的呼声理应受到医护人员的关注。

兼容性（compatibility）：Rogers（2003）指出，当一项变革与当前机构或群体的需求、社会焦点及文化相得益彰、互相匹配时就可以实现兼容性。Kotter（2012）提到可通过强调共享目标，即为患者提供尽可能高质量的护理来支持这种兼容性需求。医院有长期以来已经确立的医疗文化和教育，这对于促进医护人员理解姑息疗护与临终关怀之间的区别非常重要（Swetz & Kamal，2012）。医护人员应明白，姑息疗护所作出的努力是通过症状管理和提供整体支持来补充临床医生对慢性疾病的治疗。接受过姑息疗护培训的医护人员能够解决患者及其家属的那些耗时的、未得到满足的症状管理需求，他们可以确保用于倾听患者、回答任何问题的时间，并提供整体支持来解决患者的恐惧和担忧，他们可以减少主管医生时间上的压力，使他们继续专注于疾病治疗计划（Bruera & Hui，2012）。

复杂性（complexity）：Rogers（2003）阐述了一项变革的复杂性，并聚焦于减少执行中可察觉到的困难或错综复杂以及获得必要资源的需要。Kotter（2012）的建议可以进一步降低变革的复杂性，该建议通过一个指导联盟提供支持和参与，以支持变革并减少障碍。提供姑息疗护培训并不复杂，姑息疗护可以由护士主导，关于症状管理和对患者及其家属实施整体护理的学习可以通过强制性教育提供（McHugh et al.，2012）。通过培训，护理人员将变得善于沟通，并成为患者需求的支持者，可以满足患者对舒适照护的个体化需求，提供丰富的教育内容及心理社会支持（Ferrell & Coyle，2010）。任何复杂的姑息疗护问题都可以提交给专门的姑息疗护团队咨询（Bruera & Hui，2012）。姑息疗护团队由有经验的疼痛和症状管理专家、社会工作者、营养师、灵性治疗师、精神科医生、心理学家和儿童生活专家组成（Bruera & Hui，2012）。社会工作者作为患者的支持者，鼓励他们寻求姑息疗护团队的咨询。变革面临的最大挑战包括提供和加强对所有医护人员的姑息疗护教育、激励医生咨询姑息疗护团队参与复杂的症状管理（Bruera & Hui，2012）。所有必要的资源都应提供给医疗中心，让医护人员在机构内就可以获得所需的教育资源和培训机会。

可试用性（trialability）：Rogers（2003）指出变革项目的可试用性指在组织研究或评估验证拟行变革项目的有效性方面存在的预期挑战，是一个衡量可经受试验和时间考验程度的概念。Kotter（2012）通过与利益相关者沟通他们的目标，回应他们寻求接受循证的姑息疗护培训项目的需求，以获得更多的理解与支持。医院行政部门作为支持性联盟的一部分，必须成为所有医护人员接受教育和培训的推动力量。

可观察性（observability）：Rogers（2003）将可观察性定义为预期的与当前实践之间可感知的差异或修改程度。这就是“他人可以看到的创新结果的程度”（Rogers，2003，p. 258）。Kotter（2012）同意 Rogers 的观点，并提出可强化变革倡导者的能力，以面对和消除在全院范围内提供姑息疗护的所有障碍。专门的联盟可为开发超级用户以及发展姑息疗护方面的变革倡导者提供支持或协助。他们应被纳入所有的卫生保健团体中去，以通过榜样的作用激励和维持实践中需要的变革。随着护理管理机构对以患者为中心的理念的接纳，姑息疗护逐渐成为照护计划的一部分，追求磁性管理模式和全院范围的姑息疗护认证，使得可观察性得到进一步保证。护理管理需要充分接受将姑息疗护作为护理的核心宗旨，将作为患者的支持者，及其沟通和症状管理等照护技能纳入每年的技能考核之中。在后续的研究中，建议将采用的姑息疗护原则与提高患者和医护人员的满意度等同起来。文化变革的有效性必须明确可见，并将其视为提高医护人员慢性病照护能力的必要条件，以便进一步促进文化变革（Kotter，2012；Rogers，2003）。

一旦创新传播的 5 个概念都得到满足，Rogers（2003）推荐了如前所述的 6 个必要组成部分以确保变革成功。Rogers 理论的组成部分再次得到 Kotter（2012）的支持，其 8 步变革使理论更加完整。下表包含了 Rogers 提供必要的资源、建立沟通渠道、提供时间、与现有社会系统兼容、抓住临界质量以及建立领军队伍 6 个要素，显示了 Kotter 理论是如何完成并与其互补的（表 17.1）。

表 17.1　Rogers 模型的必要组成部分与 Kotter 模型的变革过程的比较

Rogers 模型的 6 个必要组成部分	Kotter 模型的 8 步变革中的 6 步
必要的资源	建立紧迫感 建立指导联盟 授权广泛的行动权力
沟通渠道	沟通变革的愿景 建立发展愿景及策略 建立指导联盟
提供时间	建立指导联盟 发展愿景及策略 授权广泛的行动权力
与社会系统兼容	建立指导联盟 发展愿景及策略 沟通变革的愿景 授权广泛的行动权力
抓住临界质量	建立紧迫感 建立指导联盟 建立发展愿景及策略 沟通变革的愿景 授权广泛的行动权力 赢得短期胜利
建立领军队伍	建立指导联盟 沟通变革的愿景 授权广泛的行动权力

Rogers（2003）提倡提供必要的资源以确保变革实践的成功。若缺乏供给、设备以及人员，任何项目都无法达到预期效果。Kotter（2012）

的指导联盟成员与 Rogers 的倡导者的角色相似，他们确保可获得用于姑息疗护培训和教育的必需资源，呼吁将姑息疗护纳入护理实践标准，并作为推动护理质量改善项目的榜样发挥作用。指导联盟可以把加强紧迫感作为获得必要资源和授权护理人员引领变革的方法。额外的支持将有助于消除教育过程中的障碍，这对于变革来说非常重要。Rogers（2003）指出，建立沟通渠道是确保一项变革成功以及将其固化于日常实践的关键。Kotter（2012）也提到了沟通的重要性。他重点强调有必要传达明确的愿景，需要制订愿景策略，并需要受过专门训练的人员提供信息，以实现传递信息的一致性，这些人可以通过指导联盟或者变革引领者获得。将姑息疗护纳入实践标准需要明确的、公开的交流，以避免误解、误导，并促进个人技能和专业知识的运用以实现预期目标（Rogers，2003）。各方必须都接受变革的愿景，理解变革项目的目标和方向，只有通过强有力的沟通渠道才能做到这一点。

Rogers（2003）认为提供时间是必不可少的，他认为任何变革项目要成功都必须要有可用的时间。Kotter（2012）的指导联盟通过分享变革愿景、树立典范激励他人，提供弹性日程选择给医护人员参加必要的教育培训获得能量，从而产生积极影响。如果大家认为这个问题很重要，那么将安排时间来学习，如周末课程、录像课程以及发布在 YouTube 上的课程都是可行的学习方式。

Rogers（2003）认为与现有社会系统的兼容性至关重要。需要仔细研究姑息疗护是如何尊重当前的机构优先事项和社会规范的。Kotter（2012）通过建立指导联盟再次支持这一必要的变革内容。指导联盟的成员要拥有文化规范的第一手知识，有被认可并可寻求支持的非正式领导人，以及任何其他必要的文化既定问题，需要注意实现患者护理的持久变革。

抓住临界质量是变革的另一个重要组成部分。Rogers（2003）和 Kotter（2012）都接受这个概念，将其视为实现和维持变革不可或缺的部分。它需要一群人在实施变革过程中持有支持和积极的态度，以获得一定规模和社会力量，从而保证在没有进一步鼓励或说服的情况下，继续使用或接纳所期望的变革（Rogers，2003）。Kotter（2012）建议不但在达到一个临界质量时要庆祝，而且要在组织内通过认可每一步微小的收获来庆祝。一项变革可能需要 3～10 年才能成为文化标准的一部分。这往往是一个漫长的过程，需要避免成功后的自满情绪。维持变革过程所需的能量来源于 Kotter（2012）第 6 个阶段的实现：创造短期的胜利。Kotter 相信，无论多么微不足道的成功都应该得到认可。Kotter（2012）的另外 2 个阶段——在成功变革进程的基础上巩固成果，创造文化中更多的变革及锚定新方法，提供了维持预期变革的策略。Rogers（2003）的创新传播理论没有完全解决这一问题。Kotter（2012）认为变革是非常脆弱的，在庆祝变革成功时要谨慎，实践改进第一步的成功并不意味着预期的实践变革能够持续下去，真正的变革必须"沉淀到一种文化之中，整个过程可能需要 3～10 年，新的办法是脆弱的而且容易倒退"（p. 227）。最初目标的实现和医务人员行为的改变必须得到核实。通常情况下，变革势头因错误的胜利感、不被重视的紧迫感、联盟缺乏必要的力量或者前景不明朗而被削弱，预期的变革就无法持续下去。定期为医护人员提供继续教育、成立重点小组讨论困难或问题、实践和培训新技能、认可工作人员姑息疗护的成就、奖励所期望的行为，这些都有助于维持实践中的变革。

护士意识到患者正在遭受痛苦，希望为其提供优质的循证护理，而教育是关键，因为"所有护士都应具备姑息疗护的通用知识和技能，能够在疾病状态及轨迹、心理社会支持、预先指令的讨论、症状管理等方面为患者和家属提供指导"（McHugh et al.，2012，p. 143）。当前，各地的护士都已经有了一种紧迫感。

在文化中锚定新方法是 Kotter（2003）变革计划的最后一步，他强调了不断提供便利以探索应用新方法改善实践的重要性，以使预期变革成为文化的永久组成部分。一旦变革的过程成为文化的一部分，它将会持续下去。Kotter（2003）指出，在一种文化中变革过程稳步推进需要两个重要因素：

1. 有意识地认可那些表明预期变革相比之前的方法带来了好处的行为和态度。
2. 花费一些时间确保未来的管理能继续支持需要进行的变革。

Kotter（2003）想要强调维持一种文化变革需要不断培养和支持。Kotter（2003）过渡性变化理论的 8 步变革中任何一步不能实现，就可能出现阻力、挫折和变革的失败。错误的成就感可能是有害的，Kotter 把它比作"在实现有意义变革的路上，跌跌撞撞地陷进一个坑里。由于各种各样的原因，聪明的人也会跌入这个陷阱，而且有时他们可能并没有意识到这是一个陷阱，双脚同时跳了进去”（p. 236）。

改变医院中慢性病和终末期患者护理方式的变革早就应该开始了。当前，老龄化社会对临终照护、对富有同情心的整体护理的要求越来越高。将当前以治愈占主导地位的文化转变为可接受姑息疗护的文化，让医护人员相信帮助临终患者实现平静死亡是他们的责任，这是一项艰巨的任务。

变革理论家 Lewin、Kübler-Ross、Bridges、Rogers 和 Kotter 为该计划提供了建议，使姑息疗护成为医院环境中的一种标准治疗。护士承担着患者利益的倡导者和变革拥护者的角色，因此他们是变革项目能否成功的关键。

变革是脆弱的、可怕的，但又常常是提高生活质量所必需的。对成人学习者来说，要允许其有时间为不再沿用过去的护理方法而伤感，并认识到实施新技术的紧迫性，同时保留尊严、文化、控制感十分必要。现在是医院机构开始将姑息疗护充分纳入其日常实践的时候了，应该鼓励护士成为患者需求的支持者，同时实施循证临终护理。

参考文献

Barrere, C. C., Durkin, A., & LaCoursiere, S. (2008). The influence of end-of-life education on nursing students. *International Journal of Nursing Education Scholarship*, *5*(1), 1–18. Retrieved from CINAHL database.

Boshoff, K. (2005). Towards facilitating change in service delivery: An illustrative example. *Australian Occupational Therapy Journal*, *52*(2), 149–159. Retrieved from CINAHL database.

Bridges, W. (2004). *Transitions: Making sense of life's changes.* (2nd ed.). Cambridge, MA: Perseus Book Group.

Bruera, E., & Hui, D. (2012). Conceptual models for integrating palliative care at cancer centers. *Journal of Palliative Medicine*, *15*(11), 1261–1269. doi: 10.1089/jpm.2012.0174

Burnes, B. (2004). Kurt Lewin and the planned approach to change: A re-appraisal. *Journal of Management Studies*, *41*(6), 977–1002.

City of Hope & AACN. (2012). *Final hours of life*. Module 8, End-of-Life Nursing Education Consortium (ELNEC). Washington, DC: AACN.

Knowles, M. S., Holton, E. F., & Swanson, R. A. (2005). *The adult learner: The definitive classic in adult education and human resource development* (6th ed.). San Diego, CA: Elsevier.

Kotter, P. J. (2012). *Leading change*. Boston, MA: Harvard Business Review Press.

Kübler-Ross, E. (1969). *On death & dying*. New York, NY: Simon and Schuster.

McHugh, M. E., Arnold, J., & Buschman, P. R. (2012). Nurses leading the response to the crisis of palliative care for vulnerable populations. *Nursing Economics, 30*(3), 140–147.

Price, B. (2008). Strategies to help nurses cope with change in the healthcare setting. *Nursing Standard, 22*(48), 50–56.

Robinson Hickman, G. (Ed.). (2010). *Leading organizations: Perspectives for a new era*. Los Angeles, CA: Sage.

Rogers, E. M. (2003). *Diffusion of innovations* (5th ed.). New York, NY: Free Press.

Swetz, K. M., & Kamal, A. H. (2012). In the clinic: Palliative care. *Annals of Internal Medicine, 2(16)*, 1–16.

第 18 章

将当前文献转化为循证实践：DNP 的作用

临床型护理博士（doctorate in nursing practice，DNP）作为有力的变革推动者，需要担负起变革带来的额外挑战。DNP 的主要作用是架起科学研究与临床护士之间的桥梁，他们所接受的教育培养目标是成为临床专家，具备将护理科研成果转化为临床实践的能力。美国护理学院协会（American Association of Colleges of Nursing，AACN）于 2004 年率先批准了 DNP 项目，目的是努力发展一个能够培养临床专家的护理博士项目（Boland，Treston，& O'Sullivan，2010）。DNP 学位如今已开设 10 年，仍在不断探索其作为受人尊敬的护理高等学位的独特性和重要性。

接受 DNP 培训的护士通常是一名临床护士，如果有意愿，一位有硕士学位的高级实践护士也可以成为 DNP。成为 DNP 需要大量的临床实践时间和扎实的研究解释能力，在临床承担护理专家角色的能力使 DNP 成为有价值的人力资源。正是由于他们拥有护理专业知识、研究解释的能力，以及他们对临床护士必须应对挑战的理解，使 DNP 成为面向未来、有价值的医疗卫生团队中的一员。

他们资深的临床背景有助于将研究结果转化为现实中的循证实践，护士们可以很容易地将这些实践纳入到常规工作中去。CARES 工具就是这个过程的一个例子。目前有大量的关于沟通和护理临终患者及其家属的研究和文献，但各种研究成果在日常护理实践中的应用尚不广泛。护士们具备有效地护理临终患者的基本技能，但没有意识到他们的陪伴、同情及人性关怀的重要性。护士学校讲授沟通技巧，但从未强调必须擅长沟通。而护士照护临终患者时只有具备良好的沟通能力，使其成为被照顾者利益强有力的支持者时，CARES 工具才能得以成功应用。护士还应该确保所有照顾者齐心协力，共同专注于既定的护理目标。

护士需要有一种方法来帮助提高沟通技巧，认识到“陪伴”的重要性，并预见临终患者的需要，而不是简单地执行操作。护士需要了解有哪些资源可以用来满足临终患者的特定需要，以及如何促进平静死亡。应这些需求，CARES 工具尝试为临终护理提供一种程序和框架，通过将个体濒临死亡重新界定为紧急事件来提高其护理的紧迫感和重要性，也正是出于这样的紧迫感，才需要推动这一护理实践变革。

将一个人的濒临死亡视为一项紧急事件，需要对人员配置做出调整，保证护士能够在场，才能让临终患者和家属得到更多帮助，还可以消除濒死期患者和那些尝试提供优质护理的医护人员可能产生的被遗弃感。

CARES 工具基于 ELNEC 专家提供的教育资源、全国姑息疗护共识项目（National Consensus Project for Quality Palliative Care）以及文献回顾。它为护士提供了一组简明清晰的建议，这种形式很容易被记住并用于提供富有同情心的、熟练的临终护理。将研究结果和循证文献转化成为易于实现的个体化的终末期护理是 DNP 的重点工作。

临床实践能力和将研究转化为实践的能力，让以研究为重点的科研型博士的技能得到补充。这两种博士学位具有独特的地位，可以在持续改善临终护理的实践中相互补充与支持。

CARES 工具的开发和验证计划，展示了准博士护理研究人员如何协助 DNP 进行证据转化工作。CARES 工具已经取得了内容和表面效度，但缺乏临床和统计学上的有效性验证。于是，我们拟开展一个研究项目，围绕 CARES 工具应用混合方法研究设计，在为期 4 小时的指导和培训前后对员工进行测试，由研究分析焦点小组收集学员对培训的反应，但这项研究缺乏组织机构审查委员会（Institutional Review Board，IRB）认定的严谨性。护理研究人员同意协助项目申请获取 IRB 批准，并确定需要更清楚地区分质量改进项目、教育干预和正式研究项目。CARES 工具被定为教育干预工具。

这就形成了一项将 CARES 工具的临床应用和统计验证与全院教育结合起来的提议，以指导护士应用循证护理措施提供临终护理。这项合作获得 IRB 豁免项目的确认，从而加速了教育和培训计划的审批程序。

与 IRB 沟通的整个过程，是 DNP 在护理教育中发挥作用、做出其独特贡献的又一个例子，DNP 可以成为变革的真正推动者。

为推动变革，CARES 工具作为壁报并以幻灯片讲演在各种会议上展示。复制和使用 CARES 工具的请求在美国、加拿大、新西兰的一些医疗机构中获得了批准。在本机构举行的一周高峰会议上，专家们正努力探讨继续构建一个全院范围护理人员培训项目。

对 CARES 工具的广泛接受使得我们与 Springer 出版公司签订了出版合同，该工作也得到了加拿大多伦多 Sunnybrook 医学中心护理管理者的关注。Sunnybrook 接受了 CARES 工具的使用，并将其广泛应用于改善临终护理。

2012 年 2 月—2013 年 2 月，笔者对所在机构发生的死亡事件进行了随机查阅。结果显示，期间有 206 人死亡，53%（109 人）死于重症监护病房（ICU），18%（37 人）死于普通肿瘤科，因此首先安排这两个护理单元的员工接受该项目的终末期护理培训。在第一次培训中另外增加了两个小组，即在该医院工作的高级实践护士和儿科护士。虽然调查中儿科肿瘤科只占死亡数量的 3%（6 人），但是该单元的护理人员一致表示有兴趣学习如何改善他们对临终患者的护理。许多儿科肿瘤护士都与他们所照顾的孩子和家人建立了密切的联系，并希望提高自身的技能。居家安宁疗护尚未纳入该项调查。

随着最初的护理教育小组的确定，未来的教育干预重点是可能涉及的数据的收集。有两个建议开发的数据收集工具，这些工具将侧重于行为改变。一种工具基于 CARES 工具的内容，从舒适到不舒适的 10 分量表，可以用来回答集中在行为和感知技能方面的问题。第二个工具是对现有护理授权评估工具重新设计，着重于测量医护人员照顾临终患者及其家属时的支持能力。这两种工具都将进行同行评审和验证。

4 个小时的讲座基于 ELNEC 课程模块，用于症状管理、沟通和濒死阶段。讲座提供 CARES 工具作为参考资料，重点介绍了它的应用，讨论如何照顾濒死期患者。

预计将有 6 个月的实施期，以使接受教育的医护人员有机会使用 CARES 工具作为指导去影响他们对临终患者及其家属的照顾。6 个月后，10 名研究参与者将被随机选取就 CARES 工具进行重点小组讨论。提出的问题包括：

1. 你觉得 CARES 工具有用吗?
2. 你不喜欢 CARES 工具的哪些部分?
3. 关于 CARES 工具的使用，你想分享些什么?

准博士学位护理研究人员同意协助收集和分析数据，使这种有计划的教育干预成为一种真正的合作。预先讨论的计划将作为向护理部提交报告中的部分内容，以争取利用 CARES 工具使开展全院范围生命终末期教育计划得到批准，并证明 DNP 的价值。

对 CARES 工具的文献回顾，确认了教育、经验和自我意识方面的需要，是改善终末期护理的主要重点。CARES 工具让从事临终照护的临床护士和医疗卫生人员，对以前接受的临终护理教育有了更具体深入的理解。它强调了沟通和患者家属教育的重要性，以帮助他们把正常的死亡过程和痛苦区分开来。

临终患者最常见的需求以首字母缩略词的形式进行呈现，帮助医护人员为临终患者提供可能的治疗和支持。基本的照护方案强调了以下方面的重要性：疼痛、呼吸困难和谵妄的整体管理；促进沟通；应对临终照护相关伦理问题。

如前所述，关于临终护理的继续教育是必要的，一些资料可以通过由华盛顿特区的 AACN 和加利福尼亚洛杉矶希望之城国家医疗中心开发的 ELNEC 等项目获得。该项目目前负责来自 50 个州和全球 77 个国家的 39 万名照顾临终患者的护士和卫生保健人员的培训任务（AACN & COH，2013)。其他补充资源包括 ADEC，由全国姑息疗护共识项目提供的《姑息疗护临床实践指南》(*the Clinical Practice Guidelines for Quality Palliative Care*)（第 3 版）(NCP，2013)。

对护理人员接受 CARES 工具教育的知识进行评价非常重要。如果能确认对临终护理最基础的教育，在既定的教育计划中建立基金可能会大有好处。提供 ELNEC 项目，可能是引入 CARES 工具的可行的最佳方法。只有通过教育，才能充分利用和理解 CARES 工具中的概念和建议。

作为发展 CARES 工具文献回顾的一部分内容，我们审查了临终护理失败的其他途径和方案。利物浦临终护理路径（the Liverpool Care of the Dying Pathway，LCP）或许就是一个例子，因为使用该方案的医护人员没有受到充分的教育和训练，无法理解该路径的正确应用。LCP 是在英国发展起来的，曾经是临终护理的金标准，它被翻译成多种语言，在整个欧洲和澳大利亚得到使用。英国在对 600 余起临终护理的投诉进行政府审查后，于 2013 年废除 LCP，结论是医院工作人员对该路径的解读有误，过度用药并剥夺了濒死患者的食物和水（Boseley，2013）。

正确地实施路径或指南，有赖于医疗卫生人员的理解能力和胜任能力。路径如被那些没有相关疾病知识基础或临床护理经验的人实施，就起不到应有的效果。

在尝试将研究和当前循证实践有效地引入到临床时，必须包括教育计划。CARES 工具是一个转化项目，必须汲取 LCP 的教训，并鼓励对临终照顾者和任何计划使用 CARES 工具的健康照顾者提供教育和培训。

沟通和调动家庭动力的护理是 CARES 工具的重点，LCP 的实施就缺乏这一重点，如果各有关方均在场，明确了解护理目标，并且家庭成员始终如一地参与护理决定，则很难发生这种护理中的疏忽。CARES 工具则是建立在需要有效沟通和深入教育之上的。

变革需要专家在场并直接参与，以确保新培训人员的理解和技能水平，DNP 对于维持 CARES 工具实施标准至关重要。

参考文献

American Association of Colleges of Nursing (AACN) & City of Hope National Medical Center (COH). (2013). *ELNEC fact sheet*. Retrieved from http://www.aacn.nche.edu/elnec/about/fact-sheet

Boland, B. A., Treston, J., & O'Sullivan, A. L. (2010). Climb to new educational heights. *The Nurse Practitioner, 35* (4), 36–41.

Boseley, S. (2013). Liverpool care pathway for dying patients to be abolished after review. Retrieved from *The Guardian*. Online [U.S. version]. Retrieved from http://www.theguardian.com/society/2013/jul/15/liverpool-care-pathway-independent-review

NCP. (2013). *Clinical practice guidelines for quality palliative care*. Pittsburgh, PA: National Consensus Project for Quality Palliative Care.

第五部分

附加应用

第19章

临终护理模型

CARES工具模型的各组成部分为临终患者及其家属的护理模式提供了框架基础，同时也为临终护理实践提供了依据。CARES工具的主要概念用图19.1来表示，以便全面了解临终患者的独特需求。

CARES工具的核心是临终者及其家属，他们的需求就是护理的重点。三类最常见的需求作为CARES工具的直接子分类，即症状管理、情感和灵性照护、自我照护。

症状管理

在同行评议的文献中，临终患者及其家属最常见的症状管理需求通常分为三类：舒适、气道管理、躁动和谵妄。第一类是舒适。

舒　　适

舒适有以下四个方面的内容需明确：

1. 疼痛
2. 舒适措施
3. 教育
4. 沟通

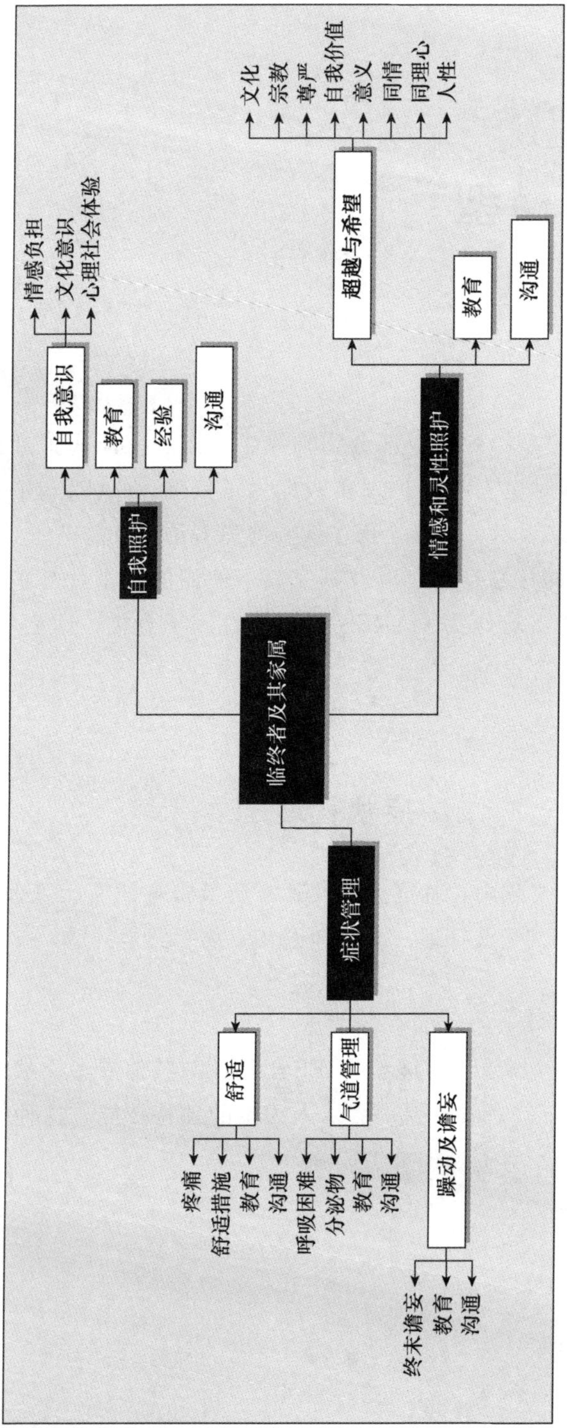

图 19.1 临终照护的 CARES 工具模型

临终患者的疼痛必须得到有效控制，才能免除由此带来的躯体或心理上的痛苦，从而安详离世。临终患者的精力非常有限，如果全身心地应对躯体或情感上的痛苦，他们则将无法专注于灵性需求，包括告别、重建意义、遗产安排以及为自己离开后家人的生活提前做准备。

护士应密切监测患者的疼痛，如果发现患者躁动的频次增加、心率加快、出汗、呻吟或出现较平时不同的行为，应首先考虑是否存在疼痛。家属可能也会注意到这些变化，并认为这是个体特有的疼痛反应。在评估意识丧失患者的疼痛程度时，家庭成员的参与很重要，他们更熟悉自己的亲人，因此更容易察觉到患者的疼痛迹象。这样做同时也可以帮助家属感受到自己可以参与到亲人的照顾中来。护士须牢记研究证据，即如果一个人在失去反应之前感到疼痛，他在之后可能还会感到疼痛。通过停用镇痛药观察患者的反应来判断临终患者是否存在疼痛是不人道的。为临终患者提供镇痛治疗的益处大于风险，需要特别关注的是那些对阿片类药物副作用存在顾虑而不敢用药的照顾者。实际上，我们看到现在的医护人员常因为没有为患者提供恰当的镇痛治疗被告上法庭。因此，在疼痛管理中，有必要进行治疗利弊的评估和伦理权衡。

临终护理中，护士在促进患者的舒适方面起着重要作用，例如可以尽量减少患者不必要的采血和诊疗程序，鼓励患者用尽可能多的时间和家人在一起。

护理人员必须了解镇痛治疗的基本生理学机制和方法，因此教育很重要。这些必需的教育未在 CARES 工具范围内特别介绍，CARES 工具模型的每个子分类都包含了教育，用以强调护士需要接受额外增加的培训、获取临终护理知识，并提升其对支持性研究的理解和接受能力。

沟通也是 CARES 工具模型中各子分类的组成部分。沟通和同情是 CARES 工具的基石，离开它们，CARES 工具就与其他参考文献或计划书没有区别。照顾临终患者需要一套以人为本的独特技能，这种能力取决于我们对护理目标的清晰认识。建立护理目标需要临终患者及其家属有明智决策的能力，而我们应坦诚沟通，尊重临终患者及其家人的意愿，抱有同情心地提供相应需要的信息，只有这样，才能帮助他们做出明智的决定。如果没有有效的沟通渠道，护士就不能为患者提供充分支持以促进其安详离世。本书第 14 章会对沟通有更深入的介绍。

气道管理

气道管理是CARES工具模型中症状管理的另一个分类。气道管理有以下四个组成部分：

1. 呼吸困难
2. 分泌物
3. 教育
4. 沟通

呼吸窘迫或呼吸困难是濒死过程的常见症状，一些措施可以用来缓解患者的呼吸短促和窒息感。如前几章所述，吗啡仍然是治疗呼吸困难的金标准，它通过扩张冠状动脉和减轻心脏前负荷来改善心肌灌注，从而减低心脏负荷。吗啡的使用目的在于减轻痛苦，不会加快死亡进程。对治疗和治疗程序清晰的解释有助于家属更轻松地接受医护人员为他们亲人提供的照护措施。症状管理的最重要目标之一还包括让家属理解患者濒死过程中正常生理反应和痛苦之间的区别。

呼吸型态是区分正常濒死过程和痛苦最明显的表现之一。随着一个人濒临死亡，血液循环逐渐变差，大脑接受的氧气越来越少，当所有呼吸刺激机制逐渐丧失时，呼吸成为完全由脑干控制的不自主呼吸，由此导致患者表现出一种不规则的濒死呼吸，喘息费力，辅助肌肉可能会参与其中，患者的身体为吸入氧气做最后努力的过程中产生一种类似于扑动的胸部运动。此时，家属通常很难看下去，护士最需要做的是安慰他们并给予解释。

家属可能要求给患者吸氧，护士需要与他们探讨这样做的风险和益处，针对濒死期呼吸的给氧可以这样解释：

1. 将不能阻止临终患者的死亡进程，还可能延长其死亡过程，增加相关的躯体痛苦。
2. 会使临终交流变得困难。
3. 氧气在濒死期不能被身体所利用，观察到的终末濒死呼吸也不会停止。

如果家庭成员不断表达对他们亲人最后的呼吸困难感到不适，也可通过鼻导管给予 2 L/min 的氧气吸入，这种低流量的氧气不会明显延长或缩短死亡的时间。其实，这也是护士将护理重点转向临终者家属的合适时机，因为无论他们的感受是否建立在事实的基础上，他们所爱之人遭受痛苦的记忆都会伴随余生，如果提供额外的氧气有助于安慰家属，那就应该提供。

在呼吸道功能症状管理中要考虑的第二个方面是口咽部分泌物的增加。主要使用抗胆碱能药物，负压吸引也是一种选择。实际上负压吸引可能会刺激产生更多的分泌物，但这一措施可以为家属提供最后的安慰，使他们感到至少为患者做了点什么。负压吸引可能不会改变临终患者呼吸的负荷，但它会帮助减轻家人的焦虑。尽管如此，护士仍需评估操作的风险与受益，尽可能提高患者的舒适度。

教育有助于护理人员更好地处理临终患者的呼吸问题，应不断向家属解释你的行为，帮助他们理解这些舒适护理措施的必要性。

护理人员需不断进行有效、真诚、共情的沟通，清晰的、支持性的、富有同情心的沟通能帮助患者家属有效调整情绪及正确区分痛苦和正常的濒死过程。此外，在了解患者家属顾虑的同时，还需权衡采取的措施给患者带来的利弊。

躁动及谵妄

躁动及谵妄是症状管理中的最后一个分类，包括以下几个方面：

1. 终末谵妄
2. 教育
3. 沟通

终末谵妄，如第 9 章所述，80%的终末期患者会出现躁动或谵妄，护理人员需要熟练掌握这类症状的管理方法。有一些常见的原因可以引起躁动或谵妄，如疼痛和尿潴留，这些原因可以迅速得到纠正。但是，如果是泌尿系统感染等原因引起的症状，在治疗前可能还需要进一步讨论，在抗生素使用之前应该明确治疗目标，尤其是在谵妄能够用抗精神病药物或苯二氮䓬类药物控制的情况下。

同之前讨论过的其他临终常见症状管理需求一样，终末期谵妄的管理需要医护人员对临终的生理学有清晰的理解，接受过临终照护目标方面的培训，以及具有熟练的沟通技巧，可以向家属清楚地传达终末期谵妄的治疗给患者带来的风险和益处。躁动和谵妄这一类的所有组成部分都需要有效的互动。如果可以确定谵妄的根本原因，则有必要进行针对性治疗。护士应对家属进行措施选择方面的宣教，并明确告知治疗谵妄的结果可能会进一步减少患者与家属之间有意义的互动。对于家属来说，这可能是一段艰难的时期，因为这可能是他们第一次经历与亲人分离，死亡将成为现实。当他们的亲人已无法交流时，家属将更加依赖护士的指导和支持。

情感和灵性照护

情感和灵性照护是 CARES 工具模型的第二个子分类，包括三项主要内容：

1. 超越与希望
2. 教育
3. 沟通

超越与希望可以进一步分解为文化、宗教、尊严、自我价值、意义、同情、同理心和人性的概念。所有这些都在满足患者灵性需求从而使其感受到价值感和被尊重的过程中发挥着作用。只有在这种环境下，患者才能心怀希望——基于目标的希望（goal-based hope，GBh）和基于情感的希望（emotion-based hope，EBh），并从恐惧和焦虑中超脱出来，从而安详离世（见第 15 章）。

与 CARES 工具模型的所有子分类一样，这里再次强调教育和沟通的重要性。灵性、希望和超越方面的知识以及分享和运用这些知识进行有效沟通的能力是护理人员为临终患者及其家属提供整体照护的最佳要素。

自我照护

自我照护是 CARES 工具模型中的最后一个子分类。其包括：

1. 自我意识
2. 教育
3. 经验
4. 沟通

不论是在专业医疗照护还是居家照护的情况下，自我照护对护理人员来说都是必要的。自我意识要求医护人员意识到自己的个人精力来源，并能够寻求必要的支援，以便能够持续为临终患者提供服务。无论是情感上还是躯体上，护理人员都有可能发生精力枯竭、情绪困扰和疲劳，他们必须意识到只有照顾好自己，才能继续照顾他人。

自我意识可以通过教育、经验和有效的沟通来实现。获得同伴的支持是人性的基本要求，我们都需要得到他人的认可、尊敬和关心。自我意识让我们能够寻求自己所需要的支持，并承认我们自身存在的偏见，这些偏见可能会干扰我们提供优质的临终护理。

护士在照顾临终患者的过程中，受到过创伤、有过孤独无援的经历，再次接受照顾临终患者及其家属的任务时就会犹豫不决；而缺乏临终护理经验的护士可能接受了这项任务，但经验的缺乏限制了其发挥作用。这两种情况中，自我意识都是必不可少的。如果护士有自我意识，他可以主动选择他们愿意提供的照护，这样照顾临终患者时才不会害怕或感到是被迫与患者沟通或提供支持。互动应该是真诚、有同情心和同理心的，如果临终患者和家属察觉到护士的行为是被迫的和机械的，就会产生被遗弃的感觉和复杂的悲伤，并且可能不再向你寻求帮助。

护士必须意识到他们所拥有的天赋和才能，才能帮助患者及其家属度过濒死过程。同时还应认识到自己的不足，能够寻求他人的帮助以协助或接管护理工作。作为临终患者有力的支持者，可能意味着当你认识到自己的能力不能满足患者的照护需求时，需要找到一个可以接替你工作的人。

自我意识还要求护士能够意识到自己的过度认同、悲伤、继发性压力、情感耗竭和（或）抑郁及同情疲劳的症状。我们有责任寻求帮助解决或纠正这些问题，以保证不会影响为临终患者提供的照护质量。如第11章所述，护士可以通过团体支持和用语言表达自己的感受来获取帮助。

这里再次强调继续教育和提高沟通能力的必要性。对护士而言，重点是用从容和谦逊的态度接受自己也是常人，能够专业地应对悲伤情绪，同时帮助其他专业人员应对悲伤。更多地了解这一过程，并与同事分享收获可帮助护士在情感上变得更坚强，以保证能够继续应对临终护理中的挑战。

研究表明，沟通能力和自我照护能力最好的护士正是那些临终照护经验最丰富的护士（Murray-Frommelt，1991）。护理经历为护理技能提供了实践机会，增加了护士的自信，从而达到与临终患者进行真诚和富有同情心的沟通和互动。

CARES 工具中所有的分类都强调教育的必要性，通过教育提高护士的知识水平和理解能力，以及良好的沟通技巧，有效满足临终患者的需求。每一个子分类都同等重要，它们都是独立的需求，但又必须同时存在，共同发挥作用，才能为临终患者及其家属提供高质量的护理。

CARES 工具模型提供了各组成部分的图形演示，以及为临终患者提供高质量循证护理的要素。所有方面都强调了护士应接受临终护理相关的教育，这是进行有效沟通和提供支持的先决条件。继续教育应作为每年医护人员提升的内容。

参考文献

Murray-Frommelt, K. H. (1991). The effects of death education on nurses' attitudes toward caring for terminally ill persons and their families. *American Journal of Hospice and Palliative Medicine*, *8*(5), 37–43.

第 20 章

CARES 工具的版本及影响

CARES 工具给医护人员带来深远的影响，使他们的专业态度不断发生改变，其他支持项目和工具也因此得到了进一步发展。以护理为重点的悲伤互助会由此建立，其职责包括：识别职业相关的悲伤、继发性压力和倦怠问题，并提出调整和应对建议；开发 CARES 工具的支持人员版本以协助和鼓励非医务人员参与到临终者及其家属的照护中来；学会有效地照顾临终患者，同事之间会彼此赏识和共同发展。

CARES 工具能帮助医护人员改善临终患者的个性化护理，用同情心及人文关怀给予患者更多精神/灵性方面的关注，人文和同情心也从根本上影响着照顾者之间相互作用的方式。自我照护作为 CARES 工具的一部分，促进了医院重症监护病房（ICU）每月最后一个周四举办的支持小组会议的发展。该会议被称为“悲伤互助会”，每次 1 小时，形式很像病例研讨会，护士们预先选择了涉及患者死亡且具有挑战性的病例，并做好计划在指定时间组织讨论。会议首先回顾病例，大家提出建设性意见，讨论临终照护中可供选择的方法。

悲伤互助会旨在创立一个开放的论坛，大家可以公开讨论任何 ICU 临终护理中存在的问题或顾虑。护士们经常分享他们个人对失败和挫折的感受。在定期参加每月例会的一位社会工作者、一位心理学家、一位灵性咨询师和一位姑息疗护开业护士的帮助下，人们共同探讨职业悲伤，包括对职业悲伤的识别和支持，对继发性创伤应激综合征的认识，以及同情疲劳的问题。这项活动始于 2013 年 1 月，20 名 ICU 护士参加了为期 1 年的课程。当被问及这个项目的意义时，参与者陈述了积极的结果，比如找到了被倾听、被重视和被支持的感觉。在社会工作者、灵性咨询师和姑息疗护开业护士的陪伴下，护士获得了需要的情感支持和应对策略，以更好地处理临终护理中的心理社会和情感压力。许多护士表示，当知道可以得到这个项目支持，并且管理者足够关心他们的付出时，他们重新获得了情感力量。

CARES 工具另一个极富创造性的好处是，提供临终护理培训产生了一种群体治疗的效果。支持性照护部门的 8 名非医院员工同意参与一个项目，以提高对临终者及其家属照护需求的理解。这个小组由社会工作者、儿童生活专家、接待员、患者导诊员和心理学家组成，他们希望探索在临终照护中如何帮助护士和医生。他们选择了 CARES 工具，并计划开发支持性照护版本供非医务人员使用。对 CARES 工具的最初回顾促使参与者公开分享他们的故事、关于他们身边人的死亡，以及他们对死亡的恐惧和担忧。CARES 工具中的条目引发大家提出许多问题，甚至引出了更多的个人故事。团队成员对他们在照顾临终者方面所能承担的重要角色感到兴奋，团体内部逐渐形成了一种开放和共享的支持。当他们自愿分享关于死亡的个人故事时，一种情感净化的方式似乎影响了每一位小组成员，大家都因一个又一个感人的故事而纷纷落泪，每个人最脆弱的一面就此呈现出来。最终，在几周的时间里，研究小组成员变得非常亲密，甚至在教育课程之外也能互相支持。他们在一起有效地开发 CARES 工具的支持性照护版本，以期为临终者及家属提供更好的照顾。

- **舒适**
  - 帮助临终者及其家人减少或阻止不必要的诊疗护理程序的干扰。
  - 支持家属和患者的意愿，协助护士沟通这些需求。
  - 协助护士提供连续的陪伴。

- **气道管理**
  - 加强对死亡过程中呼吸变化的解释，以帮助将其与痛苦区分开来。
  - 建议使用风扇帮助缓解呼吸困难及由此引发的焦虑。
  - 尽可能多些时间留在房间里，使家人和临终者更加安心。
  - 强调抚触和轻声说话的安慰效果。

躁动及谵妄

- 解释意识模糊/谵妄的可能原因。
- 鼓励提供熟悉的声音，如最喜欢的音乐、气味，以及应用抚触技巧。
- 支持临终者及家属的需求，通知主管护士了解并尽可能协助护士满足他们的需求。
- 提供连续性陪伴，让临终者安心。

情感和灵性照护

- 与医护人员一起陪伴临终者，主动倾听，必要时重述主管护士提供的信息。
- 鼓励家属与临终者直接交谈，并强调临终者需要安慰和承诺。
- 永远不要低估纸巾的力量（任何善意和同情的行为都会被家人铭记和感激）。
- 协助临终者所需的家庭仪式和活动，并在必要时通知支持者到场。
- 始终提供一种传递同情、关怀和亲切的治疗性陪伴。
- 继续为他们树立安宁平和的榜样。

自我照护

- 寻求小组支持来倾诉担忧及情绪问题。
- 承认职业悲伤是正常的，并能寻求同事的支持。
- 根据需要参加悲伤互助项目。
- 认识到自己在悲伤家庭的抚慰中起着非常重要的作用。

为非医务人员提供的 CARES 工具支持性照护版本的完整文件可以从 City of Hope 疼痛和姑息治疗资源网站 http：//prc. coh. org/res _ inst. asp 获得，或者通过 bofreeman@coh. org[①] 与作者联系。

完成该工具后，所有小组委员会成员（$n=8$）都被问到："您从开发 CARES 工具的支持性照护版本的经历中学到了什么？"对回答的共性内容进行分析，确定了下列六个主题：

① Bonnie Freeman 博士已于 2018 年底去世，这个 E-mail 恐怕会无人回应。——译者注

1. **证实了他们在情感上不孤单：**所有的组员都觉得有必要分享他们关于死亡和照顾临终者的个人和工作的故事。起初，他们挣扎在一种脆弱的情感中，但很快发现小组成员富有同情心、善解人意，而且同样脆弱。当分享了相似的关于丧失的故事、被抛弃的感觉和未解决的悲伤时，所有的成员都表达了支持和同情。小组的第一反应是慰藉，大家都意识到有人愿意倾听他们的故事是多么令人欣慰，意识到组员之间有很多共同点，就连此类经历也如此相似。
2. **增强了分享情感的能力：**所有组员都注意到，一旦建立了基于组员共同情感问题的信任，分享情感就变得非常容易。这种情感上的支持帮助一些成员找到了解决问题的方法，而另一些成员则能够试着迈出谈论这个话题的第一步。当研读 CARES 工具的内容时，组员想要分享个人和专业经验的要求比较常见，而关于死亡和临终的讨论则很少，开发这个工具的小组成员抓住了机会，让每个人都平等而热情地参与其中。谈论死亡和临终经历的勇气使互相支持和关心的友谊得以发展。
3. **提供处理情感的能力：**小组成员在会议中畅所欲言，自由地分享他们的经验和情感。随着会议的召开，他们的交流日益顺畅，组员们都希望继续分享各自的体验、聆听他人的建议，给予或接受他人的建议和情感支持，在此过程中，他们很难再一心执着于自己的困扰。其中许多人也意识到自己其实已尽其所能，如一位组员，通过这种交流，对母亲离世时没有在场的愧疚感终于得以释怀。此外，CARES 工具的支持性照护版本帮助小组成员理解了正常死亡过程和痛苦死亡过程之间的区别。
4. **找到控制不可控情境的方法：**研究小组成员发现，将情感负担用语言表达出来有助于他们最终接受自己在死亡经历中所做的一切。许多人表示要是早些知道 CARES 工具的内容就好了，这样他们就可以为临终者及其家属做更多本可以做的事情，现在就不会感到难过。此外，一些成员还表示掌握了更多的知识并提升了今后应对类似的事情的信心。一些小组成员知道他们的陪伴对临终者及其家人将会产生怎样的影响时，都感到非常惊讶。
5. **提供具体的方法来帮助家庭：**该小组成员认为，工具中许多关于任务和沟通的建议和提示为他们的行为提供了指引，让他们可以协助护士进行宣教以及安慰悲伤的家属。

6. **提高了临终照护的舒适感：**小组成员认为 CARES 工具有助于使原本让人恐慌的状况变得正常化。小组成员愿意学习，期待通过学习掌握如何去帮助一些有着共同的情感和精神/灵性需求的家属和临终者。许多成员因为自己能够为悲伤的家属提供帮助和由此带来的改变感到惊喜。

这个项目的最后一个意想不到的影响是小组成员间形成一种强烈的情感纽带，让他们最终结下了深厚的友谊。开发 CARES 工具的支持性照护版本过程中的讨论激发了小组成员的内聚效应，这种效应在之后的所有互动中仍然很明显。

当小组成员发现该工具很容易被健康照护小组其他成员使用时，他们希望扩展 CARES 工具的支持性照护版本的使用。通过同情心、同理心和人文关怀为临终者及其家属提供有效的循证症状管理，促进和支持临终者自我超越，它适用于任何与临终者接触的工作角色。

对任何希望从事临终护理的人来说，教育和经验至关重要。如果照顾临终者的主管护士必须要离开，去处理相关的护理问题或评估另一名患者的需求，他们通常需要支援。如果一名社会工作者或营养师恰巧在房间里，又接受过 CARES 工具的培训，他就可以应用所学内容回答患者的问题，或知道如何获得必要的资源以有效支持临终者及其家属。

还有人指出，从事临终护理的人员都应该有自我意识。所有个体都受到个人的、情感的、文化的和心理社会方面的经历的影响，这些经历可能会对他们所能提供的护理产生负面影响。因此，应持续为医院的工作人员提供支持，并制订计划，提供类似于 ICU 悲伤互助项目的以科室为单位的互助小组会议。

最后一个 CARES 工具的使用建议，将它与“没有人孤独地死亡”(No One Die Alone，NODA）项目的工作人员和志愿者的培训相结合。该项目（http：//www. eskenazihealth. edu/our-services/palliative-care-programs/noda）于 2001 年由俄勒冈州尤金市和平健康医院的 Sandra Clarke 注册。NODA 志愿者项目是为了回应 Sandra 照顾过的一位临终者对护理质量的不满而创立的。因为 Sandra 忙于照顾指派给她的其他患者，这个人孤独地死去，Sandra 认为有必要找到并培训志愿者，在主管护士不能待在床边的时候提供安慰和陪伴，也让临终者的家属得以休息。

根据CARES工具中精神/灵性和沟通部分的内容，建议修订NODA项目计划。培训计划将覆盖医院的所有人员，培训内容包括NODA的信息和CARES工具支持性照护版本的信息。该项目的基本介绍可以作为总体培训的一部分，医院工作人员可以自愿地参加其他内容的深度培训。完成NODA照护/关怀培训的志愿者可以通知主管护士，如果需要的话他们可以陪在临终者身边。这一计划可以确保倒班时间和夜间都有人在，这段时间通常最难找到志愿者，也是临终者最容易发生死亡的时间。接受过训练的志愿者的参与可以极大地协助主管护士提供临终照护，他们的出现确保有医院工作人员始终陪伴在临终者身边提供支持和安慰。

为医护人员提供的关于临终照护志愿者项目的基本信息可以：

1. 让不参加志愿服务的人了解其他志愿者在做什么，以在必要的时候更容易接受和同意履行他们的责任。
2. 通过JCAHO协助完成姑息疗护培训认证，从而达到一般员工的教育要求。
3. 提供跨部门合作的证据，以满足磁性管理标准的照护需求。
4. 协助工作人员了解临终者及其家属的特殊需求。
5. 鼓励个人回顾死亡和临终，有可能的情况下促进家庭讨论和完成生前预嘱。

CARES工具的各种创造性使用促使人们希望将沟通和同情扩展到同事之间，而不仅仅用于被照顾者。大家有一种共同的愿望，那就是开放和自由地分享个人关于死亡的经历和感受。泪水伴着笑声自由地流淌，一种共同的脆弱感带来充满同情的倾听、真正的关心及支持。关于同情心和同理心在帮助临终者及其家属中所起的重要作用，医护人员积累了许多经验，以上只是一个很小的例子，以说明医护人员在学习照顾临终者及其家属时得到了什么。Wicks（2012）在其著作《骑在龙上》（*Riding the Dragon*）中这样解释该现象：

> 生活中的一切，无论是“好”还是“坏”，都以一种开放

的心态直接面对时，生活的承诺就会更充分地实现。这不仅对正在经历痛苦的人很重要，而且对那些从感恩、无常/脆弱的生命、简单、创造意义和同情中汲取新体验的人也很重要。（p. ii）

参考文献

Wicks, R. J. (2012). *Riding the dragon: Ten lessons for inner strength in challenging times.* Notre Dame, IN: Sorin Books.

第 21 章

保持希望

许多临终者害怕的不是死亡本身，而是死亡的过程（Byock，2012）。当前，临终者的痛苦仍然普遍存在，导致他们出现无助感，不仅包含躯体上的痛苦，也可能伴随着各种失落感或脆弱感（Byock，2012；Coward，2010）。痛苦是主观的，包括现存的或潜在的情感、躯体、社会或精神上的痛苦，这是临终者的常见反应，无论他是否存在躯体痛苦（Kower & Reed，1996；Ersek，2006）。当临终者挣扎着去接受生活角色的改变和独立性丧失时，可能会经历从不安到痛苦的情感折磨（Byock，1997；Ersek，2006；Longaker，1998）。

护士和姑息疗护小组的主要职责是识别临终患者的情感痛苦并提供希望。然而，医学界仍然认为，选择姑息疗护咨询相当于承认已经没有任何希望，患者将屈服于疾病并走向死亡，在当前临终者的医疗管理中，逃避死亡的现象仍普遍存在。姑息疗护团队的参与变成了一把双刃剑：人们相信提供姑息疗护能够提高临终者的舒适度和生活质量，但同时也必须承认他们正临近死亡的事实。

姑息疗护多学科团队的参与可以让临终者获得希望，教育可以帮助医护人员理解这一点。家属和医护人员还没有做好准备如何支持临终者，这种知识缺乏阻碍了他们早期向姑息疗护小组寻求咨询和帮助，同时知识缺乏也是最后一刻出现恐慌和悲伤的原因之一。

CARES 工具旨在弥合照护方面的差距，告诉护士应该获得什么样的医嘱，在实践范围内可提供的沟通和舒适措施。许多措施可以由护士主导，不用得到临终诊断的医嘱就可以开始了。护士可以请姑息疗护小组成员会诊，不必称之为姑息疗护咨询，通常这只是语义上的争议，可向医生提出请精神/灵性、社会工作及疼痛管理专家会诊，这样可能更容易被接受。选择迅速转向临终护理仍然很难被接受，循序渐进更容易，这不仅适用于临终者及其家属，也适用于医护人员。

作为人类，我们都面临着失落和压力，因此很容易过度认同临终者及其家属。如果采取一些小的措施来支持临终者的需求，而不是否认他们的需求，也不是通过要求医生承认患者濒临死亡来应对这些问题，很多事情就都可以完成。Robert Wicks（2012）在他的《骑在龙上：面对挑战调动内在力量的十节课》（*Riding the Dragon*：*Ten Lessons for Inner Strength in Challenging Times*）中指出，如果一个人能够逐步接受逆境，保持开放和灵活，将会比否认或采用直接对抗的方式更能取得好的效果。Wicks（2012）观察到，这种实现目标的方法正在发生转变，它允许所有相关人员逐渐适应他人的临终过程和最终的死亡。

当护士觉得措施无效，或者希望得到额外的支持来满足临终者的需求时，可以请姑息疗护小组成员会诊。这时，接受的种子已经播下，姑息疗护团队的开放性咨询以及参与便成为可能。

医生不愿请姑息疗护人员会诊是一种文化偏见，只有解决这种偏见，才能确保所有患者得到尽可能高质量的照护。人们有个根深蒂固的想法，即姑息疗护人员的参与意味着患者的救治已经没有希望或濒临死亡，这在很大程度上是因为姑息疗护与安宁疗护/临终关怀直接相关。

所有的希望都丧失了才转向舒适照护，才是到了姑息疗护多学科团队接管的时候。经常听到医生和工作人员说“我不想咨询姑息疗护团队，因为我的患者还没有那么重”，或者“我还没准备好放弃希望”。姑息疗护之所以与死亡和失去希望联系在一起，主要原因是它没有在患者疾病早期就参与其中。

事实上，姑息疗护不仅涉及临终阶段的患者及家属，它在疾病的各个阶段均起作用，它提供舒适和症状管理，适用于所有健康或患病的人。目前医护人员对请姑息疗护多学科小组参与疼痛管理的接受度有所提高，但“放弃”患者的误区仍然存在，许多医护人员仍相信只有治疗为主的方式才能给患者带来希望，请姑息疗护团队会诊则意味着无能或失败，而不是额外增加了资源和支持。

临终阶段，姑息疗护不仅帮助临终者及其家人保持希望，而且可以通过帮助他们“骑在龙上”，并应对恐惧和焦虑来提升和鼓励其保持希望，促进有效沟通，找到告别的方式。

> 在黑暗中，如果我们愿意看到自己的无助，直面失落和创伤，我们将体验到人性的谦卑和精神美德。这样做可能产生意想不到的结果，因为当你变得谦卑并增长了知识时，你就会变得更明智。当你把这份智慧的礼物加到同情中，你就能提供无私的爱。除此之外，你还能要求什么？（Wicks，2012，p. ii）

Robert Wicks 的这段话不仅适用于医护人员，也适用于临终者及家属。我们需要为临终者及其家属提供最好和最需要的东西，而不是让他们夸赞我们的技术或者是让我们自己感到舒适。希望不是停滞不前，它也不仅是一个目标，更是一种安全感和接受感，以及对自己超越逆境的能力的一种信念。

希望是人类的基本需求。C. Fanslow-Brunjes（2008）指出，“世上不存在没有希望的人，离开希望，没有人能活着或死去，哪怕片刻”。希望与信仰、爱和同情联系在一起，被认为是基督教教义的必要属性之一。希望的概念已经存在了很多个世纪，它在潘多拉打开盒子后仍然停留在里面，而世间所有的邪恶和痛苦都释放在人类身上。

希望可以是简单的，也可以是复杂的。当我们深入分析并努力去全面定义希望的精髓时，它却往往被冲淡，然而正是这种难以定义的精神力量让希望变得非常重要。为了充分理解希望的方方面面，我们必须用心、用脑去看待它。

希望，是一种特定的要求、愿望或目标，也是人类非常重要的需求。这类希望被贴切地描述为基于目标的希望（goal-based hope，GBh）（Wittenberg-Lyles，Goldsmith，& Ragan，2011）。但是，希望不仅限于此，它也是一种非特异性和无形的情绪或感觉。内心感受到的希望是乐观的，它认为生活是一笔充满可能性的财富。希望以一种感知或感觉为特征，如希望感，它需要一个人对自我尊严和价值有积极的看法，需要在面对困难、悲伤、疾病和不幸时对未来存有积极的看法。这种内在的、发自内心的希望感被认为是基于情感的希望（emotion-based hope，EBh）。如果一种形式的希望不存在，另一种形式的希望就很难或者不可能存在。当一个人生病时，对治愈的要求、期望或祈祷成为基于目标的希望，它通常是最主要的希望形式。但是，用以维持基于目标的希望的能量和焦点必须得到基于情感的希望的支持，而基于情感的希望来自于个人对价值感的确认和他人的支持，使其确信自己比疾病更重要。基于目标的希望与明确的结果相关，基于情感的希望是情感和精神能量，让我们相信目标、要求或希望是可能实现的。

无论是基于目标的希望还是基于情感的希望，都不会以临终诊断或治疗宣告无效而告终。在临终情境中，基于情感的希望往往会变成了希望的主导形式。如果通过开放的沟通、症状管理以及情感和精神支持来发展，则希望就会成为一个感知平静、安全和接受的过程（Wittenberg-Lyles et al.，2011）。随着舒适逐渐成为临终护理的重点，基于情感的希望开始发挥重要作用。当患者、家属和医护人员准备面对提高临终者生活质量的挑战时，必须通过尊重、自主、同情和尊严来培养希望。在允许的情况下，基于情感的希望可以激发圆满感、情感和精神上的安宁以及安全感。一些情况可促进建立新的基于目标的希望，如新治疗方法的希望、延长生命的希望以及平静死亡的希望（Fanslow-Brunjes，2008）。

几个世纪以来，希望一直伴随着人类，它已经成为词汇中的一个常用语，人们熟知的关于希望的定义通常是指基于目标的希望。

“希望”这个词经常被误用，但并没有因此而减少使用，特别是当它被确认能为慢性和终末期患者提供内在力量和情绪支持时。希望可以存在且必须存在于人类全生命周期中，包括死亡（Duggleby，2001）。

当个人及其家人面临疾病的挑战时，基于目标的希望——要求治愈是一种常见的情感。它反映了在我们“永葆青春健康”的文化背景下医疗以治愈为中心的理念（Wittenberg-Lyles et al.，2011）。医学技术的发展已经极大地支持了人们对永生的信念。癌症是一种慢性疾病，现代医学也许并不能完全治愈慢性疾病，但是可以延缓疾病的进程，并尝试控制与疾病和治疗相关的不良反应和并发症。基于情感的希望给予人们对抗疾病和等待可能治愈的情感力量。对于这个国家超过9000万患有慢性疾病如癌症、糖尿病、慢性阻塞性肺疾病和充血性心力衰竭的人来说，“等待”可能会持续20～40年。在明确终末期患者及家属的需求前，医护人员需要具备熟练的症状管理能力，需要为不堪重负的主要照顾者提供支持，需要提升符合个人及其家属定义的生活质量。基于情感的希望和基于目标的希望在任何疾病中都起着重要作用。

希望对所有人都至关重要，它与人们应对和挑战命运的能力密切相关。基于情感和基于目标的希望都不能在痛苦出现时完全形成，也不能由那些将个人需求和目标视为愚蠢或徒劳的医护人员培养出来（Groopman，2004）。希望是由个人及其家属定义的，它具有独特性，能将免于疼痛和苦难的未来变为可能，它展示出一种内在过程产生的勇气和情感力量，用以承受压力及维持个人的生活质量和尊严。在面对痛苦、慢性疾病和终末期疾病时，希望看似是矛盾的，其实不然。基于情感的希望实际上是通过积极的症状管理以及熟练的精神和情感支持而培育发展起来的（Ersek & Cotter，2010）。

医护人员有识别、尊重和培养个人及其家属的希望的责任。为此，姑息疗护小组努力帮助医护人员，提供教学、培训、支持和咨询服务，尤其是对临床护士，教会他们如何帮助患有严重疾病的个人和家庭建立希望，最终，让所有人都真正拥有希望。

姑息疗护多学科团队提供了包括社会工作者、牧师、护士联络员、教育工作者、药剂师、个案管理师、医生、执业护士和志愿者在内的广泛资源，他们共同努力满足日益增长的患者群体在躯体、精神、心理、社会和情感各方面的需求。他们通过与基层医生、护士、患者、家庭、社区和其他医护人员建立强有力的伙伴关系来应对长期慢性疾病的挑战。通过应用现有知识和积极管理控制慢性症状，如疼痛、疲劳、抑郁、恶心、便秘、谵妄、焦虑和呼吸困难。当慢性症状得到控制时，患者和家属可以保持一定的生活质量，并继续保持他们所定义的希望。共性的希望包括基于目标的希望，如对未来没有痛苦的希望、对恢复高质量生活的希望、对治愈的希望、对拥有更多时间的希望。共性的希望还包括了基于情感的希望，如对安宁平静感的希望。姑息疗护的重点和最终目标是培养和支持患者及家属的希望。

当基于情感和基于目标的希望结合在一起时，患者的希望变得比单纯的期望或目标意义更为深远，它变成一种渴望去实现感知到的需求，这种需求可能存在且对个人具有重要意义。希望是一种应对方法，能为失控的人提供一种控制感（Ersek & Cotter，2010）。希望就是相信自己有能力控制局面，不再受外界力量的支配（Groopman，2004）。希望提供了挑战生命或为最终死亡做准备的动机、力量和意志。希望与应对紧密相关（Ersek & Cotter，2010），它直接影响健康和对疾病的适应。借助姑息疗护小组的帮助和资源，患者及家属渴望自己的希望能够得到身、心、社、灵全方位的支持。

姑息疗护多学科小组提供以下资源：

1. 社会工作者：通过对患者及家属进行宣教和提供资源解决他们的

问题和减轻压力，以便他们有更多的时间关注情感、身体和精神上的疗愈；提供社会心理支持咨询，并为所有需要的人提供转诊；许多机构求助于社会工作者帮助其安排床位和出院准备。

2. 注册护士（RN）联络员或患者导诊员：向个人及家属提供个性化指导、支持和帮助来确保沟通顺畅；了解他们的预约和日程安排，在复杂的医疗保健系统中帮助其协调事务，以提供连续、优质的医疗服务。
3. 医生（MD）和开业护士（NPs）：提供对症状的直接评估和医疗管理，使慢性病患者、临终者及家属平静下来，感到舒适，提高生活质量。
4. 心理精神专家：提供专业知识来识别和解决患者及家属可能遇到的情绪和心理问题。他们在治疗抑郁、谵妄和患者的情绪问题方面发挥重要作用。
5. 药剂师：为患者、家属和工作人员提供建议、教育及支持，以理解和使用与患者和家属确认的目标一致的最佳药物治疗。
6. 营养学专家：提供培训和指导，以满足患者的特殊营养需求，并提供建议和专业指导。
7. 个案管理师：负责与外部资源的沟通，以满足个人及家属的需求。他们与临终关怀机构和其他机构互动，推动护理计划的实施并提高患者的生活质量。
8. 灵性咨询师：为所有有宗教信仰的患者提供理解和支持，并与特定教派和宗教领袖进行协调以提供灵性支持。
9. 志愿者：是姑息疗护小组的重要组成部分。他们参与筹款，并通过陪伴、倾听、推荐资源、提供指导及安慰来直接支持患者和家属。
10. 其他人如音乐治疗师、针灸师、芳香理疗师、冥想训练师和艺术治疗师，致力于提供非药物的舒适、情感、精神及心理支持。姑息疗护小组还可能包括职业治疗师、物理治疗师、文娱治疗师及语言病理学家。

姑息疗护多学科小组致力于为每个受其照顾的个人及家庭成员提供其在疾病和痛苦中所需要的具体支持。

如前所述，在痛苦面前，发展和维持希望并不容易。痛苦不仅仅包括躯体上的感知，它可能还伴随着失落感或脆弱感。“痛苦是人而不是身体器官所经历的，威胁到个人的完整性或生存的东西都会导致痛苦”（Ersek & Cotter，2010）。

> 痛苦来自我们对痛苦环境的厌恶和抗拒，而不是痛苦本身。痛苦是一种苦恼，是失去希望和期望、被迫放弃控制、抗拒不想要的变化或失落带来的脆弱和无能为力感（Longaker，1998，p. 48）。

痛苦是主观的。“当缺乏一个有明确方向或目标的未来时就会产生最严重的痛苦，此时活着就成了一种负担”（Byock，1997，p. 83）。姑息疗护多学科小组承认个人及其家人的痛苦，并通过移情、主动倾听、尊严承诺疗法以表达和促进对他们独特个性的尊重来减轻其情感负担。灵性咨询师、社会工作者和精神医学专家可以与患者及家属一起努力，共同面对他们的痛苦，并达成一致的解决方案。这种支持应开始于疾病早期，以便有时间治疗和解决他们躯体、情绪、心理和（或）精神上的问题，因为痛苦并不是临近死亡时才有的。

当疼痛和痛苦减少，照护关系得到支持，信仰和精神得到增强时，希望就会随之产生。未缓解的疼痛和痛苦极大地增加了患者的绝望感，导致“在建立和维持希望的过程中出现极度疲劳和缺乏精力”（Duggleby，2001，p. 53）。希望需要足够的精力和专注力，当一个人痛苦不堪时，这种精力和专注往往会被耗尽或转移。疼痛和痛苦一样，并不总是躯体上的，它可以是情感、心理及精神上的。控制疼痛和其他症状管理是姑息疗护多学科小组的首要任务，姑息疗护多学科团队的介入有助于找出疼痛和痛苦的根源，并有效地满足个人和家庭成员的需求，让希望得以维持。

照护关系可通过患者的自愿分享、用心倾听、回忆、幽默和笑声等方式培养基于情感的希望。这一切单靠已经超负荷工作和人力不足的护理团队难以完成，姑息疗护多学科团队可为患者和家属提供情感、精神和心理上的支持和鼓励。姑息疗护专家通过引导患者回顾过去的人生成就，给予肯定以促进他们自我价值和尊严的提升，同时请家人聚在一起表达感激之情，由此照护关系得到支持，家属在参与亲人照顾的过程中也被赋予了重要角色。姑息疗护团队努力将家人、朋友、护理人员以及任何能够为患者提供支持的人团结在一起，以使患者的需求和表达的愿望得到充分满足。姑息疗护小组知道，当提供一个支持、鼓励和接纳的环境时，希望将得以维持并持续发展（Duggleby，2001）。

Groopman（2004）记录了一位患有转移性乳腺癌的患者的故事。她的疾病已经到了没有任何有效的药物或治疗方法可用的阶段，医生现在有个艰难的任务，就是告诉她实情。患者感觉到了医生的不自在，开始听他说的话。听到实情后，患者很难过，哭了一会儿后她说现在医护人员的来访将成为她“每日的友谊”。患者开始诉说她的恐惧，但当她意识到时间已晚时，突然停止了，她问医生是否还有时间倾听。医生这一天已经工作了 10 个小时，也知道家人在等他，但他认为患者的谈话同其他任何要求他熬夜的紧急治疗一样重要。于是，他握住患者的手向她保证自己“有很充裕的时间倾听”。

姑息疗护团队意识到倾听的重要性，与护士一起，确保患者及其家属在当前高度技术性而缺乏人情味的医疗环境中感受到被倾听和被关心。护士的陪伴本身就能给人以希望（Ersek & Cotter，2010）。

患者和家庭成员必须感受到他们不仅仅是在与疾病作抗争，同时必须允许自己保持尊严和情感力量的完好，这样随着疾病进展，他们的希望可以不断发展和重新被定义。护士可以在姑息疗护团队的协助下，提供发展基于情感和基于目标的希望最重要的内容。个人及其家庭对照护最迫切需要的核心要素包括我们的陪伴、关注和共情，这些确实也是我们所能提供给他们的最伟大的礼物。

基于情感的希望是建立在精神/灵性基础上的。一个人的灵性提供了在他的生命中追寻意义、舒适和内心平静的方法（Groopman，2004）。患者的灵性可以通过其个人的应对方式、宗教信仰、音乐、艺术和价值观来表达。提升和支持患者的灵性搭建了“生活中的绝望和意义之间的桥梁”（Duggleby，2001，p. 56）。在姑息疗护小组的协助下，护士可以明确和支持个人的灵性需求，提供新的希望资源，并帮助他们保持尊严感（Longaker，1998）。

灵性不管是在慢性疾病过程中，还是在临终过程中都扮演着非常重要的角色。灵性是人类的本质，而不仅局限于患者的信仰和宗教取向。灵性使一个人变得独特，培育了他们的希望感，定义了他们的痛苦，并支持他们的人生旅程按照自己的定义最终走向平静。护士和姑息疗护小组成员必须努力确认、支持和促进患者及家属的灵性需求，以便他们能够平静地解决和（或）接受他们的个人问题。

祈祷在患者的生活中所起的作用是灵性评估的重要内容。祈祷可以提供患者及家属所需要的情感上的力量和希望感，以应对日常挑战。祈祷可以提醒我们并不孤独，我们得到了上帝或更高精神力量的爱和支持。相信死后会有来生，死后会与亲人团聚，这为在慢性疾病和死亡过程中忍受痛苦的人提供了希望和力量。信仰让人们相信往生可以消除所有的痛苦。一个对充满爱心和仁慈的上帝的精神信仰能激发希望，帮助许多人平静地接纳死亡。

当终末期患者及家属意识到自己得到精神上的支持时，他们就更能忍受痛苦。姑息疗护小组的灵性咨询师和牧师可以提供这种帮助。个人及家属所要求的祷告或任何灵性表达仪式将会给他们带来急需的安慰和帮助，这些仪式所提供的支持和爱是不可估量的，信仰、宗教和灵性培育了希望，而我们为提供这些服务所做出的努力也表明了对患者及家属的尊重和真正的关怀。

个人及家属需要明确他们的苦难经历和情感痛苦。他们需要相信别人能够理解、接受和尊重他们，并允许他们安全地说出自己的感受（Longaker，1998）。医护人员提供的情感上和躯体上的支持必不可少，识别苦难经历和情感痛苦有助于更清楚地定义和支持患者及家属的希望感，他们的工作可以得到姑息疗护团队的积极协助。

> 我们都需要基本的人性慈悲、他人可靠的陪伴和爱以及一个愿意在我们经历苦难时经常保持联系的人。我们需要他人倾听并见证我们的痛苦、提供支持、鼓励及真诚的同情（Longaker，1998，p. 54）。

希望的阶段

对于慢性病患者和临终者来说，希望有四个基本阶段：治愈、治疗、延长生命和平静死亡（Fanslow-Brunjes，2008）。希望的这些阶段不一定按顺序出现。当个人和家庭成员尝试接受每个阶段时，他们会来回波动，这种变化和由此产生的成长过程更像一个钟摆，总是来回摆动，直到找到它的中心才最后接受。停留在任一时间或任一个阶段都不会带来希望的变化和随之而来的发展，也正是希望的所有阶段的持续运动或转变，才产生了最终的核心目标。姑息疗护小组将继续重点关注发展个人和家庭的希望并给予支持性指导。最终的基于目标的希望——平静死亡，只有在强烈的基于情感的希望的意识培养下，才会随着痛苦的解决而发展起来。

在确诊慢性疾病和（或）疾病终末期后，“治愈”的希望很快就会出现。这与 Kübler-Ross（1969）提出的悲伤阶段相似，个人及家属都感到震惊、沮丧和否认。当他们开始接受现实时，他们很生气并开始讨价还价，试图通过祈祷和基于目标的希望来建立某种控制，以寻求治愈的方法。这是一个高度情绪化的时期，医护人员必须尊重这一阶段。对治愈这个基于目标的希望，需要患者接受临终的现实，并第一次引入他们可能死亡的想法（Fanslow-Brunjes，2008）。这是姑息疗护团队介入的好时机，可以建立良好的关系、进行需求评估、启动症状管理，并提供精神和心理支持来帮助加强基于情感的希望。这个阶段的重点是基于目标的对治愈的希望，而这一希望只有在基于情感的希望得到有力支持的情况下才能得以维持（Groopman，2004；Wittenberg-Lyles et al.，2011）。

当患者了解到没有办法可以治愈疾病的时候，就产生了“治疗”的希望。治疗可以减缓疾病的进程或争取多一些时间（Fanslow-Brunjes，2008）。使用新的治疗方法或进入新的临床研究会让基于目标的对治愈的希望仍然维持。这一阶段，个人和家庭成员开始接受他们所对抗的疾病最终可能夺去他们的生命的现实，他们可能强烈要求再行一次化疗，或者再行一次可能治愈的手术。在这一阶段，即使在知道预后不佳的情况下，姑息疗护小组仍需支持继续寻求积极治疗的决定。基于目标的希望可以通过加强和发展他们基于情感的希望来维持。同样，基于情感的希望是建立在面对艰难、悲伤、疾病和不幸时，仍能够获得和保持尊严感、自我价值感以及对未来的积极看法的能力之上的。姑息疗护多学科小组出现的次数将根据患者对症状管理、精神、心理和情感支持的需求而增加。只有把所有痛苦控制满意，才能建立基于情感的希望的培育环境，并提供情感和精神力量来支持个人及其家庭在其目标、要求或愿望方面的信念。如果希望得到培育，痛苦得到控制，信念就能持续下去（Scioli & Biller，2010）。

典型的“延长生命”的希望阶段可以在 20～40 年慢性和（或）终

末疾病过程中随时出现。在治愈的希望消失后，这种情况通常会持续下去（Fanslow-Brunjes，2008）。这一阶段的特点是接受“奇迹”不可能发生，患者和家庭努力寻找最终诊断背后的某种意义。正是在这个阶段，基于情感的希望开始占据主导地位，并逐渐将注意力转移到舒适护理上。这时可能建立基于目标的希望，例如想要活着看到他们的孙子出生或参加他们女儿的婚礼。当他们在等待一个重要的事件，或试图不在某人生日或某个节日死去时，通常希望可以让他们多活一些时间。当临终患者确定有需要指导家庭成员处理财务问题或最终确定法律问题时，希望可以让他们保持活力，他们可能需要时间为家人今后的生活做准备，需要全神贯注于他们认为对亲人来说很重要的细节，这种为离世做准备的过程让注意力发生转移，让他们得到情感上的休息。临终患者这种情感是用来帮助家庭成员的，因此基于情感的希望就给他们带来新的能量。至关重要的是，家庭成员应向他们所爱的人保证理解其指示和愿望，承诺自己可以好好地生活下去。这是非常艰难的谈话，但临终者往往需要这种安慰来减轻离世过程中可能产生的一些情感痛苦。主管护士和姑息疗护团队的出现次数不断增加，以有效控制症状，提供情感和精神支持，并根据明确的护理目标进行有效沟通。

“平静死亡”——希望的最后阶段，这一阶段需要有基于情感的希望给予个人和家庭有力支持。没有基于情感的希望的存在，对治愈的希望以及接受额外治疗以获得更多生存时间的基于目标的希望将无法维持。护士和姑息疗护小组通过加强个人和家属的情感和灵性需求为他们所定义的希望持续提供支持。个人及其家属对死亡的看法是独特的，必须得到尊重。许多人仍在为实现基于目标的希望继续抗争以期创造奇迹或获得新的治疗，徒劳的问题可能不会被公开讨论（Fanslow-Brunjes，2008）。许多人开始专注于结束，为今后没有了他们的家庭生活提前做准备。重要的是，我们应思考一个人在这个非常情绪化的时刻真正需要的是什么，应始终陪伴他们，表达愿意以任何可能的方式去帮助他们。通常医疗团队不愿意支持自己认为是徒劳的事情，姑息疗护小组认识到要改善这种状况有必要让医护人员参与患者的悲伤过程，解释患者的意愿和要求，强调关注对于维持患者及家属基于情感的希望的重要性，以便医护人员能够继续接受临终患者基于目标的希望。此外，医护人员必须避免让他们自己的个人信仰/观点与临终者和家属的具体目标发生冲突。

我们可以活在知道自己患了不治之症中，但是没有人能活在无望之中。被贴上“无可救药”的标签就像被宣布为一个不存在的物体，它比我们身患的晚期疾病更糟糕。（Fanslow-Brunjes，2008，p. 31）

医护人员不应质疑个人及其家属的韧性和希望的能力。希望是不断发展的，是生存和死亡的重要组成部分。无论是生理、心理、精神还是情感层面，希望都可以超越痛苦。一个经验丰富、敬业的护理人员和姑息疗护多学科团队是培养和维持患者及其家属希望的关键，他们努力支持和维持个人基于情感和目标的希望，这是非常重要的。咨询姑息疗护小组并不意味着医生无能、失败或对护士的技能缺乏信任，相反，它表明对团队合作的认可，以及优先考虑个人和家庭的身体、情感、心理和精神需求，从而使他们的希望得以维持。

一个家庭建立和维持希望的能力取决于痛苦的消除，他们的痛苦主要来自亲人的预期死亡带来的压力和悲痛。Andershed（2006）指出，临终者的家庭需要与他们的医护人员建立安全感和信任感，以有效管理他们的悲伤和居丧过程。真诚和支持性的关系对于良好沟通和缓解临终者及其家人可能体验的压力和相关悲伤非常重要（Bookinger et al.，2005；Hall，Schroderr，& Weaver，2002）。如果没有适当的教育和培训，医护人员可能会错过为家庭成员提供帮助和预防发生长期情感创伤的机会。

家属对临终者遭受的痛苦的感受会对当前和未来的家庭压力直接产生不利影响（Brajtman，2005；Catlin & Carter，2002）。长期的心理社会和精神心理健康问题，如创伤后应激障碍（post-traumaticstress disorder，PTSD）通常会由长期未缓解的压力发展而来（Byock，2012；Ellershaw & Wilkinson，2011）。对安宁疗护的消极看法会影响家庭成员的应对能力、悲伤和居丧，以及将来适应丧失的能力（Brajtman，2005）。医护人员需要为他们提供连续的情感和躯体上的支持，加强决策过程，并认同他们的悲伤（Puchalski & Ferrell，2010）。

任何被抛弃的感觉都会在情感上对临终者及家庭成员造成毁灭性的打击（Ferrell & Coyle，2010；Quill，1996）。家庭成员与专业护理人员进行清晰和坦诚的沟通非常重要，这可以帮助他们区分痛苦和正常的死亡过程，得到安慰，更好地应对亲人的死亡（Brajtman，2005；Catlin & Carter，2002）。然而，由于沟通不足或没有沟通，家属的精神和社会心理需求常常被忽视，这种支持的缺乏可能导致情感创伤，将影响到一个家庭今后的生活。因为意识到临终者及其家庭的需求未被满足，主管护士经常要承担许多额外的职责（Becker et al.，2007；Quill，1996）。

CARES工具的开发是为了解决医护人员在临终照护时遇到的知识和经验方面的常见缺陷和不足。它旨在补充和发展从专业组织获得的教育，如临终关怀与姑息护理护士协会（HPNA）和ELNEC项目，而不是要取代这些临终护理教育。它将大量关于临终护理的信息整合成便携式参考资料，解决了医护人员在临终照护中最常见的问题，提供了提升和维持临终者及其家属希望的额外资源。

参考文献

Andershed, B. (2006). Relatives in end-of-life care-part I: A systematic review of the literature the last five years, January 1999–February 2004. *Journal of Clinical Nursing, 15*, 1158–1169.

Becker, G., Sarhatlic, R., Olschewski, M., Xander, C., Momm, F., & Blum, H. E. (2007). End-of-life care in hospital: Current practice and potentials for improvement. *Journal of Pain and Symptom Management*, *33*(6), 711–719.

Bookbinder, M., Blank, A. E., Arney, E., Wollner, D., Lesage, P., McHugh M., et al. (2005). Improving end of life care: Development and pilot-test of a clinical pathway. *Journal of Pain and Symptom Management*, *29*(6), 529–543.

Brajtman, S. (2005). Helping the family through the experience of terminal restlessness. *Journal of Hospice and Palliative Nursing*, *7*(2), 73–81.

Byock, I. (1997). *Dying well: Peace and possibilities at the end of life*. New York, NY: Riverhead Books.

Byock, I. (2012). *The best care possible: A physician's quest to transform care through end of life.* New York, NY: Avery.

Catlin, A., & Carter, B. (2002). State of the art. Creation of a neonatal end-of-life palliative care protocol. *Journal of Perinatology, 22*(3), 184–195.

Coward, D. D. (Ed.). (2010). *Pamela G. Reed: Self-transcendence theory* (7th ed.). Maryland Heights, MO: Mosby Elsevier.

Coward, D. D., & Reed, P. G. (1996). Self-transcendence: A resource for healing at the end of life. *Issues in Mental Health Nursing, 17*, 275–288.

Duggleby, W. (2001). Hope at the end of life. *Journal of Hospice and Palliative Care 3*(2), 51–64.

Ellershaw, J., & Wilkinson, S. (2011). *Care of the dying: A pathway to excellence* (2nd ed.). New York, NY: Oxford University Press.

Ersek, M. (Ed.). (2006). *The meaning of hope in the dying* (2nd ed.). New York, NY: Oxford University Press.

Ersek, M., & Cotter, V. T. (2010). The meaning of hope in the dying. In B. Ferrell & N. Coyle (Eds.) *Textbook of palliative care nursing* (3rd ed., pp. 579–595). New York, NY: Oxford University Press.

Fanslow-Brunjes, C. (2008). *Using the power of hope to cope with dying: The four stages of hope.* Sanger, CA: Quill Driver Books/Word Dancer Press.

Ferrell, B. R., & Coyle, N. (Eds.). (2010). *Oxford textbook of palliative nursing* (3rd ed.). New York, NY: Oxford University Press.

Groopman, J. (2004). *Anatomy of hope: How people prevail in the face of illness.* New York, NY: Random House.

Hall, P., Schroderr, C., & Weaver, L. (2002). The last 48 hours of life in long term care: A focused chart audit. *Journal of the American Geriatrics Society, 50*(3), 501–506.

Longaker, C. (1998). *Facing death and finding hope: A guide to the emotional and spiritual care of the dying.* New York, NY: Broadway Books.

Puchalski, C. M., & Ferrell, B. R. (2010). *Making health care whole: Integrating spirituality into patient care.* West Conshohocken, PA: Templeton Press.

Quill, T. E. (1996). *A midwife through the dying process: Stories of healing & hard choices at the end of life.* Baltimore, MA: Johns Hopkins University Press.

Scioli, A., & Biller, H. (2010). *The power of hope.* Deerfield Beach, FL: Health Communications, Inc.

Wicks, R. J. (2012). *Riding the dragon: Ten lessons for inner strength in challenging times.* Notre Dame, IN: Sorin Books.

Wittenberg-Lyles, E., Goldsmith, J., & Ragan, S. (2011). The shift to early palliative care: A typology of illness journeys and the role of nursing. *Clinical Journal of Oncology Nursing, 15*(3), 304–319.

第六部分

引领变革——来自 Sunnybrook 医学中心的故事和观点

第22章

知识转化带来实践改变

近十年，人们对科学证据在临床实践中的理解和应用，以及对监测医疗卫生改善情况的必要性的认识显著提升。然而，在实现有效的实践变革、改善患者体验及临床结局方面的挑战仍持续存在。当前有很多信息对临床决策和改善护理结局有帮助，但是这些信息在不同机构日常实践中的应用仍然不均衡（McCloskey，2008）。一个紧迫而又令人困惑的问题仍然存在——如何促进临床相关的信息和技术进行恰当、高效、有效地转化？这个转化是指从发现和证实其价值到临床护理实践的应用。

本章介绍了医护人员在日常实践中应用证据的情况，以及成功地改变实践的策略，以期为那些在临床引领实践变革的人提供有用的信息。

知识转化的概念：对过程的理解

在临床各个专业中，研究的最终目标是发现新的知识，这些知识能帮助从业者不断找到改善护理实践的方法，从而提供安全、有效的护理。为了充分实现这一目标，不仅需要开展研究，而且必须要分享从这些研究中发现的知识，以便医护人员和决策者能够随时应用这些知识（图22.1）。这提示需要有效的途径让有需要的人了解这些知识，并实施具体策略，用适当的方式促进知识应用。

在过去十年中，旨在理解这一知识转化过程的研究显著增加，包括知识的发现、传播、汲取和利用（图22.2）。人们越来越认识到这个过程的复杂性，以及更多地了解到很多因素影响了结局。分享知识，在日常实践中关注、掌握和实际应用这些知识，这一过程充满了许多令人担忧的困难和误区。这是一个需要精心策划和共同努力的过程。

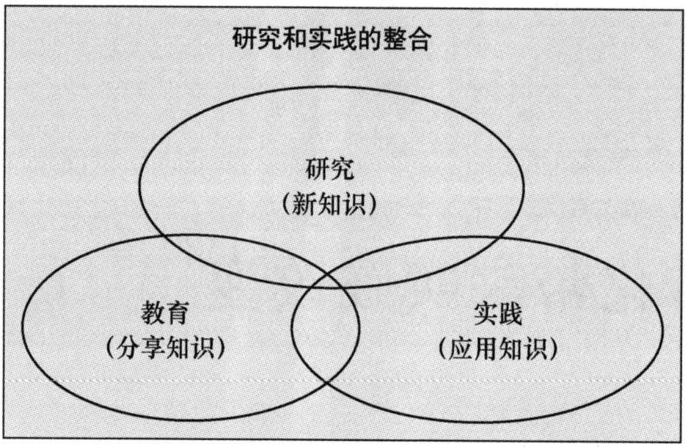

图22.1 实践改善的整合模型

(来源：Fitch，1990)

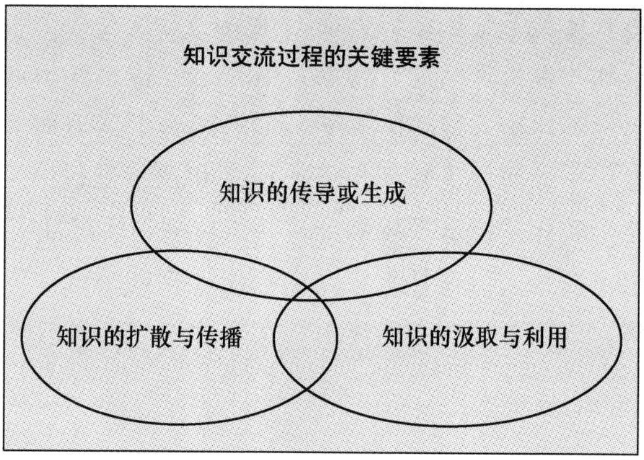

图22.2 知识交流过程中的关键要素示意图

(来源：Fitch，2009)

目前，关于分享研究证据并将其应用于临床实践的过程有多种概念。加拿大卫生研究院（Canadian Institutes of Health Research，CIHR）将这一知识转化过程定义为“在研究者和知识应用者的复杂关系系统中，进行研究成果的交流、整合和符合伦理的应用”（CIHR，2002）。知识转化（knowledge translation）的一个更具体的定义是“有效和及时地将以循证信息纳入到医疗专业人员的实践中，从而实现最佳的健康照护结局，并最大限度地发挥医疗卫生系统的潜力”（University of Toronto，2001）。其他作者使用了诸如知识应用（knowledge utilization）（Landry，Amara & Lamari，2002）、知识转移（knowledge transfer）（Eveland，1986）、知识动员（knowledge mobilization）（McCall，Rootman，

Bayley，2005）、知识交流（knowledge exchange）（Lomas，1993）、创新推广（diffusion of innovations）（Rogers，2003）或知识使用（knowledge use）（Logan & Graham，1998）等术语。尽管这些术语经常被交替使用（Grunfeld et al.，2004），但每个术语所强调的过程要素略有不同。

20 世纪 60—90 年代中期，知识转化过程主要被看作一个线性、单向的过程。知识是由研究人员开发出来的，它被视为一种产品，通过相当被动的扩散方式（如同行评议出版物、学术会议报告）传递给知识应用者。以往的思路是：如果提供了这些知识，实践者和决策者就会阅读和应用这些知识。人们希望知识应用者能积极地接受新知识，轻松、恰当地应用新知识。这个过程主要依赖于知识应用者能够寻找到信息并确定哪些内容与其实践相关。

到 20 世纪 90 年代中期，人们认识到，知识转化过程必须使用更积极的并且是双向的传播方式，在知识创造者和知识使用者之间要有一种交流。在这一动态关系中开始有了对“知识的概念”的嵌入和解释，知识的概念成为这一过程中的一个要素。

人们认识到，要想成功地汲取和利用这些知识，首先需要了解新的知识如何在当地的实践范围内被引入和使用。这来自于积极和开放的对话，以及从证据和实践环境两方面分享观点。此外，成功的关键在于，知识使用者必须认识到新的知识或信息与解决他们认为重要或关心的问题有关。需要注意的是，谁是预期的目标受众（知识使用者）、将要使用的知识类型（即概念上的或技术上的）、预期如何应用、资料的格式（即文字、图形、图片、治疗方案、路径文件等），以及使用者对问题和使用新信息解决问题的态度（图 22.3）。如果使用者认为这些新信息与解决他们所发现的问题无关，或者使用这些新信息给他们已经忙碌的一天增加了麻烦、困难或占用了不必要的时间，他们就不会接受和利用这些新信息（Blasi，Harkness，Ernst，Georgiou，& Kleijnen，2001；Grol & Grimshaw，2003）。为了减少不确定性，必须清楚地描述人们期望如何获取和使用知识或创新成果。这个描述需要包括应用知识将会产生怎样的变化、在哪里可以观察到这些变化，以及会给谁带来怎样的影响。

自 2000 年以来，人们又认识到，虽然拥有新的知识或信息，并将这些知识以某种形式总结出来（即指南、标准、路径、治疗方案等），但还不足以实现持久的实践改变（Grol & Grimshaw，2003）。因此，有必要采取一种更为积极和主动的方法在实践中引入新的证据。特别是在

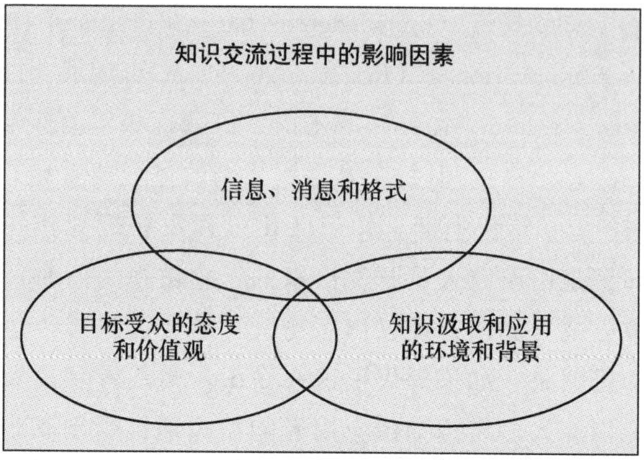

图 22.3　知识交流过程中的影响因素

（来源：Fitch，2009）

日常实践中，社会策略和工作伙伴关系是成功汲取和应用知识的关键因素。实践行为的改变是通过人和人之间的关系、共同的日程以及就需要完成的事情达成共识而发生的。目标受众（知识使用者）的组织背景、态度和现有知识，应用新信息引起实践行为改变的预期影响，实际应用信息的能力，以及新知识拥护者和机构领导人的积极支持，都是成功实施知识转化的关键方面（Montague，2006）。如果不考虑各种影响因素，就很难让实践者在日常工作中成功运用新的知识。

近年来，关于知识转化最有意义的发展是从关注实践者的观点转向理解实践者所在的工作体系对知识转化过程的影响。显然，知识转化的过程是复杂的（Larsen，1980）、互动的（Rogers，2002），并且依赖使用者的知识、信念和经验（National Centre for Dissemination of Disability Research，1996）。不管在什么情况下，多种因素综合作用都会影响实践行为的改变。但是，如果想要成功实现知识转化并且持续改变实践行为，必须要关注系统层面的看法。实践者或多学科团队的工作背景或环境是知识转化结局的促进或阻碍因素。潜在的影响因素包括协会推荐的方法、管理政策、专业法规、机构优先事项和可用资源等。利用新知识并实现持续的实践变革，可能需要获得新的资源、重要的培训和能力建设、不同的配套设施及提升对员工的支持。

系统模式思维提出了持续实践变革的知识整合概念（Best，2006）。任何将要运用的新知识都会被引入一个特定的场所，这个场所已具备既定的优先考虑的事项、文化及背景；在整个实施周期中，知识获取将通过组织内的关系（可能是多个关系）进行调节；随着时间的推移，新知识的使用程度将取决于它在实践者行为、制度规划和政策要求中的嵌入程度。新信息的使用在工作描述中是否有明确的说明？成效是否被纳入绩效考核？对于记录应用新知识的实践，是否有明确的期望？新知识的使用是否成为护理或实践政策的新标准？如果不遵循新的做法，有没有明显的影响？

在规划新信息使用的实施周期时，应当考虑组织中的几个层次将如何应用新的信息或创新成果——从业者、团队、系统或政策层面，应该清楚地说明使用新信息的实际意义。例如，实施使用新的筛查工具进行疲乏筛查的获益情况如下：

- 医生在门诊预约时查看患者的数据，并使用这些数据与患者进行讨论，共同制订活动计划以应对疲乏。
- 多学科团队在团队会议上回顾数据，以确定哪些是需要优先考虑的问题，以便发挥团队作用为患者制订缓解疲乏的干预策略。
- 教育者通过回顾数据以确定患者或医务人员需要哪些教育项目或资源。
- 管理者评估患者疲乏的诊疗记录，在评估干预效果后反馈给临床工作人员。
- 运营总监引用有关疲乏的数据来获得更多的资源用以设计和建设疲乏门诊。
- 执行董事引用有关疲乏的信息来确定实施以人为中心的护理应优先关注哪些事项。

在组织的各个层面上，以行动为导向的实施策略是成功实现知识转化和信息整合的必要条件。持续的实践变化需要多种方法或策略，但是，在一个层面上能够取得成功的实施策略在另一层面不一定有效。因此，需要为组织内的每个层面设计相应的方法。Greenhalgh、Robert、MacFarlane、Bate 和 Kyriakidou（2004）写了大量实施工作的领导者需要考虑的因素的文章，提到在努力实现有效和持续的知识转化时，需要在三个层面上进行重点规划。

例如，个体实践者对实践改变的影响很大程度上与个体的人格特质、感知和应对方式有关；影响团队或组织层面的实践改变更多与社交网络和关系、通晓该领域知识并乐于接受和传播的领导者（意见领袖）、动机及团队技能有关；影响系统或政策改变的因素与使用可靠的学科带头人、跨域协调者、正式的程序以及组织的创新变革能力有关（Greenhalgh et al.，2004）。

在所有组织层面中，新的知识或证据需要被视为可信的，同时需要进行必要的改进，证据中原有的信息需要与目标受众的成员相关（即能帮助他们解决当前面临的问题）。组织内领导者的政治意愿和工作日程可以促进计划实施，也可以阻挠和破坏计划的实施。显然，这个影响因素需要在发起提议之前仔细评估，需要制订策略来影响领导者的政治意愿，以确保他们能为计划的实施提供组织支持。

最后，成功实施需要一个深思熟虑的、详细的社会规划来通知所有利益相关者，并让那些希望应用新知识或愿意创新的人参与进来。关于应用新知识将获得什么以及如何应用新知识，诸如这样的沟通和交流应在计划实施的早期进行，并定期重复强化。在实施的各个阶段，定期更新进展情况，反馈正在完成的工作，有助于促使人们继续参与这项倡议。

在整个计划和活动的实施中，让目标受众的成员（即预期“应用”新知识或信息的个人）参与进来是成功的关键。有许多方法可以实现这一点——小组讨论、调研、小组会议、分派任务，以及（通过书面或电子信息途径）寻求反馈。他们对实施的各个方面的看法将有助于明确实施过程中的潜在障碍、促进因素以及可能获得的效果。知识应用者在实施过程中需要成为真正的合作伙伴。

知识实施计划

知识实施要经过如此复杂的过程，因此要想有效地引入一种创新或新的实践，就必须做到谨慎而且目的明确。成功的规划可参考变革管理模型、创新传播理论、成人学习理论以及社会营销（Fitch，2009）。

Graham 和他的同事（2006）设计了一个著名的模型，可以帮助引入和发展一项新的临床实践变革的实施策略（图 22.4）。该模型强调（见图 22.4 的中心）需要通过科研和文献去发现新的知识，做出与实践问题紧密相关的清晰阐述，并形成一个独特的知识体系或工具（即综述论文、临床指南、治疗方案、路径等）。知识产品或工具采用何种形式，取决于这种形式能否反映其预期用途和传播策略。例如，提高认识可以通过在学术受众中发表评论文章来实现，也可以通过在临床受众中使用案例视频或情景演练来更有效地实现。通过发展教学模块和实践指南有助于进一步提高知识或技能。通过组成多学科团队，共同设计实施方案和临床指南或路径，可以让实践行为的改变得到最有效的支持。

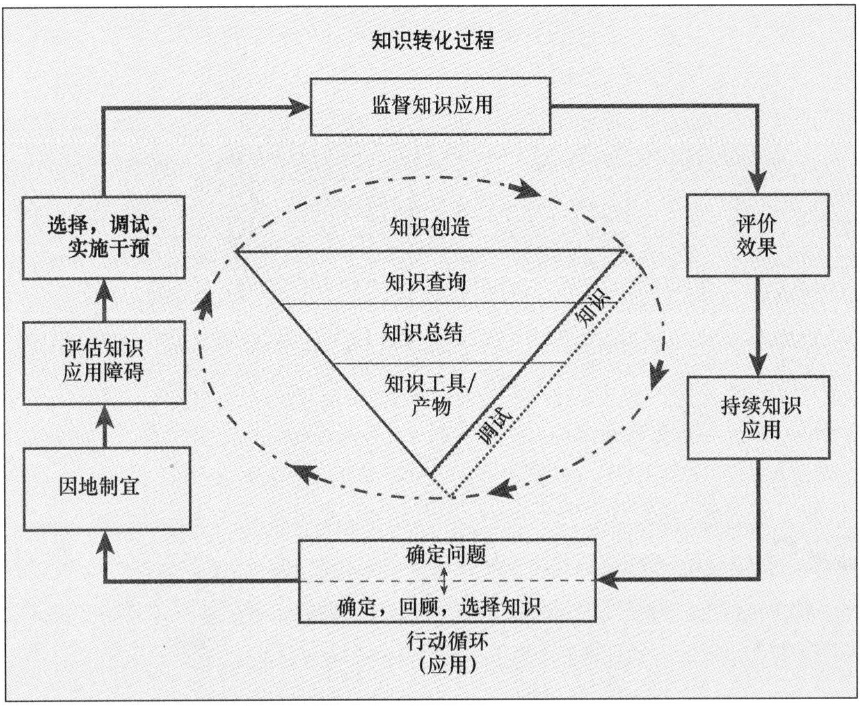

图 22.4　用于指导规划知识转化过程的模型

（来源：Graham，Logan，Harrison，et al.，2006）

明确实践改变的意义是知识转化过程的关键信息。它是沟通的基础，明确定义了实践者或知识使用者在实际应用知识或信息时的期望。实践者明确在使用新知识或创新时的期望是什么，对于成功应用很重要。如果不确定如何应用新信息及实践行为改变的预期结果是什么，那么实践者在尝试执行时就会感到不适或痛苦。

知识转化过程的实施步骤需要与临床工作成员（预期的知识应用者）清晰沟通，以明确可以用新知识解决临床问题的理由、应用这些信息的实际情况（即障碍、挑战、促进因素等），以及需要使用何种方式来传播知识并支持其在临床环境中的汲取和应用。

表 22.1 强调了各种传播策略的有效性。对于知识转化活动的具体目标而言，选择有效的传播策略非常重要。例如，如果目的是为了提高人们

对变革需求的认识，采取不同的策略比实际改变态度或提高实践技能更有效。要规划具体实施策略，为应用环境和目标受众选择最有效的方法，与潜在知识用户的早期和连续接触很重要，例如对一组使用者（如姑息照护护士、手术室护士、社会工作者）可能有效的方法，对其他使用者（如外科医生、姑息治疗医生、药剂师）可能无效。表 22.2 强调了实现知识、技能或实践改变的策略，重要的是要选择能够有效实现预期结果的策略。

表 22.1 实现特定知识转化目标的策略

Pathman 知识转化过程的 PRECEED 模型 目标受众（决策者、知识应用者或临床医生）				
干预措施	**提高认识**	**获得共识**	**鼓励采纳**	**支持依从性**
预先干预	印刷信息的发放；期刊；媒体宣传；讲座；查房；学术详述			
启动阶段		意见领袖；小范围医生会议	小范围医生会议；患者教育方法；临床流程图或算法；学术详述	
强化阶段			进行审核和反馈的小组会议	提醒（专业人员和患者），多重干预

来源：Davis，Evans，Jadad，et al.，2003

表 22.2 不同实施策略对具体成果的有效性

策略的有效性			
不同策略对实现具体目标的有效性	**提高知识和态度**	**提高技能**	**改变实践**
教育宣传	+	?	+
互动工作坊	+	+	+
提醒	+	?	+
社会营销	+	?	+
多层面方法	+	?	+
意见领袖	+	?	+/=
患者介导的策略	?	?	+/=
审核与反馈	+	?	+/=
教育资料	+	?	?
教学会议	+	?	?
形成地方共识	+	?	?

来源：Cheater et al.，2009；Grimshaw，Eccles，Lavis，Hill，and Squires，2012

实施知识转化的原则

在广泛查阅了知识转化的相关文献以及收集了在加拿大各地实施若干创新的经验之后，制订了实施知识转化的原则，具体如下（Fitch，Nicoll，& Bennie，2012）。这些原则涵盖了制订改变医疗实践的创新计划时应该考虑的各个方面。

1. 评估/理解问题

a. 定义：在证据支持下，及早发现问题或事件，再引入正确的知识，以解决当前的问题或关注该类事件。

b. 行动：首先要仔细评估已经确定的问题的性质；从所有利益相关者的角度理解问题；使用多种方法了解这些看法。

2. 因地制宜

a. 定义：根据当地情况、组织特征、患者需求和可用资源来调整变革。

b. 行动：努力去了解当地的环境、实施新知识或变革的能力、为适应当地文化和工作方式所需要具备的适应能力。

3. 评估个人的看法/动机

a. 定义：对个体价值观、信念、知识的可信度，维持知识的行为和能力信念、信心，对知识的情绪反应的检验。

b. 行动：努力了解所有利益相关者对问题和预期解决方案的理解；找出推动参与者参与行动的各种动机。

4. 识别/处理障碍

a. 定义：评估当地可能阻碍或限制知识汲取的障碍，并制订有针对性的干预措施，尽量减少或消除这些障碍。

b. 行动：确定阻碍或减少新方法的汲取利用的潜在障碍；障碍可能来自人的方面，也可能来自环境的方面；应评估变革的准备工作和应对变革的能力；确定潜在的促进者，他们将会对推进计划起到积极作用。

5. 明确社会影响

a. 定义：认识和树立积极的榜样、意见领袖及扩大社会支持，并消除负面的社会影响。

b. 行动：在环境中确定具有榜样作用或领导特征/能力（能够影

响他人）的个人；关键是要有高级领导人员参与。

6. 培训和指导

a. 定义：增强对新知识的理解，并发展应用该知识的技能。

b. 行动：考虑实际应用新信息时需要什么样的教育和培训（技能发展）。

7. 组织机构的能力建设/基础设施建设

a. 定义：组织机构必须为变革做好准备，并表现出与创新相适应的文化；对基础设施必须投入人力和财力。

b. 行动：确定组织内的优势/劣势，用以支持任何必要的变革；确定哪些资源（人员、材料、专业知识）可以利用或者需要增加。

8. 患者参与和实施

a. 定义：任何创新都必须告知患者和家属，了解其人群范围，了解他们在其中的作用，并能够使其参与实施和评估。

b. 行动：制订方法，让患者和家庭成员早期、连续地参与工作；采纳他们的意见以改进工作。

9. 监督、评估和报告

a. 定义：为创新和持续质量改进的过程设定具体和可测量的目标。

b. 行动：制订监测进展和评价成功的方法；利用定量和定性数据：报告结果并定期与所有利益相关者分享案例。

10. 宣传

a. 定义：必须与利益相关者/受众（内部和外部）分享创新成果和经验教训。

b. 行动：分享整个实施周期的进展和成功的地方；与该领域外的同事分享成功和失败的经验。

综上所述，成功实现实践变革具有挑战性，需要有目的的策略设计（Howell，Hack，Green，& Fitch，2014）。当下列原则纳入规划时，更有助于推动策略执行和取得成果：

1. 明确要做出的单一行为的改变；对变革本身进行清晰的描述。
2. 目标组的成员在项目的早期和整个过程中都参与其中。
3. 积极主动培养预期使用者。
4. 在整个项目中通过多种渠道进行沟通。
5. 着眼于多个受众，每个受众都有特定的目标。

6. 使用可靠的来源来获取知识和意见领袖。
7. 根据需要对实施变革的系统进行改造。
8. 在开发人员和最终用户之间建立明确的联系。
9. 清楚地说明变革措施在应用中的益处和要求。

实现知识转化的关键因素：人员支持和管理变革

引入一种新的实践创新需要与他人合作。所有人都拥有所谓的“思维定势”，或是一种对周围世界及其如何运作的思考和看待方式。一项新的创新是否符合他们的思维模式，直接影响他们如何看待这项创新。Bagehot 在 1873 年曾说过（引自 Rogers）：

> 人性最大的痛苦之一就是新思想带来的痛苦……它使你认为，你最喜欢的观念可能是错误的，你最坚定的信念可能是没有根据的……因此，普通人自然憎恨新思想，或多或少地会对最初提出这个想法的人不太友好。

个人的态度和价值观会影响他们对创新实践中预期变化的感知。通常，医护人员会将引入新知识视为一种含蓄的批评，即他们没有做好工作，尽管事实是他们以前并没有获得这些新知识。Gabbay 和 le May（2004）的研究证实了 Bagehot 的观点，他们发现“临床医生很少直接从研究中获取、评估和应用明确的证据……相反，他们多依赖于思维定势、集体强化、内化、默认的指南”（p. 1015）。突破这些“思维定势”是一个巨大的挑战，尤其是在当今的急症照护场所，因为这些场所面临着患者数量不断增加、治疗方案日益复杂和财政资源不断减少的现况。

Rogers（2003）描述了个人在开放对待和参与实践变革中的几个主要问题。创新者和早期实践者走在了其他人的前面，他们勇于冒险，随时准备尝试新事物。在获取和利用创新方面，组织机构中的大多数人可以分为早期实践者和后期实践者，其他人则是落后者，他们最不乐于改变，最后参与采用新的创新和接受变革。招募和支持这些群体的策略就需要有所不同。一般来说，随着环境和习惯的改变，人们的焦虑感会增加，需要时间去调整和寻找“新常态”，在这些充满不确定性和需要不断调整的时间里，需要重点考虑的就是为他们提供支持。

变革的本质也对个人提出了要求。变革可分为发展性变革、过渡性变革和转型变革。发展性变革重点用于改进目前在确定领域内已存在的问题，过渡性变革是用新状态代替现有状态，这两种类型变革的共同特征包括：

- 在实施前可以对结果进行量化和了解。
- 文化、行为或思维方式不需要做出重大变革。
- 在变革过程中，资源需求及进度（在很大程度上）都是可控的。

然而，转型变革是从一种状态到另一种状态的根本性变化。其特点是：

- 未来的状态不能事先完全知道。
- 组织机构的文化、人们的行为和思维方式需要做出重大变革。
- 变革过程本身无法受到严格控制（未来是未知的，人为因素不可预测）。

对于所有相关人员来说，转型变革是最具挑战性的变革类型，与发展性变革或过渡性变革相比，转型变革在整个过程中需要不同类型的信息传递和支持。明确新知识和创新的引入需要哪种类型的变革是很重要的。当然，转型变革对员工的影响最大，也可能带来重大的实践上的变化。

建议采取的具体规划的步骤

以下内容列出了在临床场所中制订知识转化计划时需要考虑的行动步骤和领域。

A. 了解机构当前的情况（初始评估是应用各种定量和定性的方法进行规划的基础）

- 进行变革的环境/背景
- 对变革的准备情况/参与变革的能力/组织机构的适应性
  - 共同目标
  - 获取成功的责任感
  - 联合推动
  - 持续改进

    - 终身学习
    - 勇于冒险
    - 支持和包容
    - 互相尊重
    - 鼓励开放性讨论和提问
    - 将变革和挑战视为机遇
    - 认可创新和创造力的价值
    - 庆祝和幽默
- 变革中存在的障碍/威胁
    - 环境
        - 结构（决策、物理环境、激励）
        - 社会（政治、个性、当地拥护者、文化和信念）
        - 患者
        - 医学相关法规
    - 个体
        - 知识/信念
        - 动机/态度
        - 价值/行为
        - 技能/感知
        - 卫生保健人员的社会化
        - 创新观念（兼容、相对优势、复杂性、可观察性、可测试性）
- 组织机构的文化
- 支持变革的领导
- 优势与机遇

B. 确定哪些方面需要改进

- 设定愿景（与所有利益相关者分享）
- 目的（具体的期望和预期结果）
- 目标（具体到要达到的目标）
- 期望的结果（详细说明什么是成功）

C. 设计干预措施或实施策略

- 为实现变革目标，确定什么样的行动是必需的
- 根据场所、已知障碍、目标受众及执行阶段制订特定干预措施
- 确定谁（个人/组织）可以成为执行中的合作伙伴

- 确定与现有计划整合的任何机会

D. 策略性思维或目标性计划

- 如何“解冻”现状
- 怎样才能在变革中坚持下去，并顺利度过
- 如何在现有的实践行为中嵌入新的内容
- 设定评价内容
  - 干预实施/结果达成/问责机制
- 研究证据、环境和促进的相互作用（明确策略）

E. 制订具体的行动计划

- 角色和责任（谁将做什么）——个人和群体；他们是否具备管理项目所需的知识和技能
- 行动的目标受众
- 根据时间表开展活动（方法——启动和跟踪、随时间分阶段、根据分组或场所分阶段、多管齐下等）
- 沟通策略（消息、发给谁、频率、格式）
- 阶段目标（交付成果）
- 评估指标（监控进度、问责、看哪里可以改进）
- 促进员工参与的策略（投入、解决问题、决策制订）
  - 给员工专门的时间（如组会、理事会、导师组）
  - 明确预期结果（反复陈述）
  - 经常使用欣赏式询问方式，鼓励对话和提问
  - 提供激励（表扬、认可和奖励）
  - 提供个人的或相关的衡量依据
  - 给予学习和调整的时间
  - 快速体验策略（试试看）
  - 需要补充哪些资源

F. 确定新的实践的可持续性

- 在组织记忆中嵌入创新
- 在常规工作流程中加入新的实践
- 列出文件要求
- 将对实施的期望列入现有的角色和职责中
- 将要求制订到政策/过程中
- 链接到/构建到/整合到现有的成功的计划中

- 将相关学习融入到现有的培训活动中
- 在可能的情况下，在组织架构、社会和人力资源资本方面为实施新的实践构建能力

总　　结

循证护理为确保获得最佳结果提供了改进和完善实践的手段，但需要利益相关者共同努力，以有效地融合、传播、吸收、利用和整合相关证据。将证据用于改变患者就医体验的过程中，不仅需要医护人员积极参与知识转化过程，而且需要医疗机构提供支持性环境以保障这项变革的实现。

参考文献

Best, A. (2006, February). *Integrating knowledge strategies: New models for more effective action*. Paper presented at the OBCCRI Workshop on Knowledge Exchange, Toronto, ON, Canada.

Blasi, Z. D., Harkness, E., Ernst, E., Georgious, A., & Kleijnen, J. (2001). Influence of context effects on health outcomes: A systematic review. *Lancet, 357*, 757–762.

Canadian Institutes of Health Research. (2002). Knowledge translation fact sheet. Retrieved from www.cihr-irsc.gc.ca/e26574.html

Cheater, F., Baker, R., Gillies, C., Hearnshaw, H., Flottorp, S., Robertson, N., & Oxman, A. D. (2009). Tailored interventions to overcome identified barriers to change: Effects on professional practice and health care outcomes. *Cochrane Database of Systematic Reviews,* 4.

Eveland, J. D. (1986). Diffusion, technology transfer and implementation. *Knowledge*, *8*, 303–322.

Fitch, M. I. (2009). Moving knowledge: The possibilities and complexities of qualitative and participatory research. In J. J. Nelson, J. Gould, & S. Keller-Olaman (Eds.), *Cancer on the margins: Method and meaning in participatory research* (chapter 12, pp. 252–268). Toronto, ON: University of Toronto Press.

Fitch, M. I., Nicoll, I., & Bennie, F. (2012, August). *Achieving person-centered care: The need for multiple strategies.* Poster presented at the International Union against Cancer Congress, Montreal, QC, Canada.

Gabbay, J., & le May, A. (2004). Evidence-based guidelines or collectively constructed “mindlines”? Ethnographic study of knowledge management in primary care. *British Medical Journal*, 329, 1013–1017.

Graham, I. D., Logan, J., Harrison, M. B., Straus, S. E., Tetroe, J., Caswell, W., & Robinson, N. (2006). Lost in knowledge translation: Time for a map. *Journal of Continuing Education in the Health Professions*, *26*, 13–24.

Greenhalgh, T., Robert, G., MacFarlane, F., Bate, P., & Kyriakidou, O. (2004). Diffusion of innovations in service organizations: Systematic review and recommendations. *Milbank eQuarterly*, *82*, 581–629.

Grimshaw, J. M., Eccles, M. P., Lavis, J. N., Hill, S. J., & Squires, J. E. (2012). Knowledge translation of research findings. *Implementation Science*, *7*, 50.

Grol, R., & Grimshaw, J. (2003). From best evidence to best practice: Effective implementation of change in patient care. *Lancet*, *362*, 1225–1230.

Grunfeld, E., Zitzelsberger, L., Hayter, C., Berman, N., Cameron, R., Evans, W. K., & Stern, H. (2004). The role of knowledge translation for cancer control in Canada. *Chronic Diseases in Canada*, *25*(2), 1–6.

Howell, D., Hack, T. F., Green, E., & Fitch, M. (2014). Cancer distress screening data: Translating knowledge into clinical action for quality response. *Palliative and Supportive Care*, *12*, 39–51.

Landry, R., Amara, N., & Lamari, M. (2002). Climbing the ladder of research utilization: Evidence from social research. *Science Communication*, *22*, 396–422.

Larsen, J. K. (1980). Knowledge utilization: What it is? *Knowledge: Creation, Diffusion, Utilization*, *1*, 421–443.

Logan, J., & Graham, I. D. (1998). Toward a comprehensive interdisciplinary model of health care research use. *Science Communication*, *20*, 227–246.

Lomas, J. (1993). Diffusion, dissemination, and implementation: Who should do what? *Annals of New York Academy of Science*, *703*, 226–235.

McCall, D. S., Rootman, I. & Bayley, D. (2005). International School Health Network: An informal network for advocacy and knowledge exchange. *Promotional Health*, *12*(3), 173–177.

McCloskey, D. J. (2008). Nurses' perceptions of research utilization in a corporate health care system. *Journal of Nursing Scholarship*, *40*, 39–45.

Montague, T. (2006). Patient-provider partnerships in health care: Enhancing knowledge translation and improving outcomes. *Healthcare Papers*, *7*(2), 56–61.

National Centre for the Dissemination of Disability Research. (1996). A review of the literature on dissemination and knowledge utilization. NCDDR. Retrieved from www.ncddr.org/du/products/review/index.html

Rogers, E. M. (2002). The nature of technology transfer. *Science Communication*, *23*, 323–341.

Rogers, E. M. (2003). *Diffusion of innovation* (5th ed.). New York, NY: Free Press.

University of Toronto. (2001). As adapted from the CIHR definition. Definition available at http://www.ktp.utoronto.ca/whatisktp/definition

第 23 章

引领变革——故事和视角

你很快就会发现这一章采用了一种完全不同的写作方法。现在，你已经花了一些时间思考有关通过关怀和同情改善生命终末期（end of life，EOL）护理的文献和证据。你已经读到，我们必须改善与临终者及其家属互动、联系和照护他们的方式。你已经看到，我们如何将 CARES 工具有效地应用于临床实践来改善生活质量和死亡质量，就像我们在史蒂文的案例中所做的那样。你还回顾了组织变革模型，这些模型提供了将知识转化为行动的框架。那么，我们该如何去做呢？作为护理实践者和领导者，我们在促进这些证据有效转化到临床实践的过程中的角色是什么？我们在对周围的人产生影响以更广泛地整合证据的过程中发挥怎样的作用？我们如何通过设计结构和过程来引领实践变革和创新，以做到不仅能够整合证据，而且能够支持工作人员进行实践变革，并随着时间的推移仍能维持这些变革？

让我们一起探讨如何在各个组织机构中应用已有的证据来影响思维、改变行为和临床实践，并让我们走上改变生活的道路。本章是一个分享故事的章节，故事来自于我自己、我身边的人、路上遇到的陌生人、失去亲人的家庭以及医护人员。我将与大家分享一个组织机构通过实施“舒适护理策略”将知识转化为行动的经验和过程，该策略充分应用了 CARES 工具。

我将通过我们的故事，描述这个工具在 Sunnybrook 医学中心的应用，我们如何发展优逝的愿景，如何与一个充满激情的团队合作，以及如何通过制订、实施和评价舒适措施来开始第一步工作。这包括描述 CARES 工具是如何使用的，其中包括支持工具和资源、专业团队成员的角色、教育和专业发展能力建设，以及连续性评估。我还描述了“以人为本”的护理的基础，并在此基础上建立的组织架构，以支持知识转化实现最佳实践。我希望通过分享这个知识转化的例子，可以帮助你将这个模型广泛应用于未来的临床实践中。

为什么采用故事和叙述的形式？

知识转化和变革管理理论在之前的章节中已经进行了详细的讨论，强调了 CARES 工具作为一个循证框架如何改善临床实践。众所周知，实现变革是一个复杂的过程，当谈到将证据用到实践中时，我们希望发生什么？重点关注的是实施和评价干预措施，这些措施反映了当前要应用的证据。这种将知识转化为可操作行为的过程被视为“黑匣子现象”（Estabrooks，Wallin，& Milner，2003），我们认识到有许多中介因素影响知识汲取的过程，包括教育、经验、组织背景和行政支持。

在一个特别的时刻，当我陪着女儿上舞蹈课时我读到《最后的演讲》（*The Last Lecture*）这本书，故事的作用和影响让我深受启发。《最后的演讲》是计算机科学教授兰迪·鲍许（Randy Pausch，Pausch & Zaslow，2008）写的一本书，“最后的演讲”是教授们向世人传授深刻见解的一种常见做法，因为鲍许被诊断为晚期癌症，这次演讲实际上就是他的最后一次演讲，在那里他分享了他的人生智慧。在这本书的前言里，他的妻子贾伊表示她非常惊讶兰迪可以激励这么多人，她说这本书已经在课堂上作为指定阅读书目使用，她收到了无数学生的来信，谈到兰迪的话如何改变了他们的生活。

在另一本众所周知的《纽约时报》畅销书《厨房餐桌智慧：故事能治愈》（*Kitchen Table Wisdom*：*Stories That Heal*）中，Rachel Naomi Remen（2006）分享了她的观点，即故事具有治愈的力量。在这本书的前言中，我们了解到故事是社会团体的语言，人们非常渴望找到一种关联在一起的感觉，故事激发了我们的心灵，并以有意义的方式将我们联结在一起，为我们打开变革之门提供了机会。“我们每个人都能获得更大的智慧，而在我们大声说出来之前，我们甚至可能还不知道这一点”（Remen，2006）。

我不得不问自己，为什么这些书会激励我？是那些话、那些触动心弦的故事让我想要分享这些吗？我为什么要分享兰迪讲座的 YouTube

链接呢？这些故事也会引起其他人的共鸣吗？确实，他们做到了。我就在想，我们是否也可以在自己的机构和其他地方为终末期护理创造条件以产生同样的效果呢？

回到文献，我们知道在叙事传统中，创新常常依靠故事的分享来实现在组织机构内的传播，而我们如果分享一个积极的故事，干预措施就更可能被运用到实践中（Bate，2004）。如果我们将组织机构创新性作为重要维度，那么一个创新的组织就是能够讲述故事，并且有能力捕捉和传播这些故事。讲故事可以阐明一个人的思想，并描述这个故事的语境和事件，包括可观察的模式和联系（Zimmerman，Lindberg & Plsek，1998）。也许我们可以讲述一个关于组织机构如何改变看待“优逝”的视角的故事？也许我们可以改变一个国家讲述优逝故事的方式？

我们的优逝故事开始了

为了让大家更好地理解背景，我首先将 Sunnybrook 医学中心描述为一个组织。这一点很重要，因为它为我们实现将 CARES 工具整合到日常临床护理的目标奠定了基础。此外，我还概述了 Sunnybrook 医学中心的“优逝倡议”（quality dying initiative，QDI），迄今为止该倡议为现在取得的成果提供了架构、支持及监督。Sunnybrook 医学中心是加拿大最大的健康科学中心之一，完全隶属于多伦多大学。Sunnybrook 医学中心的任务是在患者和家属“最重要的时刻”提供医疗照护。“我们的愿景是基于卓越、协作、责任、尊重和参与的价值观，创造卫生保健的未来”。它最初是加拿大退伍军人医院，后来发展成为多伦多大学的附属教学医院，致力于满足多元化发展社区的需要。Sunnybrook 医学中心以项目为基础，在 3 个校区有 8 个项目。Sunnybrook 医院每年为 120 万名患者提供医疗服务，拥有 1 万多名员工和 2 000 多名志愿者，每年为 4 000 多名学生授课。

作为拥有国际公认的癌症和创伤项目的四级健康科学中心，临终照护是机构提供整体护理的重要组成部分。根据 2008—2009 年和 2009—2010 年的数据，在急诊环境中，平均每年有 29 918 人入院，922 人（3.1%）死亡，相当于每周约 18 人死亡。值得注意的是，这些死亡大多数发生在急诊室。我们开始意识到，如果有机会必须要改善临终患者及其家属的照护质量。

实现优逝的共同愿景

众所周知，做出临终诊断是一个复杂的过程，常常受到多种因素的影响。此外，临床医生通常接受的培训有限，包括与做出临终诊断及生命终末期优质护理要素有关的知识和技能。考虑到社会对疾病治愈能力的普遍看法和期望，我们意识到，临床医生面临着为临终患者提供高质量照护的挑战。其中一些与系统因素有关，而另一些则与护理计划的提出、护理目标是否明确、决策是否符合患者和家属的意愿，以及在生命终期提供全面症状管理等实践有关。然而，我们发展 QDI 的主要动力来自大卫的故事。大卫刚从危重病房转到了可以得到舒适照顾的普通病房，第二天下午，他去世了，在生命的最后阶段，他经历了巨大的痛苦和呼吸困难。我们很难过，这不应该是他要经历的。大卫的女儿苏珊通过 Sunnybrook 医学中心分享了他们的视频故事，给我们的工作提出了挑战，让我们重新思考终末期护理和如何改变未来的护理模式，由此推动了 QDI 的发展，我们开始了改变临终护理的旅程。

QDI 的愿景是，无论护理环境如何，临终患者和家属都能得到最高质量的护理。这意味着，所有患者无论死于以临终护理为主的环境中，如安宁疗护单元，还是死于急诊室或内科/外科，都能得到同样质量的护理。医疗中心成立了 QDI 指导委员会，为即将开展的工作明确方向。这个委员会是一个多学科团队，由对实现优逝充满热情的人组成，代表整个组织机构的临床项目和环境。该团队还包括各部门合作伙伴，包括姑息疗护咨询团队（palliative care consult team，PCCT）、质量管理和患者安全团队、灵性照护和伦理团队。这个团队完成了需求评估、了解组织背景和利益相关者的观点，以及确定要实施的具体干预措施这些重要内容，之后开始实施。

知识应用计划

我们的工作分为两个阶段，第一个阶段主要探讨目前的挑战和潜在的机会，以便了解哪些是我们要采取的首要干预措施。有几个关键的活动领域，我将对每一个领域进行详细描述。我们探讨的所有策略均应该以人为中心，并获取患者和家属的知情同意。

第一步，我们完成了对文献的广泛回顾，以探讨家庭成员认为终末期护理最重要的要素是什么。综合文献，确定了以下8个核心领域：

1. 疼痛与症状管理
2. 及时、清晰的沟通
3. 为家属提供临近死亡相关准备信息
4. 精神/尊严/尊重
5. 以人为本的决策
6. 家庭成员的实践需要
7. 家庭成员的支持需要
8. 患者的照顾者对医院设施/员工的满意度

这种分析对我们团队非常重要，因为它提供了了解患者和家属的机会。随着对每一个概念的回顾，患者和家属的体验被放到首要考虑的位置和中心。我们的优先事项是确保实施的策略能够提供个性化、富有同情心的照顾和护理，同时以最有意义的方式支持患者和家属复杂的多层面需求。有趣的是，我们确定的领域与加拿大国家研究委员会（National Research Corporation of Canada，NRCC）发布的患者体验调查的领域非常一致。作为安大略省的一个卫生保健组织，依据2010年6月生效的“人人享有优质护理法案”（Excellent Care for All Act，ECFAA），我们有责任提供高质量的医疗服务，包括要求进行患者调查以评估护理情况。然而，我们目前的机构开展的患者调查并没有给临终患者和家属提供反馈的机会，这是一个差距，因此，有必要制订和实施一项以终末期护理为重点的新的调查。

因此，我们完成了第二轮文献综述，探讨如何评估家属对终末期护理的体验。我们从文献确定的领域内找到了预先开发的评估量表。有两个调查与这些领域最一致，第一个是加拿大卫生保健评估项目（Canadian health care evaluation project，CANHELP）问卷，旨在评估对患有危及生命疾病的老年患者及其家属的护理满意度。第二个工具是NRCC提供的生命终末期评估工具，它是由Casey House开发的，Casey House是一个为艾滋病病毒携带者提供护理和社区外展项目的专业组织。经过对每一个调查工具仔细审查后，包括每个问题的内容和目的，我们认为需要开发一个新的问卷，最后我们开发了 NRCC EOL 家属满意度问卷。

我们在个人和家属来说最重要的护理领域有了新的认识，随着这些认识以及一个可能为我们提供机会的新工具的出现，我们不断地从家属那里获得关于我们所提供的护理的反馈，这样就有了一个好的开始。然而，最大的问题是“我们要实施什么?”以及“如何知道我们设计的护理策略，从被照顾者的角度会产生怎样的影响?”我们知道家属的参与非常重要，为了履行对患者和家属的承诺，我们开始邀请在 Sunnybrook 医学中心失去亲人的家属分享他们的故事，讲述他们的经历。作为一个团队，我们敏锐地意识到，要实现这一目标，并确保家属在整个过程中得到支持，需要有好的想法、敏感性及规划。我们知道，每一个家庭都将在我们的组织中从他们独特的视角讲述自己的故事。作为一个团队，倾听他们的故事并从他们的经历中学习对我们来说很重要，希望他们的观点能够帮助我们进一步制订今后的护理策略。

我们开展了两个家庭的焦点小组访谈，共有 11 名家庭成员参加。所有与会者都对这次访谈表示感谢，并认为这项工作非常重要。所有人都表示，他们愿意在未来更多地参与进来。一位家庭成员分享道：“这段临终经历让我和 Sunnybrook 医学中心建立了终生的联系，当我收到那封信时，我想，真好，你们没有忘记我们。”这句话与我们的工作宗旨产生了共鸣，不断提醒我们在每个家庭故事中所扮演的角色，这些故事并没有以亲人的去世而结束，而是延续到将来。

我们从家庭成员那里得知，大多数人都有过积极的经历，也有少数人没有。他们对自己和家人得到的照顾印象深刻，对工作人员能够尊重他们的宗教信仰和没有受到“老年歧视”感到高兴，并谈到姑息疗护小组在他们的经历中所起的重要作用。我们了解到，如何支持临终照护的变革至关重要，这种方式让我们就正在发生的事情、为什么会发生这些事情保持清晰的沟通，并帮助他们了解变革的预期目标。家庭成员能清楚地记得“不良的沟通”，并能重复他们觉得不被支持或不被关心的话。

我们还请家庭成员就确定的护理领域提出建议，以便更好地理解对他们来说这些领域是否真的是最重要的护理领域。此外，他们还参与了新的 NRCC EOL 家庭满意度工具的预调查。这一步很重要，我们要了解失去亲人的家庭成员如何完成调查，以及他们认为这个工具能否分享他们关于临终护理的体验。

这些家庭成员证实了文献中确定的护理领域确实对他们很重要。在完成新的满意度工具之后，他们还分享了自己的感受，认为调查中的问题给他们提供了机会为亲人所受到的临终照护发表意见。此外，他们还谈到了亲人离世多长时间是悲伤的家属接受调查的最好时机。

参加焦点小组访谈，倾听这些家庭成员的故事对我来讲是一次非常感动的经历，我们非常感谢那些回到Sunnybrook医学中心的家庭成员，他们敞开心扉，让我们可以从中学习到很多东西。这也提示我们必须设法与照顾过的家庭保持联系。一位家庭成员分享说，当她收到邀请函时，深受鼓舞，因为这告诉她，“Sunnybrook还记得他们”。每个家庭都有一个故事可以分享，这些故事都是关于他们所爱的人，那些对他们过去和将来都很重要的人。我们有幸听到这些人的话，他们的关系，以及他们生命中最后的时刻。这就是为什么“它很重要”的核心含义。

以人为本提供照护的基础

当我们照顾临终者时，我们也在照顾活着的人。我们所关心的是那些在我们认识他们之前就有生活阅历的人。我们的角色首先是把他们看作“人”，了解他们是谁，以及什么对他们重要。他们有很多角色——母亲、父亲、兄弟、姐妹、孩子、朋友等，他们以超出我们所了解的方式与世界联系在一起。“了解一个人”很重要，这是QDI提出的以人为本提供照护的基础，这个原则确保照护过程中医护人员尊重和响应个人的意愿、需求和价值观，并使用这些价值观指导临床决策。这意味着我们提出问题是为了了解什么是最重要的，什么对个人来说是重要的，我们有意识地从这个角度开始互动，并通过人与人之间的联系将这些观点整合到照护的各个方面。

当思考为什么这样做很重要时，我想起许多年前我去世的父亲，我想起他在我生命中有多重要，他如何塑造了今天的我。我的感激之情难以用言语来形容，但可以通过其他方式来表达。父亲去世后，我们种了一棵黑橡树来纪念他，这棵树离我家只有几分钟的路程，晨跑时，我经常从他的墓地旁边跑过，这时我就会想起他。我看着天空，看着白云，看着墓地池塘边的鹅群，我知道他仍然是我生活的一部分。作为医护人员，我们有机会进入他人的生活，把他们视为人，了解他们是谁、过着怎样的生活是非常重要的，因为他们终将被铭记。

去了解一个人很重要。作为姑息疗护单元的一名护士，找到了解患者的方法非常重要。鼓励患者和家属带着照片和个人物品，分享那些给他们的生活带来意义和荣誉的故事。将笑脸、宠物、花园和孙辈的照片放在患者身旁，以此不断地提醒着我们被我们照顾的人是谁。最喜欢的音乐和柔和的旋律回荡在空中和走廊里，常常让人回想起那些在午夜安静时分共同分享的美好回忆。

作为医护人员，我们被赋予特权以特殊的角色与他人一起走到“他们生命的边缘”。多年前，我在一次姑息疗护会议上听到这些话，这些话一直在我的内心回响。我不记得是谁说的了，虽然我真的希望我可以想起来，因为这些话让我对这项工作的重要性有了深刻的理解。一个人死后，他的家人将离开医院，继续他们的生活，我们将继续作为医护人员照顾其他患者。我们常常不知道亲人去世后他们的经历，不知道他们该如何回忆自己在医院的经历，也不知道我们在他们的就医过程中扮演了什么样的角色。我最近遇到了一个陌生人，她和我分享了自己的经历。

在公墓的偶然相遇

父亲去世后的一个复活节，我去了墓地，坐在他的纪念树旁。当我到了那里，我注意到一个女人静静地坐在她的车里。当我走到父亲的黑橡树前时，我思索了一会儿，在这个复活节的周末，我们是如何因为各自的原因和各自的故事来到这里的。我父亲那棵树的树枝在漫长而寒冷的冬天里还是光秃秃的，太阳藏在灰色天空的一层薄云后面，似乎决心要在这一天展示它的光辉。隐藏的太阳的光芒与黑暗的树枝形成鲜明对比，景象是如此美丽，于是我向后挪了一点，拍了一张天空和树的照片。我就是在这个时候遇到梅勒妮的，她来墓前看望母亲。当我们站在墓地里分享我们的故事时，我得知她的母亲大约一年前因脑卒中去世了，她说她当时对母亲的医治做了一些非常困难的决定。一位护士告诉她，她“勇敢”地做出了这些艰难的决定，但仔细想想，她不确定护士说这些话是什么意思。她母亲是不是因为这些决定而死的？如果她做了不同的决定，她的母亲会活得更长吗？她是否做了正确的决定？我跟梅勒妮说我是一名护士，也曾在姑息疗护部门工作过，于是我们一起讨论了当初她所做的决定。分手时我们交换了电话号码，那天晚上晚些时候，我收到梅勒妮的信息，她告诉我，自从她母亲去世后，她那“沉睡着的洞察力之泉”终于又被唤醒了。

在见到梅勒妮之后，我越来越意识到我们与那些即将离世的人以及他们的家人一起度过的时光是多么重要，这些时光已铭刻在被我们照护的人们的心中，它们也将被我们医护人员所铭记。我们必须准备好进行这些重要的讨论，因为开展这些讨论很重要，它能够帮助家属做出正确的决定并安然接受。

探讨我们的环境——从家属的视角

在一项质性研究中，我们探讨了一例亲人因卵巢癌离世的家庭成员的经历，了解了在这段时间内为家属提供支持的重要性（Das Gupta et al.，2008）。家属分享了他们的经历，描述了他们的感受，哪些事情帮助了他们，以及他们是如何看待护理的。

- “你知道，在最后的几个小时里，当医疗照护团队中的一些成员值班12小时后又过来看望我妈妈，或者拥抱我们时，我们被深深地感动了。我自己也值了很多次12小时的班，我觉得他们真的非常慷慨，因为他们没有直接下班回家而是过来看望我们，尤其是我妈妈临终前的那天晚上。我不知道他们是怎么知道的，但他们知道，他们来了，他们向她道别，拥抱了我们，我觉得这是真正的关心。”
- “不管做什么你都充满内疚。你是不是做得太多了？你是不是做得还不够？你做得对吗？……你总是在质疑自己，虽然我对亲人所做的一切已经很积极了，我也知道她很感激，但你总是觉得压力很大，很内疚。”
- “不管怎么说，你几乎开始感觉到像我这种潜在的焦虑，我是一个非常好相处的人，有点像潜在的——总是有这种潜在的焦虑，我想，这是描述它的最好方式。两者之间没有任何关系，就像妈妈今天过得很愉快，你很开心，然后妈妈状况不好，你又情绪低落，你只是失去了作为自己的感觉……但是你只能控制它，这很困难，的确很困难。”

家属讨论了了解预期结果以及医护人员清楚和诚实地解释这些信息的重要性。一些家属表示，从医疗团队那里获得信息或答案往往很困难，然而他们又必须要去了解。他们称这是一个“累人的过程”，有时会“感到被忽视”。他们分享说，这通常是在他们已经感到“疲惫”“耗竭”、生活“颠倒”的时候。

- “就像你知道的，你知道我们被忽视了，你知道的。我会问护士‘妈妈今天好吗？’你知道，他们不会来告诉我们的，如果你想要了解信息，你就得问，问，再问。”
- “我得出了自己的结论，你知道，没有人真正向我们解释，所以我只是认为就是那种情况，或者你知道，你只能想象将会发生什么，想象比如晚期患者将会发生什么，比如什么是无效的，比如他们需要什么、期待什么、接下来会发生什么。我觉得我们没有得到任何信息。”

接着，他们谈论希望……

- “你不能失去希望，总是有希望的，尽量不要让别人夺走。老实说，虽然我不会说 3 年来我每天都这样，但我必须在某种程度上维持希望，否则我可能无法做我能做的事了，所以我想我总能找到一些值得高兴或者充满希望的事情。”

参与患者和家属的讨论对他们的体验是非常重要的，工作人员该如何做好准备？在临床，如果终末期护理是护理工作重点关注的内容，工作人员可能就会做更多准备去提供支持；如果终末期护理不一定是护理工作的首要关注重点，工作人员可能就不那么舒适和自信。这些想法引导我们去了解工作人员对这个话题的看法。

探讨我们的环境——从工作人员的视角

为了充分了解现况，我们应用两种方法探讨参与临终照护的多学科人员的体验。我们开展了一项机构范围内的医护人员调查，并通过分组讨论进一步让更多员工参与进来。

对临床医护人员调查的目的包括：①提高组织机构对优逝重要性的认识；②了解员工对终末期护理的能力和舒适度的观点；③明确当地的临终照护计划和潜在的机会；④得到相关技能的自我评估结果；⑤提供数据作为机构参考指标。员工被邀请参加一项名为“让我们谈谈它”的机构范围内的活动，325名工作人员完成了调查，其中应答最多的是护理人员（60%）。在定量分析中，96%的员工同意或强烈同意临终体验的质量与医院环境中提供的任何其他护理要素的质量同等重要；88%的员工表示他们能够判断临终患者何时死亡；76%的员工报告能很自然地评估临终患者的症状，并与他们讨论终末期护理要点。员工很热情地应答这项调查，并用多页纸写下评论说明这个话题的价值，他们列举了什么是有意义的照护，在提供终末期护理时所遇到的具有挑战性的案例，并呼吁增加必要的资源来支持这项护理工作。一位员工做了如下分享：

> 在北美洲，死亡是一个禁忌的话题。在这一文化中，临终关怀几乎不存在，而在欧洲，临终关怀是迄今为止死亡的最好方式。让我们先谈谈人们想要什么，他们想如何死去；让我们先谈谈我们提供的过度医疗；让我们谈谈资源和预算；让我们谈谈道德。我们需要先开始这样的讨论。

在完成对临床医护人员的调查之后，我们组织了分组讨论，更深入地探讨了工作人员的观点。通过一项定性描述性研究（Rivera & Das Gupta，2013），确定了三个讨论小组，每个小组由5～10名多学科成员组成。参与者（$n=23$）为来自不同内科/外科病房的护士、社会工作者、职业治疗师、物理治疗师、牧师和医生。分组讨论的目的是探讨和了解医疗专业人员在提供终末期护理方面的经验，找出系统障碍因素和促进因素，并确定提供高质量终末期护理所需要的支持。Sunnybrook

医学中心的研究伦理委员会已经批准此项研究，研究中的发现进一步指导我们发展策略。

出现的一个重要主题是“照护时机转换”。从员工反馈得知，生命终期给人一种不安的感觉，那就是治疗被“撤回”了。随着治疗方式从以积极治疗为主转换到以姑息治疗和舒适照顾为主的阶段，核心活动被减少或停止，团队成员的角色被改变或“中止”。护理参与者将患者的评估和监测频率减少描述为“摘下监测器”“停止检查生命体征”和“停止实验室检查”。患者经常被转移到私人房间以获得隐私，拉上窗帘，关上门。员工认为，这给家属留下了一种印象，即对他们亲人的照顾已变得没有价值。

一名物理治疗师说他们的专业角色包括动员患者。然而，当患者的预后发生变化时，他们的角色也会发生变化。当康复不再是目标时，他们的参与可能会停止。如有需要，可通过胸部理疗或吸痰等干预措施继续参与护理。但是大多数情况下，他们的服务停止了。另一名理疗师描述了这种“撤退”或“后退”的感觉，这对他们来说往往很困难，因为他们已经同这个人和家庭建立了重要的关系。

- “当患者和家属从积极治疗转向接受姑息治疗时，他们可能会觉得我们正在抛弃他们。事实上，我们还在为他们提供支持。”
- “甚至像监护这样的事情，我们停止了生命体征监测，停止了监护。而家属习惯了看监护仪，习惯了看他们亲人的心率，我们突然摘下了那些监护仪，这让他们感到奇怪。我们解释……我只是说我们不再监测这些了。我想，我们必须找到其他方法，让他们放心，让他们知道这样做能让患者更舒服。”

工作人员向我们表示，他们希望为提供终末期护理做更好的准备，但他们认为自己并没有通过接受教育和培训做好充分的准备。他们担心自己找不到合适的“语言”或“不知道说什么”，如果没有这些知识和技能，他们有时候就会选择不参与。

- “即使我已经在肿瘤科工作一年半以上，我也想听听其他人的意见，关于如何去做，我并没有接受正规的教育和培训……我不知道人们是不是期望它是一种天生的技能。我不确定，但在我看来，我认为我还存在很大的差距。所以，我认为即使接受过正规的教育和培训，与有经验的人交流也会非常有帮助。”

- “我甚至不知道最基本的知识。一些家属问‘哦，那我现在该怎么办?’你知道吗? 就像打电话给殡仪馆这样的事，他们甚至不知道从哪里开始，他们确实不知道，所以，我们应该给他们一些建议或一个简单的计划，但老实说，我也不知道。”
- “嗯，我现在是一名护生，我注意到在学校的课程中并没有真正涉及姑息疗护、死亡和濒死等。当我们来到这里，就是这样，我不知道这些内容。这对我们学生来说是一种全新的体验，你不知道该怎么处理，也不知道该为患者做些什么，你不知道该如何做出反应。”
- “我们每年应该接受不止一次教育，因为死亡每天都在发生，我们不能害怕它。”

这些发现有助于我们明确和定义第一项干预措施，即舒适护理策略(comfort measures strategy)。它确认了从多学科角度提供终末期护理的必要性，让我们清楚地了解什么是护理，以及如何进行变革。它同时强调了这项变革需要包含员工的培育、能力建设和支持在内。我们认识到，还需要找到一种方法，加强与家庭成员的沟通，并将重点放在如何改变生命终期护理质量上。正是在这个时候，我们学习了 CARES 工具。我们认为，该工具提供了解决方案，提供了有一种循证护理方法，为舒适评估、教育、沟通及整体护理提供框架和指导。

因地制宜——舒适护理策略

制订舒适护理策略是 Sunnybrook 医学中心 QDI 的第一步干预方法，计划在成人科室、急诊室和住院部实施。它是一组涉及多层面和多学科参与的策略，包括一系列旨在改善终末期患者（即死亡前的最后几天和最后几小时）护理的最佳实践。

该策略具体包括：

- 两个基于证据的医嘱清单

    - CARES 工具的舒适措施清单
    - 不使用 CPR
- 家庭资源材料
    - 生命最后几小时期待什么
    - 应对死亡
- 通过 PCCT 的咨询辅导提升工作人员的能力
- 精神/灵性照护咨询
- 为了生活质量而进餐
- 整合到文件记录和交接班中

知识工具和资源

CARES 工具已经作为一个框架整合到临床工作流程中，包括舒适评估、舒适措施、临床记录和交接班（即将照顾患者的责任从一名专业人员转移到另一名专业人员的过程）。该框架用于指导员工培训，并已被加入到对临床医护人员的调查中，以便连续评估他们提供终末期护理的体验和信心。我们通过将该框架嵌入到临床工作和资源中，明确预期实施的行为、定义实践变革的预期目标，并提供护理要点相关的信息和知识，以指导实践变革。

舒适护理医嘱清单是舒适护理策略的核心组成部分。它的开发是为了满足那些临终患者在生命的最后几天和几小时内的特殊护理需要。舒适护理医嘱清单是一个框架，整合了循证实践，用于：①终末期患者最常见症状的管理；②舒适评估；③患者/家庭教育；④多学科协作，以支持患者及家属的整体需求。该策略是由一个多学科团队开发的，包括 PCCT、护理、药学、精神疗护及营养等相关专业人员。在生命最后不使用 CPR 是启动"舒适护理"所必需的。

最大的挑战是不要把医嘱清单看作是一个检查表，或视为优逝的干预措施单维列表，它必须被视为一种组织承诺，将优逝整合到我们做的所有工作中，医嘱清单及其代表的一切必须存在于组织机构中。清单中的这些选择是一个护理过程，这一过程定义了我们要"提供什么样的护理"。这一过程中，多学科成员的关系很重要，它决定了我们在临床如何更好地协作开展工作。

医嘱清单中的一项选择是“每 2 小时进行一次舒适度评估，并根据需要随时进行评估”。舒适评估是根据 CARES 工具构建的一种新的临床实践，它改变了传统的评估方法，以更好地反映临终患者的护理需求。评估描述和推荐的干预措施预先印在医嘱清单的后面，为支持医护人员的临床决策提供参考。护士们还获得了带有 CARES 工具总结要点的挂绳卡，为当前的护理实践和文件书写提供了支持和便利。

患者与家属信息共享

帮助家属了解预期目标，是多学科团队所有成员的重要职责。我们制作了两种重要的家属宣教资源以支持舒适护理策略。第一种叫做“生命最后几小时的预期目标”，是为了以一种清晰、简单、易于理解但令人欣慰的方式回答在患者生命终期时家属通常提出的问题。第二种资源叫做“应对死亡”。它通常在患者离世后由精神疗护牧师提供。该资源主要关注家属失去亲人所产生的情绪影响，并提供有关财务安排和葬礼规划等方面的实用信息。提供家属宣教资源的使用指导包含在策略清单中，这些干预措施不需要开具医嘱。然而，为了明确预期目标，策略清单包含了这些照护元素，这有助于促进临床实践的同质性。

工作人员充分利用这些资源并将其作为与家属对话和回答困难问题的工具。预期的目标是，医护人员将继续提升有效沟通和教育技能方面的专业知识。这些资源已经成为医护人员与患者和家属对话的基石，并且他们能越来越轻松地讨论在患者生命终末期时家属的预期目标。

它需要一个团队——多学科协作提供照护

医嘱清单包括请多学科团队成员会诊。舒适护理策略基于多学科协作提供照护的原则，团队成员承担的不同角色和共同协作在提高患者和家属的体验中起重要作用。当每个专业人员都参与进来并扮演其独特或共享角色时，临终照护就此展开。重要的活动，如多学科护理查房和重点查房，有助于确保整个团队了解临终者个人的需要、愿望和顾虑，并且根据临终者对重要事情的优先排序来制订护理计划。此外，向灵性照护团队和 PCCT 寻求咨询和帮助也是必要的。下面将详细描述每个团队的角色。

灵性照护——优雅的篇章，在重要时刻维持尊严

首先描述灵性照护的作用。感谢灵性照护的专业领导者安卡·弗洛尔以及 Sunnybrook 医学中心的牧师比尔·福特，感谢他们在开展这些实践中的领导作用，也感谢他们毫无保留地分享了灵性照护在临床中的应用。

无论你是谁，无论你来自哪里，无论传统如何指引你的道路，总有一天我们彼此都需要通过心灵来感动（Stillwater & Malkin，2002）。

灵性照护需求的电话响了："我是肿瘤科护士勒诺拉，我们需要一名牧师。我们有一个自动转介的请求，为住在 10 号房间 2 号床的哈德森太太预约舒适护理策略。"电话中牧师卡洛斯向勒诺拉保证他会尽快赶过去。他在电话里问了几个筛查问题，发现哈德森太太似乎已经意识恍惚、没有了反应，她的女儿桃乐茜在她身边。牧师卡洛斯立即出发了。

舒适护理策略基于以个人/家庭为中心的整体护理模式，处理与护理有关的所有需求和关注的事情，包括自动转介灵性照护，如精神和宗教需要。以患者为中心的灵性照护是以患者/家属的信仰、价值观、关系和实践为基础的。灵性照护提供者（牧师）迅速做出回应。他们向患者和（或）家属解释灵性照护在多学科团队中的作用，经同意，可解决临终患者及其家属的灵性需求。他们的方法在精神上是包容的，尊重每个人的信念、传统或非传统的信仰，通过认同身体、心理、灵性之间的关系让整个人找到价值感。灵性是一个具有特殊性和文化多样性的概念：

> 灵性是人类生活的动态维度，它关系到人们（个人和社会团体）的体验，表达和（或）寻求意义、目的和超越的方式，以及他们感受与当下、与自我、与他人、与自然、与重要和（或）神圣的联系。（Nolan，Saltmarsh & Leget，2011）

灵性照护是世界卫生组织（WHO，2007）定义的姑息疗护的核心要素。灵性问题成为患者生命终期要解决的重要问题，其目标是通过提供富有同情心的陪伴，在悲伤过程中提供情感支持，帮助患者和（或）家庭了解他们自己的灵性关注点、困扰、信仰、价值观和支持资源，最终帮助他们实现生命的圆满落幕。灵性照护者应评估患者的灵性史、实践和仪式、灵性痛苦的表现以及心理、社会、精神需求。

宗教和灵性的重要性在于它们提供了一个情境，在这个情境中，人们可以回答关于生命、疾病和死亡的意义的终极问题；回顾整理他们的经历；在现存的挑战中找到希望及内心和谐安宁的感觉。如果需要，灵性照护小组协助提供灵性表达仪式和宗教服务，或请患者所在社区的神职人员参与。此外，牧师还提供进一步信息，包括葬礼安排和居丧支持的资源（提供《应对爱人的死亡——家属和照顾者的实用指南》手册）。牧师在患者的病历中记录了与患者的会面情况、灵性评估结果、给予的照护措施及随访计划。

牧师是生者和临终者的伙伴……感人肺腑：卡洛斯牧师从勒诺拉护士那里得到请求后不久就来到肿瘤科。勒诺拉向牧师汇报了哈德森太太的最新情况。哈德森太太 85 岁，患有转移性乳腺癌，在内科/放射肿瘤科住了 2 周。哈德森太太有 2 年的乳腺癌病史，在这次入院之前，她的病情一直稳定，住在自己家里，享受着一种“合乎情理的高质量的生活”。这次入院，她的病情已经严重恶化，多学科团队担心她可能无法再回到自己的家里。团队的几名成员与她的女儿桃乐茜会面，讨论护理目标，并决定一旦有床位，就将她母亲转移到安宁疗护病房。哈德森太太在等待床位期间，病情持续恶化，显然她的死亡比预期来得要快。

卡洛斯牧师被告知舒适措施的医嘱已经开始。当他走进房间时，发现哈德森太太毫无反应，她的女儿桃乐茜守在床边。在获得访问许可后，牧师受到桃乐茜的欢迎，她渴望详细地谈谈她的母亲。

卡洛斯牧师认真地听着桃乐茜敞开心扉地讲述，包括她的父亲在她还是小姑娘的时候是如何去世的，她的母亲作为一个单身母亲如何慈爱地将她抚养长大。她谈到父亲的去世将她们带入困境，母亲如何克服这些困难让她们过上“体面”的生活。她描述了母亲的付出以确保女儿得到更好的照顾，以及母亲教给她的许多关于如何过好生活的经验。牧师请桃乐茜分享关于母亲的生活中她记忆最为清晰的部分，尤其是在她母亲健康的时候。就像看一本家庭相册一样，桃乐茜回忆起她母亲的职业道德、她无条件的爱和家庭价值观、她的幽默感和运动能力的故事——尤其是她对冰壶运动的热爱，甚至在她年纪很大的时候还在做这项运动。桃乐茜谈到了赋予母亲生命意义和目标的一切。

牧师询问桃乐茜母亲在她一生中所扮演的角色。桃乐茜毫不犹豫地谈到了她母亲扮演过的许多角色，但是没有一个角色比她母亲既做母亲又做父亲的角色更重要，她因此给母亲取名叫“摇滚”（rock）。牧师为桃乐茜提供了一个安全的空间，让她谈起她母亲的许多成就，以及所有使她感到骄傲的事情。在和牧师交谈的过程中，桃乐茜抱着她的母亲，把她想对母亲说的话都说出来了，她希望母亲还能听见。

牧师又了解了桃乐茜自己的预感性悲伤——得知她是患有痴呆症的丈夫的主要看护人，她尝试着应付丈夫每况愈下的健康状况。她谈到无法解决的痛苦——自己无法生育，以及作为独生子女的巨大责任。桃乐茜也意识到她正在成为一名“成年孤儿”，她内心深处的悲伤和恐惧显现出来。

牧师也探讨了信仰和灵性在她母亲生活中的作用。桃乐茜承认，虽然信仰对她母亲来说很重要，但对她却不那么重要。她表示，她的母亲是一位虔诚的罗马天主教徒，她从自己的信仰和教堂的仪式中找到了慰藉和力量。桃乐茜还表示，她的母亲在她的宗教社区中找到了一种团体感和归属感。在了解了她母亲此时可能想要什么时，牧师表示能够促成罗马天主教牧师与母亲会面，并为她举行圣礼。卡洛斯还提供了一本小册子《应对爱人的死亡》，帮助桃乐茜为葬礼做准备，并进一步指导她在母亲离世后要做的事情和具体细节。

牧师在这次会诊中所起的作用是为桃乐茜提供情感和精神上的支持，让她有机会看到母亲生命中的价值，回顾给予母亲目标和意义的一切，并为母亲生命旅程的最后阶段提供尊严感。牧师让女儿看到，虽然母亲濒临死亡，但她仍然活着，并且也会继续活在女儿的生活和记忆中。当桃乐茜在生活中与各种失落和遗憾抗争时，牧师为她提供了悲伤辅导。牧师花时间去见她，引导她怎样做才对母亲更好，并进一步探讨如何能让母亲安然离去。

第二天晚上，哈德森太太去世时，卡洛斯牧师也在场，桃乐茜正在做最后的告别。

我的悲伤之深刻与我的爱之宽广是一致的，我决不会为了

躲避其中一个而牺牲另一个。(Fumia，2003)

为了生活质量而进餐

为了生活质量而进餐是我们正在不断发展的舒适护理的一项内容。正如我们所知，患有终末期疾病，如严重痴呆和癌症的患者，在疾病自然发展过程中进食会越来越少。然而，当专注于优逝时，我们在寻求改变关于患者生命终末期营养支持的思维框架，这时的目标是提高生活质量，应优先考虑舒适和用餐享受，而不是最大化和改善营养状况。营养师和言语病理学家在与患者和家属共同协作实现这一目标方面发挥着重要作用。营养师凯特琳就在这一重要话题上的角色和见解发表了她的个人看法。

米娅

无疑，这将是米娅激动人心的时刻，她即将从大学毕业，享受着夏日的阳光，却不知道这个世界接下来会发生什么。而今，我仍记得她，并且相信她现在去了一个更美好的地方。

我们第一次见面时，米娅 21 岁。那时我才比她大 1 岁，刚刚开始我的职业生涯，我感觉她精力旺盛、充满活力。每次我去看望她，她都会告诉我不要担心，她吃得好，喝得好，别的患者更需要我。但随着她的化疗进行，副作用表现也越来越大，恶心呕吐难以控制，随后她接受了静脉营养输注。在常规检查她的病历时，有六个字令我震惊：三线化疗失败。这个如星星般炫彩夺目（比我小 1 岁！）的女孩预期生存时间居然不到 3 个月了！我的眼泪溅湿了病历页。在讨论她的护理时，我尽最大努力保持镇静。米娅已经决定接受舒适护理，包括停止静脉营养，她既不饿也不渴，喝补品或狼吞虎咽地吃一盘食物的想法与她对舒适的定义不符。我不知所措，怎么能保证她有足够的营养呢？当我向米娅询问时，她的回答很简单，她说："只要你坚持每天来看我，也许有一天我们可以一起吃个巨无霸。"就在那时，我意识到，这不仅仅是临床技能、方程式、优化营养摄入，而是生命终末期的生活质量。我逐渐认同了米娅应该为了舒适和享受而进餐的观点。我们在一起的最后一天里，她吃了几口汉堡和几根薯条，我高兴极了。

凯特琳·马尼亚蒂斯

姑息疗护指导咨询

PCCT 是一个多学科的团队，包括医生、高级实践护士和社工。在舒适护理策略方面，该小组的主要作用是支持工作人员的专业发展、能力建设和熟练沟通。他们的作用是帮助员工找到一种让他们尽可能地适应与家属“在一起”的方法，因为此时陪伴比言语更有价值。家属表达的担忧如“他似乎很痛苦”“她看起来呼吸困难，她气喘吁吁”“你就不能多给他点止痛药吗?”“为什么要花这么长时间?”“你能告诉我他什么时候离开吗?”经常给工作人员带来挑战。如何回应这些问题以传达同情和关心？虽然可能没有正确答案，但我们确实需要知识和技能去适应这些时刻。

PCCT 与员工密切合作，教会和提升关于生命终末期护理知识和技能，以及与家属进行富有同情心的讨论。舒适措施的医嘱清单和其他干预措施与临终者的目标、优先顺序、患者和家属的意愿有关，PCCT 应用引导提问和反思性实践的方法鼓励员工评估自己对以上知识的了解程度。指导咨询内容建立在姑息治疗与肿瘤学之间的紧密联系之上，除了与医护人员就护理计划进行一对一的讨论外，我们还鼓励与患者家属进行一对一的舒适评估和讨论。这些由姑息治疗顾问、工作人员、患者和家属共同参加的“即时”会议，聚焦主动倾听和治疗性陪伴，分享对患者舒适度的观察，以及家属在场的情况下在床旁如何处理不舒适的状况，从而传递关怀，增加员工的信心，并鼓励家属参与。这对患者和家属来说也是最重要的事情，工作人员使用新开发的家属宣教材料来指导谈话，并分享家属可能看到的患者濒死期的变化。他们有时回答问题，有时保持沉默，所有的互动之后都有机会进行反思对话并从中学习经验。我们的目标是要更加了解一个人的思考和推论，包括他们的感受和从经历中获得的见解。机构的员工发现，这些学习机会极其重要，不仅有助于提高临终者的舒适度，而且有助于培养他们更深层的自我意识。

举一个具体的例子——PCCT 各成员默契配合完成患者评估帮助员工树立信心和提升能力。一个患了癌症的年轻妇女临近死亡，一大群直系亲属守候在她的床边。在这种情况下，进入患者的房间可能会让那些缺乏经验的医护人员感到焦虑，他们可能会犹豫是否要与家属进行对话。姑息疗护咨询师和护士一起走进病房，做了自我介绍。咨询师首先陈述了他们评估患者舒适度的目的。“你想让我们都离开吗？”患者的丈夫问。咨询师请家属留下，希望有机会向他们解释舒适评估包括哪些内容，同时也为护士提供了一个机会，以见证如何与家属进行充满关怀和同情的沟通。咨询师和护士默默地观察了患者一会儿，他们低声交换意见，然后告诉家属他们的发现。当他们离开房间时，患者的姐姐跟着他们来到走廊，问：“你认为她还能活多久？”这个问题在姑息疗护团队经常被问及，这时，咨询师转向护士，鼓励她做出回应。护士很乐意地回答了这个问题，并表达了将继续提供支持和舒适，以及与家属保持沟通的愿望。

帕特·丹妮丝是 PCCT 的一名高级实践护士，主管 QDI 项目的专业发展，带领推动舒适护理策略，她重点关注员工发展和反思性实践。我们可以从与患者和家属的互动中学到东西，反思性实践让我们从经验中学习并改变我们的行为，以便将来进行更好的互动。下面的内容是帕特分享的她的个人见解和一个团队的故事。这是姑息疗护咨询小组在提供咨询指导和发展关注“优逝”的文化中带来的许多变化中的一个例子。

我为什么会在这里？

我对患者 T 不太了解，仅仅知道她 72 岁，最近被诊断出患有头颈癌，目前正在接受放射治疗，并因此感到越来越痛苦。我的任务是更多地了解她的痛苦，并提出一些更好的应对策略。

当走进她的房间时，我很有信心能帮助她，但实际并不顺利。自我介绍后，我问她关于她的痛苦。“痛苦就是痛苦”，她就说了这么多。我感到困惑，但并不气馁，继续尝试让她告诉我想要知道的事情。“我为什么会在这里？”她说“我应该在佛罗里达。”具有讽刺意味的是，她这么说的时候，我也有同样的感受“我为什么会在这里？”

然而，我跟随她的线索，询问了她有关佛罗里达的情况，那是我们建立治疗性人际关系的开始。她和我分享了她积极充实的生活、她对高尔夫球的热爱，以及在佛罗里达她和朋友一起度过的大部分冬天的故事。她一直在努力与癌症做斗争，努力适应生活的变化，但在医院里，痛苦不断地提醒着她失去了什么，这些失去可能是永远的。

我从照顾 T 中学到了很多，她帮助我更好地理解痛苦的复杂性，以及整体痛苦的概念。当我走进患者的病房时，我经常想到照顾她的这些收获，指引着我以患者最需要的方式出现在他们的面前。

花些时间了解什么是最重要的

花些时间去了解临终者非常重要，有时我们能了解到他们最后的愿望。虽然临终者的最后一个愿望并不一定能够实现，但当它一旦实现，对每个人来说付出都是值得的。当时我在照顾一个濒死的穆斯林老人，在他住院的那 1 周，一位非常受欢迎的精神领袖来到加拿大航空中心，这是多伦多的一个大型会议中心。成千上万的忠实信徒聚集在一起，聆听领袖充满智慧和信念的鼓舞人心的讲话。这位老人原计划要和其他信徒一起分享和接受这些令人愉快的信息，但不幸的是，他躺在了医院的病床上。他每天等着朋友或家人来看他，这样就可以分享到领袖说过的话、他们学到的和听到的东西。他那天的愿望是把他的病床朝向麦加，这样当他的领袖在布道时，他就可以在信徒中祷告。护士们知道了他的这个愿望，就尽力把他的床转向麦加的方向。他做了祷告，心里平静下来，愿当日他的祷告在众人中间能够被听见。

卡莉·斯提勒斯也是 PCCT 的一名高级实践护士。在这里，她分享 CARES 护理模式为她的临床实践提供指引的经验。这个故事描述了“指导咨询”的要素，这些要素被分享并嵌入到所有护士的临床实践中。

你看到了什么？

作为姑息疗护高级实践护士，CARES 工具已经在我的脑海中留下烙印，因此当有人请我为员工提供终末期护理咨询时，我用这个简单的框架来指导我与家属关于亲人死亡预期的讨论。在这段时间里，帮助他们了解症状和体征是减轻焦虑的一部分。我最近遇到一位患者的女儿，她的母亲在普通内科病房接受治疗，这似乎增加了她的痛苦，她看着年迈母亲的濒死过程焦虑不安，她曾希望她的母亲能在安宁疗护病房得到照顾，她担心内科病房的护士没有同样的技能。在我会诊期间，我们坐在一起，我用 CARES 模型给她讲解了我的评估。每次我看完一个模块，就问她："你看到了什么？""你有同样的感觉吗？"与家庭成员并肩分享我们所看到的和注意到的，从他们的观点来引导护理实践非常重要，这也有助于我和他们谈论护士们发放的用于各种症状控制的药物。我每天都这样做，直到她的母亲被转到安宁疗护病房。女儿对死亡过程有了更多的了解，这让她松了一口气。她知道她应该注意什么，当她看到这些症状，她可以呼叫护士给予干预。

反思性实践给了我们停下来思考的空间。我们迟早会明白，生活就像一场正在进行的对话，如果我们停下来倾听，其中的深意就会被揭示出来。安东尼奥·马查多曾写下这样一句话："智者最深刻的话语如同风拂面而过留下的丝丝响声，需驻足倾听，细心品味，方可领略其奥妙"（Machado & Bly，1983）。

关于"安静的陪伴"，我知道那一刻我了解了它的影响、它像什么、它有多强大。我想分享这个故事，作为我们不断进行的对话的一个例子。

> 我的莱尔叔叔过着远离喧嚣的生活，他没有自己的孩子，也许这就是他在我生活中扮演如此重要角色的原因。他叫我"花生"，我记得那个夏天他告诉我他被诊断出肺癌，当时我 11 岁，我们在村舍度假。他告诉我他正在接受治疗，还给我看了他胸部接受放射治疗的痕迹，当时，我真的不知道这一切意味着什么。
>
> 圣诞节时，莱尔叔叔来看我的时候，当时我很震惊，他看起来很不一样，消瘦，皮肤灰白，满脸皱纹。那天晚上传来很多窃窃私语，大家都很严肃。晚饭后，他休息了一会儿后，我被派去叫醒他。我站在他身边看着他睡觉的样子，我不知道这是不是人们死后的样子，我不想他死。他一定是感觉到我在那儿，随后醒来，伸手去拉我的手，"嘿，花生"就是他全部所

说的，他握着我的手很长时间。虽然他一句话也没说，但我觉得够多了，他用他的眼睛、他的心和他的灵魂拥抱我，就是这短暂的时刻，让我在面对极度害怕的事情时，内心仍在微笑。

关怀是每个人的责任

我的一个同事最近讲了一个故事。她住在南太平洋的时候，一位聪明的长者给她讲了一个故事，他们说有一种非常特别的挂毯，是祖先们用同情和爱编织而成的隐形披肩，将这条无形的披肩披在痛苦和悲伤的人们肩上，可以在他们受伤的时候给予他们支撑。接着，她分享了自己的看法："想象一下，一家富有同情心的医院就是这样的。它为患者和家庭成员提供了一条无形的舒适和爱的披肩，人们在进入医院的那一刻就能感觉到，并相信自己能得到很好的照顾。"这是一个多么精彩的见解！

创造一种关怀、富有同情心的文化是每个人的责任。无论角色如何，所有团队成员都为"关怀"的体验做出贡献，尝试将无形披肩的隐喻带入生活。Sunnybrook 医学中心的多学科团队通过一项定性描述性研究探究了"关怀"在他们扮演的角色中的重要性，该研究探讨了关怀在提供癌症照护的专业人员中的含义（Das Gupta，Osmar，& Daley，2009）。本研究包括两个阶段，第一阶段，是由护士、社会工作者、营养师、药剂师、医生和放射治疗师 6 个成员组成的专题小组；第二阶段，将研究结果在两个多学科的焦点小组内进行复核和分析，以讨论和探索相关的实践启发。从这项研究中我们了解到，所有专业人员都认为关怀是一种普遍的体验，是他们职责的组成部分。他们描述了情感关怀作为一种进入情境和置身其中的方式在他们的临床实践中的重要性，以及他们如何在关怀互动中应用"自我"和"陪伴"。

- "我认为关怀是一种**普遍的体验**……不管怎么说，我们每一个人都在与其他人互动。"（医生）
- "**我认为我们的体验与其他职业没有什么不同**——护士、医生。我认为，我们从另一个角度来看待患者是源于我们的知识基础和学到的关于药物方面的知识，但归根结底，都是关于照顾患者和

他们的体验。”（药剂师）

- “**真正陪伴**在患者身边。”（护士）
- “有时候人们只是单纯地需要我们，他们无法用语言表达出需要什么，可能并没有具体的需要……但他们需要的是关心，那种牵着手的感觉……**我们只要在那里陪他们度过**。”（社会工作者）

我们每天都能看到和听到在我们的机构中体现关怀的例子，这些故事也越来越多地被分享，下面就是一个例子。社工委员会强调了舒适照护策略，概述了支持实践可用的工具和资源。一位积极参与试点实施的社会工作者分享了她实践中的一个故事，让大家看到了策略、工具和资源的意义。她描述了她是如何照顾一个无法忍受痛苦、一心求死的男性患者。他不停地大声喊叫，团队成员不知道怎样才能更好地满足他的需求。这位社工说，当她第一次自我介绍时，那个男人对交谈根本不感兴趣，于是社工就安静地陪在一旁，慢慢地她开始问一些简单的问题，关于他的兴趣和他是谁。通过这样的交流，社工知道他已经退休了，自从退休以后，他就喜欢上了打高尔夫球，不幸的是，以后他再也不能这样做了。他继续谈论他最喜欢打高尔夫球的时候，并很快意识到这些时光都是和女儿一起度过的。他说，打高尔夫球给了父女一个共同的爱好，让他们可以作为父亲和女儿在一起享受生活，即使很少说话。社工通过这些对话，让患者在轻松交谈中得到安慰，有了新的感悟，并感到自己的痛苦得到了缓解。

CARES——“S”代表自我照护

在同一项研究中，工作人员也讨论了关怀的过程中产生的另一个意想不到的后果，这通常被描述为关怀的负担，影响着他们的情感和职业。

- “你回家的时候身体不太累……但在情感上，你发现自己精神疲惫，因为你一直付出太多，它影响了你的个人生活。”（护士）
- “不管他们的需要是什么，他们就像在精神上和身体上正耗尽你的资源，你总是在照顾他们。你似乎把工作场所和家里发生的事情都搞得一团糟，这样一来，最终就像这件简单的事情，比如我家里每当有桃子或苹果时，我就是那个吃带伤或腐烂的东西的人……所以你会痛苦地想，我什么时候才能得到完美的水果?”（药剂师）

我非常了解这些压力，也亲身经历过。我知道关心别人是什么感觉，也知道这种关心的重要性。我能清楚地记得自己在放疗科工作时，我们在很短的时间内经历了多次患者的死亡。我记得有一天晚上我在照顾一个年轻人，他的妻子已经筋疲力尽，但仍想留下来过夜，她知道她的丈夫快要死了，在他的房间里睡不着，就睡在阳光房的小床上，让我到时候叫醒她。随着她丈夫的死亡临近，我叫醒了她。她很清楚“叫醒”意味着什么，她搂着我静静地哭了起来，一遍又一遍地问：“我该怎么帮他穿衣服?”我一句话也没说，只是抱着她。下班以后很长时间，我一直想着她和她丈夫，想起了我照顾过的其他患者和家属，我感受到了关怀的负担。我看到反复失去对医护人员产生的影响，“自我照护”和“彼此间的照护”应该被优先关注。通过与员工的持续讨论，我们知道，这些是照顾负担或压力的问题，必须得到他人的倾听和关注。在探讨提供终末期护理的多学科人员的体验时，我们发现了以下问题：

- 我们不仅要找到更好的支持患者和家属的方法……我们还需要找到方法来支持提供护理的工作人员。
- “我认为我们做到了真正关怀患者和家属，但事后对员工的关心远远不够……我不知道我们是否真正认识到死亡对医护人员的影响。”

关怀可以给予员工对自己和职业较高的满意度。当意料之外的后果没有得到解决，且因组织机构给予的进一步压力而变得更加复杂时，员工给患者提供的高质量护理和自己的生活都可能会受到影响。在探讨了“医护人员的体验”之后，我们开始了第二项研究，以更好地理解“具体的自我照护支持”措施，这将给工作人员提供极大的帮助。这些结果尚未被分析，但它将为支持工作人员的具体策略提供有用的资料。

我们认识到，对于提供护理的工作人员，机构应提供正式和非正式的支持。我们一致认为，CARES模型中的“S”代表自我照护，是护理的基本元素。我们强调目前员工可得到的支持：科室报告会；来自灵性关怀、社会工作及姑息疗护咨询小组的正式支持；来自同事和团队成员的非正式支持；公司追悼会；Sunnybrook 医学中心员工健康项目（如健身房、健身课、瑜伽、普拉提、尊巴、反射疗法、按摩疗法、北欧式健走）和我们的员工援助计划。我们鼓励员工关注他们的感受，谈论他们的工作情况，以及说出需要哪些帮助。我们在新员工入职培训会上就开始分享这些信息，希望这些信息为员工创造一个安全的空间，让他们可以公开谈论自我照顾。

真正的压力……我们要去哪里？

作为一个组织机构，我们共同创造了优逝的故事。我们倾听患者的声音，了解什么对他们来说最重要，我们设计了一个全面的策略，不仅将证据嵌入日常临床实践，而且支持员工提升熟练对话和沟通的能力。但是，当倾听工作人员的声音时，我们听到了他们在护理临终患者时面临的真实存在的挑战和困扰，尤其是在急诊环境中。我们的研究显示，有很多压力存在，争分夺秒的时间压力、空间压力、缺乏对有意义的沟通与专业护理同样重要的认识。医护人员发现自己不得不去平衡急诊环境的现实和期望，急诊环境常常呈现出难以满足患者和家属需求的问题，包括一些看似最基本的需要，如提供一个平和安静的“舒适的濒死空间”，甚至难以找到一个空间进行重要的谈话。

空　间

- “你知道，我们不是姑息疗护机构，但我们是姑息疗护机构的延伸。因此，我们需要为患者提供能够让他们平静离世的舒适空间。但是现在在每个单间都有广播系统。患者每 2 秒钟就会听到一个声音——有人接电话，有人去某个房间。”
- “我们没有一个安静的空间，尤其是在白天，你找不到椅子，更别提房间了。嗯，对吗？我的意思是这真的是一个只能站在走廊里讨论事情的地方。其实，改善物理空间并不难。”

时 间

有工作人员说，许多科室的气氛不利于实现患者的平静死亡，忙乱又吵闹，如手术科室，工作节奏快，患者周转快。工作人员说，他们因为没有足够的时间为患者和家属提供舒适和照顾而感到压力。

- “但同时，我们知道必须在什么范围内工作，作为一名专业人员这很难。但是我想，作为一个人，应该努力去支持和倾听患者的家人在说什么。有时你完全同意他们的说法，但是感觉自己无能为力，那怎么办？我不想说不关心，但有时候我觉得患者家属会觉得我们帮不上忙，因为我们改变不了什么，我们确实不能解决所有的问题。”
- “这里非常繁忙、嘈杂，还有很多事情要做。我发现有时候我们可能已经尽力了，但状况依然不能改变，这是因为环境，一个房间里可能有 3 名患者，其中 1 名患者快死了，虽然另外 2 人不认识那个人，但也会很伤心，我发现这真的不利于平静的死亡和临终。”

据报道，护士们尤其感到肩负着更多的责任，他们说想花些时间与患者和家属在一起，但发现自己因为没有足够的时间，所以根本做不到。

- “我经常觉得我们太匆忙了，你知道，特别是当我们要进行化疗或类似的事情时。你的注意力集中在此，很难找到时间和你想见的家属在一起，你想花足够的时间，但你不能。”

工作人员还报告说，由于机构对周转率的要求，患者的周转和流动很快，这导致医护人员很难在患者离世后为家属提供支持。

- “当前环境中，为濒死期患者及其家属提供情感支持似乎不像化疗或做其他事情那么重要，对吧？我想，有压力，就像别人说的那样，一个患者死了，你接着不得不去照顾下一个患者，我想这就是现实，这是真正的压力。但我想或许可以改变文化，或许可以安排我在指定的时间去做，但是让患者入院出院，频繁进出，在这么高的床位周转压力下，总是没有时间，因为你必须转向其他必须要做完的事情，而不是那些能做得更好的事情。”

对变革的评价

我们已经制订了一个评估策略，以帮助评价舒适护理策略的变革所带来的影响。如前所述，我们开发并实施了一项通过 NRCC 管理的家庭临终体验调查。我们收到季度报告，优逝指导委员会负责监督审查我们的业绩数据。根据实施策略，我们确定了关键指标，包括过程指标和结果指标，并持续观察这些指标的改善趋势。这些评估策略是根据我们的关注点和要求制订出来的。此外，调查还包括了逐字逐句的评论，这些评论对我们的团队就工作进行回顾和改进非常重要，因为它们反馈了患者和家属的声音，也反映临终照护的质量。我们很高兴看到改进的初步趋势，我们将进一步实施其他策略组成部分，并继续密切监测这些与舒适护理策略紧密相关的指标（表 23.1）。

表 23.1　临终护理满意度调查

总体满意度	正向得分比例：“对临终护理的总体满意度”
疼痛与症状管理	正向得分比例：您的家人接受了过多、过少还是适量的药物治疗他/她的疼痛？
	正向得分比例：照顾他的工作人员是否以你能理解的方式告诉你患者将得到怎样的疼痛治疗？
	正向得分比例：您的家人是否有呼吸困难？
	正向得分比例：您的家人在处理他/她的呼吸问题方面得到多少帮助？
为家属应对即将到来的死亡提供信息	正向得分比例：入院期间，您和（或）您的家人是否被告知本次住院的结果可能是死亡？
	正向得分比例：您或您的家人是否收到任何关于用于治疗疼痛、呼吸急促或其他症状的药物信息？
	正向得分比例：您或您的家人是否收到了有关他/她临近死亡的预期情况的任何信息？
	正向得分比例：当您的家人即将离世的时候，您是否想知道更多关于将会发生什么的信息？

（续表）

标准医嘱遵从性	符合条件的患者未使用 CPR 的百分比 符合条件的患者使用舒适措施医嘱清单的百分比 死亡前接受舒适措施的平均时数
舒适措施评估	根据标准医嘱每 2 小时或按需接受舒适措施评估（应用 CARES 模型）的濒死患者的百分比
PCCT 参与	接受 PCCT 咨询的濒死患者的百分比 接受灵性照护咨询的濒死患者的百分比
员工教育	完成专业发展学习模块的人数

组织能力与架构——最佳实践要务

难以想象，当一群充满激情的人全身心地去做事情会取得怎样的成就！这时候常常会产生协同作用的效果，新的机会也会出现。在我们的 QDI 进行中，Sunnybrook 医学中心被安大略省注册护士协会（Registered Nurses Associationof Ontario，RNAO）评为最佳实践标杆组织（Best Practice SpotlightOrganization，BPSO）候选单位。这意味着，我们与 RNAO 建立了为期 3 年的伙伴关系来执行最佳实践指南（Best Practice Guidelines，BPGs）。在这个正式的伙伴关系中，我们的机构可以选择、实施和评估对患者护理和结局具有较大影响的最佳实践指南。在合作关系圆满结束后，机构将从候选资格成为 BPSO 指定医院，这类似于美国授予的磁性医院称号。作为候选资格的一部分，我们决定实施最佳实践指南“在生命最后时间的临终护理”项目（RNAO，2011）。指南相关的推荐与我们的舒适护理策略的主要内容一致，包括了解在生命的最后几天和几小时内的常见体征和症状；了解疼痛和症状管理干预，以实现个性化护理；做计划、教育和与个人和家属分享濒临死亡的潜在症状和体征信息。

我们创建了一个名为“最佳实践要务”的实施组织架构，该架构是由多学科团队组成的网络，称为 iLead 联盟。这些团队成员是临床第一线的领导者，他们与最佳实践的优先事项的思想保持一致，死亡质量就是其一。“拼图”标识了最佳实践的核心组成部分，并清楚地显示“以人为中心的护理”是所有护理的基础（图 23.1）。

iLead 联盟成员有明确的角色定位，他们通过一个 iLead 基金项目接受质量改进和管理变革方面的培训。这个项目是由我们的患者质量和安全管理团队开发和领导的。在每门课程中，教给联盟成员做好准备以带领和推动当地的最佳实践。iLead 成员通过许多方式在各临床机构实施最佳实践中发挥作用，包括树立典型、影响行为变化、识别促成和障碍因素以及通过核查指标带领大家讨论实践产生的变化等。他们在中层领导者的不断支持下履行其职责，这些中层领导者有护理管理者、高级实践护士、学科带头人和临床教育者。

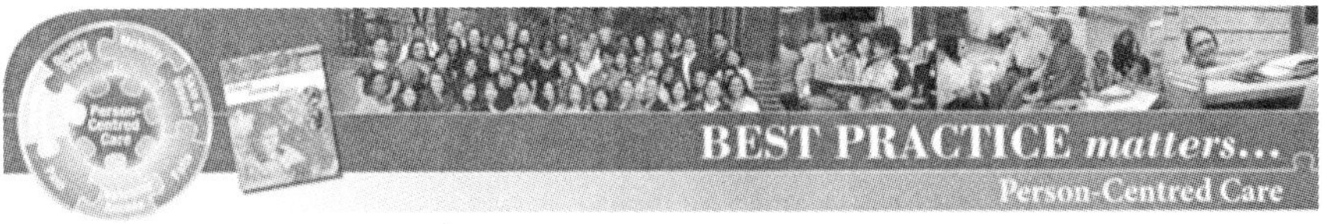

图 23.1　以患者为中心的护理标识

联盟成员每月都会聚集在“iLead 联盟”论坛上，充满了正能量和变革的热情，讨论他们正在实施的实践项目，分享成功的体验，并集思广益以解决当地面对的挑战。由于实践的改变是为了得到质量的改进，因此讨论应基于有力数据，与员工分享绩效数据，主要探讨三个关键问题：

1. 数据告诉了我们什么？
2. 我们如何实现目标？
3. 我们需要做些什么来持续改进？

联盟成员具备临床经验并置身于变革环境中，他们是应对压力和挑战的最佳人选，他们致力于寻找创新、解决问题的方案，并寻求长期维持这些成果的方法。

我们看到了什么？听到了什么？注意到了什么？

“我们来谈谈吧”是我们选择在 Sunnybrook 医学中心关注 QDI 的短

语。我们有意选择这个短句，因为它代表了我们想要看到和希望发生的与死亡和临终相关的社会变化。我们希望看到每一个人都能“谈论它”。这意味着，在我们的词汇中，我们让人们能够自然地谈论死亡而不再感到不适，我们认识到死亡是自然的生命事件，并且能够与患者和家属进行关于他们的希望、愿望和意愿这样的重要对话。

当你开始在个人生活中谈论死亡时会发生什么，关于死亡、临终、决策和回忆的对话变得更容易了。在我的家里，我们一直试图开诚布公地谈论这些话题。我们把失去的特别的人留在我们心中，我们通过讲述故事来纪念他们的生命。我家的宠物狗安格尔去世后，我女儿达娜厄给它写了一封信。她的信告诉我，尽管她失去了安格尔，但她的生活还是快乐的。

安格尔：

你是一只神奇的狗，无论如何我都会永远爱你。每天早上醒来，一想到你不在这里，我就感到心碎。但我知道，有了奥米、奥帕、卡曾和其他伙伴，你现在的处境更好了。无论你离我们有多远，你永远在我们的心里。我将永远记得我们一起去公园的散步，我们一起去小屋的旅行，以及我们所有其他美好的回忆。现在我每天早上醒来都会想到，你很健康，你仍然是最幸福的狗。我爱你，安格尔！

达娜厄·达斯·古普塔 12 岁

当你在社交场合“谈论它”时会发生什么？看看发生了什么有趣的事情。我惊讶地发现，人们并不回避这个话题。他们似乎为能够谈论“房间里的大象”而松了一口气，并开始分享他们的故事。一个冬天的晚上，当我和跑步小组的人在外边跑步时，我们谈起了这个话题。我不能确切地想起当时是怎样提起这个话题的，好像是说到与工作有关的事情，我们一边跑步，一边讨论优逝的重要性。我的搭档分享了她最近成为一名临终关怀志愿者的经历，并描述了这一经历给她的生活带来的价值和意义。接着，她给我讲了她陪一个她照顾的人去公园的故事。当他们在那里享受着简单的户外环境时，一个小孩子跑到他们面前，在轮椅的扶手上放了一些黄色的小花。这是一个特殊的时刻，一个关于生活和享受公园美景的时刻。

当你在工作场所、员工论坛和走廊谈话中“谈论它”时会发生什么？奇妙的事情发生了！员工会突然来到你的办公室，与你分享他们自己或他们关心的人的故事。他们要求和你见面，想要谈谈更多的想法，包括他们的经历，他们在做什么，他们对此感觉如何，以及他们还能做什么。员工给你发送电子邮件，分享他们个人生活和职业生涯中充满希望和智慧的话语。

一些员工坦诚地说他们还没有做好准备去照顾那些临终者，他们会分享自己的弱点，因为在他们的工作场所很少有人死亡。一些员工告诉你，当一个患者死了，他们会感到痛苦。一位员工描述了他照顾的患者死后自己不知道以怎样的方式和逝者单独在一起，他需要找另一个同事一起在房间里做尸体料理。现在他们开始集思广益，思考如何让自己在应对这种状况时更舒适，以及在帮助团队成员讨论死亡和濒死方面，他们可能扮演什么样的角色。

员工们开始互相分享资源，包括哪些文章“必须阅读”、哪些视频“必须观看”，以及能够提供有价值资源的网站。他们激励着我和这条路上的每一个人。我们看到了什么？听到了什么？注意到了什么？变革！是的，你猜对了。在一个复杂的适应系统中，这些新的模式正在出现、关联并持续产生能量和热情。我们还处在故事的开头，我们只完成了促进优逝的一小部分——生命终末期护理，但这已经是一个开始，一个伟大的开始。我们员工的力量是神奇的，他们正在引领变革，有了正确的工具和支持，我们期待着书写故事的下一个篇章。

参考文献

Bate, S. P. (2004). The role of stories and storytelling in organization change efforts. A field study of an emerging “community of practice” within the UK National Health Service. In B. Hurwitz, T. Greenlagh, & V. Sluktans (Eds.), *Narrative research in health and illness*. Oxford, UK: Blackwell.

Canadian Health Care Evaluation Project. (2010). Retrieved from http://www.virtualhospice.ca/en_US/Main+Site+Navigation/Home/For+Professionals/For+Professionals/Tools+for+Practice/Assessment+tools/CANHELP+(Canadian+Health+Care+Evaluation+Project)+Questionaire.aspx

Das Gupta, T., Moura, S., Fitch, M., Sapsford, M., Faltl, L., & Stilos, K. (2008). Qualitative exploration of families' experiences caring for loved ones with advanced ovarian cancer. Practice Based Research Grant, Sunnybrook Health Sciences Centre.

Das Gupta, T., Osmar, K., & Daley, A. (2009). Exploring the meanings of caring among health care professionals providing cancer care. Practice Based Research Grant, Sunnybrook Health Sciences Centre.

Estabrooks, C. A., Wallin, L., & Milner, M. (2003). Measuring knowledge utilization in health care. *International Journal of Policy Evaluation and Management, 1*, 3–36.

Fumia, M. (2003). *Safe passage—Words to help the grieving*. San Francisco, CA: Conari Press.

Machado, A., & Bly, R. (1983). *Times alone. Selected poems of Antonio Machado.* Middletown, CT: Wesleyan University Press.

Nolan, S., Saltmarsh, P., & Leget, C. (2011). Spiritual care in palliative care: Working towards an EAPC task force. *European Journal of Palliative Care, 18*(2), 86–89.

Pausch, R., & Zaslow, J. (2008). *The last lecture*. New York, NY: Hyperion Books.

Registered Nurses Association of Ontario. (2011, September). End-of-life care during the last days and hours. Best Practice Guideline. Ontario, Canada: Author.

Remen, R. N. (2006). *Kitchen table wisdom: Stories that heal*. New York, NY: Riverhead Books, the Penguin Group.

Rivera, R., & DasGupta, T. (2013). Exploring the experience of interprofessional health care providers. Canadian Hospice Palliative Care Conference, Ottawa, Canada.

Stillwater, M., & Malkin, G. (2002). Grace in practice: A clinical application guide for graceful passages, 20. Retrieved from http://www.leben-sterben.de/graceful_passages_en.PDF

World Health Organization (WHO). (2007). New guide on palliative care services for people living with advanced cancer. Retrieved from http://www.who.int/mediacentre/news/notes/2007/np31/en

Zimmerman, B., Lindberg, C., & Plsek, P. (1998). *Edgeware: Insights from complexity science for health care leaders*. Irving, TX: VHA Inc.

第七部分

结论和资源

第 24 章

护理总结：史蒂文的平静死亡

临终照护需要一系列复杂的技巧和理解能力。教育、经验和自我意识是提供优质循证护理的基本要素，CARES 工具还包含了文献回顾的其他要素，如沟通、症状管理（包括疼痛、呼吸困难、终末期谵妄）、整体的支持性护理（包括识别终末期患者的情绪、精神/灵性、心理需求，促进自我超越）和自我照护。

本书通过分享史蒂文生命终末期护理的案例，探讨并呈现了 CARES 工具的使用。CARES 工具的理论基础是 Pamela Reed（2008）提出的自我超越理论，该案例中史蒂文的家人能够体会到史蒂文和他们的需求得到了医护人员充分的关注和满足，在生命终末期，他们得到尊重和关怀，受到有尊严的对待，个人价值得到肯定，在此过程中自我超越理论被付诸实践。这些整体护理的必备工具帮助史蒂文的家人超越了自身的情感痛苦，获得圆满的结局。医护人员本着以患者为中心的人文情怀，为他们提供了必要的资源支持和有效的悲伤抚慰。

在 CARES 工具的指导下，护理人员为史蒂文及其家人提供了优质护理。本书指导护士实施循证护理，进行有效的症状管理，为其家属提供情绪和精神/灵性支持。同时提醒护士在工作中规避可能影响护理的个人偏见。CARES 工具帮助护士评估史蒂文及其家人的整体需求，并确定了护士的自我照护需求。

护士在 CARES 工具指导下为史蒂文及其家人提供全面护理，现将要点总结如下：

1. 舒适护理（**c**omfort）：保护性隔离被取消，护士鼓励史蒂文的父母脱下隔离服，直接与儿子接触。频繁的检查和操作也被撤掉，包括常规实验室检查、氧饱和度监测、心电监护、每小时生命体征监测以及按时翻身和变换体位。护士告诉母亲如果史蒂文需要翻身或其他舒适护理措施，可以随时提出。
2. 气道管理（**a**irway）：史蒂文濒临死亡，他的呼吸看起来非常痛苦。医护人员告诉患者父母——这个阶段史蒂文的呼吸是非自主的，他感受不到痛苦。由于使用正压通气设备为史蒂文进行被动通气，随着气体进入他的上身，出现像弓起一样的痉挛。降低通气压力可以减少造成史蒂文胸壁痉挛样运动，但也同时意味着氧气通气量将减少。查体结果显示此时史蒂文的双侧瞳孔已散大并固定，呕吐反射和角膜反射消失，对疼痛或指令均无自主反应。保持现有氧流量可以维持史蒂文的生命，但也意味着这会延长他的死亡过程。史蒂文的父母了解到这一信息后，最终选择降低通气压力，并把吗啡泵入速度提高至 2 mg/h，以减少痛苦。由于史蒂文的口腔分泌物较多，母亲选择进行数次口腔分泌物吸引。医护人员通过静脉输入格隆溴铵（0.4 mg/15 min，按需）以减少史蒂文咽喉部的喉鸣音。3 次给药后，症状得到了控制。正压通气的间歇期延长后，患者的呼吸也看起来没有那么费力了。护士告诉父母这些情况是在死亡过程中的常见表现，并且在整个过程中陪伴着他们。
3. 躁动和谵妄管理（**r**estlessness and delirium）：史蒂文的疾病进展过程中没有出现谵妄。在所有反射（包括瞳孔对光反射）消失后，即使他出现了轻度的谵妄，也无需特殊处理，此时使用抗精神病类药物也没有意义。史蒂文没有疼痛征象，此时输注的吗啡主要用于减轻呼吸困难。
4. 情感和精神/灵性支持（**e**motional and spiritual support）：询问史蒂文的父母是否需要帮助。在房间内备上水和咖啡。护士安静地在房间中陪伴，史蒂文父母分别拉着儿子的手，轻轻地跟他说话。父亲说起儿子原想当一名护士，说起他热爱大海，喜欢别人搓他的后背。母亲哭着说以后再也没有机会为儿子做这些了。护士建议她现在就可以给儿子按摩。母亲接受了这个建议，于是护士协助史蒂文侧卧，让妈妈躺在他的身旁，并将儿子的头轻轻地枕在她的肩膀上。母亲一边揉着史蒂文的颈肩，一边默默流泪。同时父亲轻轻地揉搓着史蒂文的腰背。他们哭着，护士在一旁默默地递上纸巾。这时护士询问史蒂文父母是否需要单独待一会儿。两人一边点头，一边紧紧地抱住他们的儿子。护士不时地到房间查看一下他们的状态。渐渐地，史蒂文的呼吸减弱了，母亲开始为他轻柔地哼唱，就像他小时候一样。最终史蒂文在他母亲的怀抱中停止了呼吸，他的父亲也一直陪在身边。最后，史蒂文的父母走出来通知等在门外的护士们他们的儿子去世了，一名护士到床旁做了死亡确认，之后父母提出希望单独和他们的儿子待一会儿。

5. 自我照护（self-care）：等待在病房外的 8 名护士都哭了，甚至有 2 名护士需要暂时离开到外面平静一下。陪同史蒂文走完了整个生命末期的社工尼科尔和一位灵性咨询师同家属待了一会儿后就和护士坐在一起，护士一边落泪一边分享有关史蒂文的记忆。医护人员重温了他们为帮助史蒂文和他的家人所做出的贡献，他们的悲伤情绪在此过程中得到了抚慰。史蒂文就这样在关爱他的人的陪伴和支持下，走完了生命的最后一程。

结　　论

我们希望 CARES 工具能够提高医护人员对临终患者及家庭成员全方位且独特需求的关注。这不需要复杂高深的技巧，但仍然具有挑战性，因为临终护理需要专业人员认真感受，做一个善良、富有同情心和同理心的人，并成为患者需求的支持者。

随着人口老龄化进程，国家推动医疗卫生领域的改革变得愈发紧迫。医疗的重点不应只聚焦在治愈上，还应关注富有同情心和同理心的生命终末期循证照护，舒适和生存质量应在医疗卫生领域占一席之地。如果还让患者和家属在死亡的过程中遭受痛苦，这将是医护人员的失败。丰富的临终护理知识能够帮助患者在死亡过程中免除痛苦，但尚未被列入当前的护理实践标准中。CARES 工具填补了这一空白。

在 CARES 工具的边栏内，有下面两段话，完美地概括了 CARES

工具的重点：

1. “比失去亲人更糟糕的是亲人不得善终，家人也因此感到痛苦，而更糟糕的是过后才发现他所遭受的痛苦原本是可以避免的”（Byock，2012）。
2. “我们人性的力量可以给他人的生活带来非凡的影响，我们应该像重视专业技能一样重视它”（Puchalski & Ferrell，2010）。

参考文献

Byock, I. (2012). *The best care possible: A physician's quest to transform care through end of life*. New York, NY: Avery.

Puchalski, C. M., & Ferrell, B. R. (2010). *Making health care whole: Integrating spirituality into patient care*. West Conshohocken, PA: Templeton Press.

Reed, P. G. (2008). Theory of self-transcendence. In M. J. Smith & P. R. Liehr (Eds.), *Middle range theory for nursing* (2nd ed., pp. 163–200). New York, NY: Springer Publishing.

第 25 章

临终照护学习资源推荐

终末期护理培训项目

本书多次引用 ELNEC 课程的内容，该项目是由希望之城（City of Hope，COH）和美国护理学院协会（American Association of Colleges of Nursing，AACN）联合发展的一项培训项目，旨在对护士进行循证的安宁疗护和姑息护理培训。ELNEC 项目最初由 Robert Wood Johnson 基金会提供资金支持，提供资助的还有 Aetna 基金会、Archstone 基金会、加利福尼亚州医疗卫生基金会、Cambia 健康基金会、Milbank 康复基金会、国家癌症研究所、癌症护理基金会、开放社会协会/基金会和美国退伍军人事务部。在 www. aacn. nche. edu/ELNEC 可以了解到有关 ELNEC 项目及其课程安排的更多信息。

COH 疼痛及姑息疗护资源中心

COH 国家医疗中心位于加利福尼亚州杜瓦迪，该中心自 1995 年开始提供在线的参考资料和姑息护理培训资料，并将之命名为希望之城疼痛及姑息疗护资源中心（City of Hope Pain & Palliative Care Resource Center，COHPPRC）。作为一个信息交流中心，COHPPRC 为推动疼痛管理和姑息疗护的发展提供了信息和资源。COHPPRC 免费提供多种资料，包括疼痛管理工具、患者教育资料、质控资料、研究工具等。

现有资料分类如下：

- 生存质量及癌症幸存者
- 精神/灵性
- 姑息疗护/终末期/居丧
- 疼痛及症状管理方法
- 特殊人群
- 教育
- 质量提升
- 伦理与法律
- 研究工具/资料
- 其他资料：相关组织和网页

COHPPRC 网址：http://prc. coh. org。

文化对终末期护理影响的阅读推荐

Ando, M., Morita, T., Ahn, S. H., Marquez-Wong, F., & Ide, S. (2009). International comparison study on the primary concerns of terminally ill cancer patients in short-term life review interviews among Japanese, Koreans, and Americans. *Palliative and Supportive Care, 7*, 349–355.

Doolen, J., & York, N. L. (2007). Cultural differences with end-of-life care in the critical care unit. *Demensions of Critical Care Nursing, 26*(5), 194–198.

Duke, G. (2013). Attitudes regarding life-sustaining measures in people born in Japan, China, and Vietnam and living in Texas. *International Journal of Palliative Nursing, 19*(2), 76–83.

Hosparus of Barren River, Central Kentucky, Lousiville, and Southern Indiana. (2009). *Cultural diversity in America: How different cultures approach end of life issues.* Louisville, KY: Hosparus.

Johnson, R., Newby, L. K., Granger, C. B., Cook, W. A., Peterson, E. D., Echols, M., Bride, W., & Granger, B. B. (2010). Differences in level of care at the end of life according to race. *American Journal of Critical Care, 19*(2), 335–343.

Koenig, B. A., & Gates-Williams, J. (1992). Understanding cultural difference in caring for dying patients. *Western Journal of Medicine, "Cross-cultural Medicine—A Decade Later," 157*, 247–374.

Robben, A. C. (Ed.). (2004). *Death, mourning and burial: A cross-cultural reader.* Malden, MA: Blackwell.

补充阅读

Gardiner, C., Gott, M., Ingleton, C., Hughes, P., Winslow, M., & Bennett, M. I. (2012). Attitudes of healthcare professionals to opioid prescribing in end-of-life care: A qualitative focus group study. *Journal of Pain and Symptom Management*, *44*, 206–214.

Kerr, C. W., Donnelly, J. P., Wright, S. T., Luczkiewicz, D. L., McKenzie, K. J., Hang, P. C., & Kuszczak, S. M. (2013). Progression of delirium in advanced illness: A multivariate model of caregiver and clinician perspectives. *Journal of Palliative Medicine*, *16*, 768–773.

Kirkpatrick, D. L., & Kirkpatrick, J. D. (2006). *Evaluating training programs: The four levels* (3rd ed.). San Francisco, CA: Berrett-Koehler.

Le, B. H. C., & Watt, J. N. (2010). Care of the dying in Australia's busiest hospital: Benefits of palliative care consultation and methods to enhance access. *Journal of Palliative Medicine*, *13*(7), 855–860. doi: 10.1089/jpm.2009.0339

Long, J., & Perry, P. (2010). *Evidence of afterlife: The science of near death experiences.* [Kindle Fire version].

National Consensus Project (NCP). (2013). *Clinical practice guidelines for quality palliative care.* Pittsburgh, PA: National Consensus Project for Quality Palliative Care.

National Partnership for Action to End Health Disparities (NPA) (2011). National Stakeholder Strategy for Achieving Health Equity [Online Report]. Rockville, MD: U.S. Department of Health and Human Services, Office of Minority Health. Retrieved from http://www.minorityhealth.hhs.gov/npa/templates/content.aspx?lvl=1&lvlid=33&ID=286

Neuberger, J. (2013). *Independent review of the Liverpool Care Pathway*. London, UK: Government of the United Kingdom.

Petasnick, W. D. (2011). End-of-life care: The time for a meaningful discussion is now. *Journal of Healthcare Management*, *56*, 369–373.

Phillips, J. L., Halcomb, E. J., & Davidson, P. M. (2011). End-of-life care pathways in acute and hospice care: An integrative review. *Journal of Pain and Symptom Management*, *41*, 940–955.

Spinello, I. M. (2011). End-of-life care in ICU: A practical guide. *Journal of Intensive Care Medicine*, *26*, 295–303.

Webster, C. R. (2011). End-of-life care pathways for improving outcomes in caring for the dying (review). *The Cochrane Collaboration*, *3*, 1–16.

中英文专业词汇对照表

Sunnybrook 医学中心　Sunnybrook Health Sciences Centre（SHSC）

安大略省注册护士协会　Registered Nurses Association of Ontario（RNAO）

安宁疗护/临终关怀　hospice

八步变革理论　eight-step change theory

悲伤五阶段理论　five stages of grief

创伤后应激障碍　post-traumatic stress disorder（PTSD）

创新传播理论　diffusion of innovation theory

高级心脏生命支持　advanced cardiac life support（ACLS）

姑息疗护小组　palliative care team

姑息疗护咨询团队　palliative care consult team（PCCT）

姑息照护/姑息疗护/缓和疗护　palliative care

姑息治疗和临终照护教育　education in palliative and end-of-life care（EPEC）

管理转变理论　managing transitions theory

机构审查委员会　Institutional Review Board（IRB）

基础心脏生命支持　basic cardiac life support（BCLS）

基于目标的希望　goal-based hope（GBh）

基于情感的希望　emotion-based hope（EBh）

加拿大国家研究公司　National Research Corporation of Canada（NRCC）

加拿大卫生保健评估项目　Canadian Health Care Evaluation Project（CANHELP）

加拿大卫生研究院　Canadian Institutes of Health Research（CIHR）

拒绝心肺复苏 do not resuscitate（DNR）

开业护士 nurse practitioner（NP）

利物浦临终护理路径 Liverpool care of the dying pathway（LCP）

临床型护理博士 doctorate in nursing practice（DNP）

临终关怀和姑息护理认证委员会 National Board of Certification for Hospice and Palliative Nursing（NBCHPN）

临终关怀与姑息护理护士协会 Hospice and Palliative Care Nurse Association（HPNA）

临终护理 care of the dying

临终护理教育联盟 End-of-Life Nursing Education Consortium（ELNEC）

“没有人孤独地死亡”项目 no one die alone（NODA）

美国护理学院协会 American Association of Colleges of Nursing（AACN）

全国姑息疗护共识项目 National Consensus Project for Quality Palliative Care

三步变革过程模型 three-step change model

生命终末期/临终阶段 end of life（EOL）

舒适护理策略 comfort measures strategy

死亡教育和居丧咨询协会 Association for Death Education and Bereavement Counseling（ADEC）

希望之城国家医疗中心 City of Hope National Medical Center

希望之城疼痛及姑息疗护资源中心 City of Hope Pain & Palliative Care Resource Center（COHPPRC）

医疗卫生机构认证联合委员会 Joint Commission on Accreditation of Healthcare Organizations（JCAHO）

移植物抗宿主病 graft-versus-host disease（GVHD）

优逝倡议 quality dying initiative（QDI）

终末期护理 end-of-life care

主动脉内球囊反搏泵 intraaortic balloon pump（IABP）

最佳实践标杆组织 Best Practice Spotlight Organization（BPSO）

最佳实践指南 best practice guidelines（BPGs）